中医历代名家学术研究丛书

主编 潘桂娟

Academic Research Series of Famous
Doctors of Traditional Chinese
Medicine through the Ages

"十三五"国家重点图书出版规划项目

黄 辉 编著

徐春甫

中国中医药出版社

·北 京·

图书在版编目（CIP）数据

中医历代名家学术研究丛书. 徐春甫 / 潘桂娟主编；黄辉编著.
—北京：中国中医药出版社，2017.9
ISBN 978 – 7 – 5132 – 1753 – 8

Ⅰ. ①中…　Ⅱ. ①潘…　②黄…　Ⅲ. ①中医学—临床医学—
经验—中国—明代　Ⅳ. ① R249.1

中国版本图书馆 CIP 数据核字（2013）第 291553 号

中国中医药出版社出版

北京市朝阳区北三环东路 28 号易亨大厦 16 层
邮政编码　100013
传真　010 64405750
河北新华第二印刷有限责任公司印刷
各地新华书店经销

开本 880 × 1230　1/32　印张 8.5　字数 218 千字
2017 年 9 月第 1 版　2017 年 9 月第 1 次印刷
书号　ISBN 978 – 7 – 5132 – 1753 – 8

定价　45.00 元
网址　www.cptcm.com

社 长 热 线　010–64405720
购 书 热 线　010–89535836
侵 权 打 假　010–64405753

微信服务号　zgzyycbs
微商城网址　https://kdt.im/LIdUGr
官 方 微 博　http://e.weibo.com/cptcm
天猫旗舰店网址　https://zgzyycbs.tmall.com

如有印装质量问题请与本社出版部联系（010 64405510）

项目来源及国家重点图书出版计划

2005 年度国家"973"计划课题"中医理论体系框架结构与内涵研究"（编号：2005CB532503）

2009 年度科技部基础性工作专项重点项目"中医药古籍与方志的文献整理"（编号：2009FY120300）子课题"古代医家学术思想与诊疗经验研究"

2013 年度国家"973"计划项目"中医理论体系框架结构研究"（编号：2013CB532000）

国家中医药管理局重点研究室"中医理论体系结构与内涵研究室"建设规划

"十三五"国家重点图书、音像、电子出版物出版规划（医药卫生）

前言

中医理论肇始于《黄帝内经》《难经》，本草学探源于《神农本草经》，辨证论治及方剂学发轫于《伤寒杂病论》。在此基础上，历代医家结合自身的思考与实践，提出独具特色的真知灼见，不断革故鼎新，充实完善，使得中医药学具有系统的知识体系结构、丰富的原创理论内涵、显著的临床诊治疗效、深邃的中国哲学背景和特有的话语表达方式。历代医家本身就是"活"的学术载体，他们刻意研精，探微索隐，华叶递荣，日新其用。因此，中医药学发展的历史进程，始终呈现出一派继承不泥古、发扬不离宗的繁荣景象。

中国中医科学院中医基础理论研究所，自 2008 年起相继依托 2005 年度国家 "973" 计划课题 "中医学理论体系框架结构与内涵研究"、2009 年度科技部基础性工作专项重点项目 "中医药古籍与方志的文献整理" 子课题 "古代医家学术思想与诊疗经验研究"、2013 年度国家 "973" 计划项目 "中医理论体系框架结构研究"，以及国家中医药管理局重点研究室 "中医理论体系结构与内涵研究室" 建设规划，联合北京中医药大学等 16 所高等院校及科研和医疗机构的专家、学者，选取历代具有代表性或学术特色突出的医家，系统地阐释与解析其代表性学术思想和诊疗经验，旨在发掘与传承、丰富与完善中医理论体系，为提升中医师理论水平和临床实践能力和水平提供参考和借鉴。本套丛书即是此系列研究阶段性成果总结而成。

综观历史，凡能称之为 "大医" 者，大都博览群书，学问淹博赅洽，集百家之言，成一家之长。因此，我们以每位医家独立成书，尽可能尊重原著，进行总结、提炼和阐发。此外，本丛书的另一个特点是，将医家特色学术观点与临床实践相印证，尽可能选择一些典型医案，用以说明理论的实践价值，便于临床施用。本丛书现已列入《"十三五"国家重点图书、音像、电子出版物出版规划》中的"医药卫生"重点图书出版计划，并将于"十三五"期间完成此项出版计划，拟收载历代 102 名中医名家，总字数约 1600 万。

丛书各分册作者，有中医基础学科和临床学科的资深专家、国家及行业重点学科带头人，也有中青年教师、科研人员和临床医师中的学术骨干，分别来自全国高等中医院校、科研机构和临床单位。从学科分布来看，涉及中医基础理论、中医各家学说、中医医史文献、中医经典及中医临床基础、中医临床各学科。全体作者以对中医药事业的拳拳之心，共同努力和无私奉献，历经数年成就了这份艰巨的工作，以实际行动切实履行了传承、运用、发展中医药学术的重大使命。

在完成上述科研项目及丛书撰写、统稿与审订的过程中，研究团队暨编委会和审订委员会全体成员，精益求精之心始终如一。在上述科研项目负责人、丛书总主编、中国中医科学院中医基础理论研究所潘桂娟研究员主持下，由常务副主编张宇鹏副研究员、陈曦副研究员及各分题负责人——翟双庆教授、刘桂荣教授、郑洪新教授、邢玉瑞教授、钱会南教授、马淑然教授、文颖娟教授、陆翔教授、杨卫彬研究员、崔为教授、柳亚平副教授、江泳副教授、王静波博士等，以及医史文献专家张效霞副教授，分别承担或参与了团队的组织和协调，课题任务书和丛书编写体例的起草、修订和具体组织实施，各单位课题研究任务的落实和分册文稿编写和审订等工作。编委会还多次组织工作会议和继续教育项目培训，组织审订委员会专家复审和修订；最终由总主编逐册复审、修订、统稿并组织作者再次修订各分册文稿。自2015年6月开始，编委会将丛书各分册文稿陆续提交中国中医药出版社，拟于2019年12月之前按计划完成本套丛书的出版。

2016年3月，国家中医药管理局颁布了《关于加强中医理论传承创新的若干意见》，指出"加强对传承脉络清晰、理论特色鲜明的古代医家的学术思想研究，深入研究中医对生命、健康与疾病认知理论，系统总结中医养生保健、防病治病理论精华，提升中医理论指导临床实践和产品研发的能力，切实传承中医生命观、健康观、疾病观和预防治疗观"。上述项目研究及丛书的编写，是研究团队对国家层面"加强中医理论传承与创新"号召的积极响应，体现了当代中医学人敢于担当的勇气和矢志不渝的追求！通过此项全国协作的系统工程，凝聚了中医医史、文献、理论、临床研究的专门人才，培育了一支专业化的学术队伍。

在此衷心感谢中国中医科学院及其所属中医基础理论

研究所、中医药信息研究所、研究生院，以及北京中医药大学、陕西中医药大学、山东中医药大学、云南中医学院、安徽中医药大学、辽宁中医药大学、浙江中医药大学、成都中医药大学、湖南中医药大学、长春中医药大学、黑龙江中医药大学、南京中医药大学、河北中医学院、贵阳中医药大学、中日友好医院等16家科研、教学、医疗单位，对此项工作的大力支持！衷心感谢中国中医药出版社有关领导及华中健编审、伊丽萦博士及全体编校人员对丛书编写及出版的大力支持！

本丛书即将付梓之际，百余名作者感慨万千！希望广大读者透过本丛书，能够概要纵览中医药学术发展之历史脉络，撷取中医理论之精华，传承千载临床之经验，为中医药学术的振兴和人类卫生保健事业做出应有的贡献！

由于种种原因，书中难免有疏漏之处，敬请读者不吝批评指正，以促进本丛书不断修订和完善，共同推进中医药学术的继承与发扬！

《中医历代名家学术研究丛书》编委会

2016年9月

凡例

一、本套丛书选取的医家，均为历代具有代表性或特色学术思想与临床经验的名家，包括汉代至晋唐医家 6 名、宋金元医家 18 名、明代医家 25 名、清代医家 46 名、民国医家 7 名，总计 102 名。每位医家独立成册，旨在对医家学术思想与诊疗经验等内容进行较为详尽的总结阐发，并进行精要论述。

二、丛书的编写，本着历史、文献、理论研究有机结合的原则，全面解读、系统梳理和深入研究医家原著，适当参考古今有关该医家的各类文献资料，对医家学术思想和诊疗经验，加以发掘、梳理、提炼、升华、概括，将其中具有理论意义、实践价值的独特内容阐发出来。

三、丛书在总体框架上，要求结构合理、层次清晰；在内容阐述上，要求概念正确、表述规范，持论公允、论证充分，观点明确、言之有据；在分册体量上，鉴于每个医家的具体情况不同，总体要求控制在 10 万～20 万字。

四、丛书每一分册的正文结构，分为"生平概述""著作简介""学术思想""临证经验"与"后世影响"五个独立的内容范畴。各分册将拟论述的内容按照逻辑与次序，分门别类地纳入以上五个内容范畴之中。

五、"生平概述"部分，主要包括医家姓名字号、生卒年代、籍贯等基本信息，时代背景、从医经历以及相关问题的考辨等。

六、"著作简介"部分，逐一介绍医家的著作名称（包括现存、已经亡佚又经后人辑复的著作）、卷数、成书年代、主要内容、学术价值等。

七、"学术思想"部分，分为"学术渊源"与"学术特色"两部分进行论述。前者重在阐述医家之家传、师承、私淑（中医经典或前代医家思想对其影响）关系，重点发掘医家学术思想的历史传承与学术渊源；后者主要从独特的学术见解、学术成就、学术特点等方面，总结医家的主要学术思想特色。

八、"临证经验"部分，重点考察和论述医家学术著作中的医案、医论、医话，并有选择地收集历代杂文笔记、地方志等材料，从中提炼整理医家临床诊疗的思路与特色，发掘、总结其独到的诊治方法。此外，还根据医家不同情况，以适当方式选录部分反映医家学术思想与临证特色的医案。

九、"后世影响"部分，主要包括"学术影响与历代评价""学派传承（学术传承）""后世发挥"和"国外流传"等内容。其中，对医家的总体评价，重视和体现学术界共识和主流观点，在此基础上，有理有据地阐明新见解。

十、附以"参考文献"，标示引用著作名称及版本。同时，分册编写过程中涉及的期刊与学位论文，以及未经引用但能体现一定研究水准的期刊与学位论文也一并列出，以充分体现对该医家研究的整体状况。

十一、附以丛书全部医家名录，依照年代时间先后排列，以便查检。

十二、丛书正文标点符号使用，依据《中华人民共和国国家标准标点符号用法》（GB/T 15834–2011）。医家原书中出现的俗字、异体字等一律改为简化正体字，个别不能对应简化字的繁体字酌予保留。

《中医历代名家学术研究丛书》编委会

2016 年 9 月

内容提要

　　徐春甫，字汝元，号东皋，又号思敏、思鹤。生于明正德十五年（1520），卒于万历二十四年（1596）。徽州府祁门县（今安徽省黄山市祁门县）人，明代著名医学家，新安医学代表医家。其主要建树：一是编撰了《古今医统大全》及《医学捷径六书》；二是创办了我国第一个医学学术团体"一体堂宅仁医会"。学术上遵《内经》，重脉诊，阐发脾胃学说，重解七情之郁，提炼养生精华，善于引古发新；临床上注重辨分内外伤，明确病证内涵，倡用"白术、参芪"补元阳，提出二十四字法（方），创制"三十六方"特色制剂，颇多发明。本书主要包括徐春甫的生平概述、著作简介、学术思想、临证经验、后世影响五部分。

编写说明

徐春甫，字汝元，号东皋，又号思敏、思鹤。生于明正德十五年（1520），卒于万历二十四年（1596）。徽州府祁门县（今安徽省黄山市祁门县）人。著名医学家，新安医学代表人物。其主要建树：一是开创性地编撰了医学巨著《古今医统大全》（40帙，100卷）；又由博返约地编著了最能反映其临床经验的《医学捷径六书》。二是发起并创办了我国第一个全国性医学学术团体和科技学术团体"一体堂宅仁医会"，第一次展现了医学的科技力量，也是新安医学的第一次对外宣示。

徐春甫所著两书，前者20世纪90年代分别由安徽科技出版社和人民卫生出版社点校出版，21世纪前后又有三家出版社选编出版了精华本和集要本；后者1995年仅具残本点校出版《医学未然金鉴》（仅第五、第六2卷），2010年方借助日本复制回归全本参合点校出版了《医学指南捷径六书》（6卷）。现代以来，对于《古今医统大全》及"一体堂宅仁医会"的历史地位、价值和作用，徐春甫在诊法、养生寿老、生育、方药运用方面的独特见解，以及在内、外、妇、儿等各科病症上的运用发挥，都已有些零散的专题研究报道。经中国知网（CNKI）检索，据统计有50余篇之多，但仍不够深入、不够清晰透彻，更没有对其生平和学术进行全面系统研究的著作。

本书以徐春甫原著内涵的发掘、提炼、概括和阐发为重点，参考近现代的研究成果，在对相关文献和资料的搜集、解读、阐释和评议基础上，对其生平事迹、代表著作、学术思想、临床经验、后世影响等全方位地加以系统挖掘、整理和研究。其中《古今医统大全》的编撰思路、著述体例，"一体堂宅仁医会"开展学术交流的宗旨目的，以及建立在此基础上的引古发新、推衍阐发，也是其学术思想和医学成就的重要组成部分，是本书显著的特色内容。

本研究所依据的医著资料底本，一是来源于项长生校点、安徽科技出版社1995年1月出版的《新安医籍丛刊》校点本《古今医统大全》；二是来源于张志斌校点、人民卫生出版社2010年10月出版的《海外回归中医善本古籍丛书（续）·第二册·医学指南捷径六书（463～495页）》。综合参考安徽省图书馆所藏明万历十四年丙戌（1586）金陵顾氏、新都黄氏同刊刻本《医学入门捷径六书》残本2册（其中合订有《一体堂宅仁医会录》）等而校点出版的。凡引述徐春甫医著的内容，均出自以上两书，文中不再出注。其中，《一体堂宅仁医会录》，由新安医籍丛刊本《古今医统大全》附录于后（下册1179～1203页）。尽管古代原版合订于《医学捷径六书》之后，但今海外回归本并未收录，故其文字也出自前者，文中也不再出注。

对徐春甫学术思想的深入研究，有助于从更深层次揭示中医药学术发展的内在规律及外部条件，有助于中医药理论与临床经验的传承，对于丰富中医药学的理论体系，推动学术进步，具有一定的现实意义。由于水平有限，疏漏遗珠之憾恐在所难免，加之见仁见智之异，书中观点仅供参考。

在此衷心感谢参考文献的作者以及支持本项研究的各位同仁！

安徽中医药大学　黄辉

2016年6月

目 录

徐春甫

生平概述

徐春甫（一作圃），字汝元（又作汝源），号东皋，又号思敏、思鹤。生于明正德十五年（1520），卒于万历二十四年（1596）。南直隶省徽州府祁门县（今安徽省黄山市祁门县）人。根据其所著《古今医统大全》（以下简称《医统》）自序，其"家世业儒"，出身于诗书之家。《医统》卷之八十四《螽斯广育·汪衢序》载：其父名徐鹤山，为"襄府典膳"（明代藩王襄阳王府掌管膳食的官吏），然暴病早逝，时妻已身孕，春甫乃其"遗腹子"。其号"思鹤"，乃寓有追念父亲之意。祖居县城东皋，故号东皋，晚年被尊称为东皋翁。

一、时代背景

徐春甫从一位儒生成长为著名的医学家，在医学上干出了一番彪炳史册的大事业，是有其深刻的社会背景的。

宋代以降，程朱理学昌盛，对我国思想文化产生了重大影响。南宋王朝迁都临安（今杭州），中原氏族继两晋、唐末两次南迁后又有了第三次大迁徙，中原文化再度南移，徽州成了近畿之地，自此步入了鼎盛时期。徽州宋代以前称为新安，是程颢、程颐的祖籍和朱熹的故里，尤其"集诸儒之大成"的朱熹，新安情结浓厚，在著述中常以"新安朱熹"署名，曾题"新安大好河山"，引以为豪。家乡也以二程、朱熹为荣，如南宋即建有祭祀和宣扬朱熹的紫阳书院，宋理宗御题匾额。"新安理学"由此滥觞，被视为学术之正宗。明初建都南京，徽州与皇明朱氏的祖籍凤阳一同划入直隶省，巩固并促进了其学术地位的提升。明代尊儒崇经，力主朱熹之说，心性义理之学更被尊为官方意识，一直在思想上占据了统治地位。这一点也可以从徐春甫的言行中得到证明。徐春甫在其著作中每每以"新安"称址，或以"新安后学"自署，晚年更是以"朱紫里人"（朱即朱熹，紫指紫阳书院）自署，以明其学术之正宗地道。所著《医统》每每引朱熹及其门友蔡西山之论作为语录，如卷四十三《痰饮门》在阐述痰因于热郁而无寒痰之理的病机时，也引用性理来解释说理："所谓有温泉而无寒火，不其然欤？"其所著《医学捷径六书》（以下简称《医学捷径》），用《左传》"阴阳风雨晦明"六气来命名，而又有"性理六气"之联系。可见，新安理学对徐春甫的影响很大，新安学术的繁荣和领先，为其成长提供了良好的社会环境，起到了极其重要的引导作用。

新安理学对医学也很重视，程颢就提出了"知医为孝"说，认为"病卧于床，委之庸医，比于不慈不孝。事亲者，亦不可不知医"；而朱熹在《跋郭长阳医书》中特别指出："择民之聪明者教以医药，使治疾病，此仁人之心也。"其对《黄帝内经》也有相当深的研究，在注《楚辞·天问》时成段引用过《黄帝内经》的原文，"对症下药"一词就出自《朱子语类》。受程朱理学影响，明代自开国时起即尊医重孝，太祖朱元璋、成祖朱棣先后颁布了一系列发展地方医学的诏令，王公缙绅多热衷于医学，医学被视为推行仁道、履行孝悌的重要手段，治病同治国一样成为儒家分内之事。徐春甫所撰《医统》即载有《大明会典医政官制》公文，也证明"医道诚国家之大政也"。而新安一地，更以学术中心的地位向医学研究延伸。上行下效，在一系列鼓励从医政策的推动下，新安学子一旦"学而优则仕"的夙愿不遂，"学而仁则医"就是必然的选择。

明开国建都南京，进一步加快了江南地区经济文化的全面发展，人口增长迅速。仅以徽州为例，南北朝大明八年（464）人口仅3.6万，隋朝末年（606）也不过6154户，到唐天宝元年（742）增至3.8万多户、24万多人，至北宋元丰三年（1080）有 16 万多户、54.2 万多人，到明万历六年（1578）增至 30.4 万多户、145.2 万多人。密集的人口带来了诸多的卫生健康问题，医疗卫生需求急速增长。虽其后明成祖于永乐十九年（1421）迁都顺天府（今北京），政治中心北移，但明朝此后一直实行两京制，且朝廷重视发展地方医学。以南京为中心的江南地区，作为南直隶省，所属各州、府、县医学一直比较发达。明代是资本主义萌芽时期，以医术谋生为社会所普遍接受。徐春甫一出生就没有父亲，医疗需求既是其长辈为其选择从医谋生所做的基本考量，也是其本人医术水平在实践中迅速提高的基本条件。

明代徽商崛起，足迹"几遍宇内"，遍及城乡，在徽商的带动下，徽州学子有游历四方、访友交友、拜访名流、增长学识的传统民风。徐春甫成年后游历大江南北、游学行医于江南，直到壮年北上京城、居药应诊，显然受到了这一传统民风的影响。

宋明时期"医有名实之异"，有良医、明医与时医、巫医之分。宋代科技高度发达，汉唐时期风行的神仙神秘时代开始终结，而且作为官方意识形态的程朱性理之学，从人性伦理出发，明显带有理性思考的成分，也对幻诞神术持批判的态度。故宋朝禁巫，并以医制巫。宋代官订《太平惠民和剂局方》（以下简称《局方》），实质上是对汉唐时期迷信巫术、神仙神秘学说的扬弃。《局方》不到 800 首，都是从全国征集到数万方后去粗存精保留下来的名方，是各地医家从医疗实践中总结出来的秘验方，很多都是各地名家的看家绝招，宋代以来一直很盛行。徐春甫的秘验方集《医学捷径》卷六《评秘济世三十六方》，就有采自《局方》而自行制备的制剂。明代自开国皇帝朱元璋起，就不信神仙巫术，采取了一系列强化医药法制、批判乃至制裁神仙妖术的政策，朱元璋第五子周定王朱橚、第十七子朱权和嘉靖帝朱厚熜都十分留心于方药，朱橚还编著有《普济方》和《救荒本草》，一定程度上推进了医药学的健康发展。上行下效，正是在这样的政策引导下，徐春甫才成长为反对迷信、重视方药的医家。

明代沿袭元代的子袭父业制，制定了一套严格的医户世袭制度。据《医统》卷三《翼医通考·大明会典医政官制》记载，太医院医士一般从医家子弟中选考补役，此外亦可从各地询访保举。通过几代人的努力，世医之家凭医术多有入职太医院者。新安一地世医传承链众多，向有出太医的"传统"。据不完全统计，宋明时期新安太医有29人，多因治愈皇帝、皇后、皇子、皇亲国戚、达官显贵而被保荐入太医院，如宋代医考状元吴源，元代程深甫，明代徐春甫之前有陆彦功、汪宦、王琠等。徐春甫恩师汪宦（约1485—1568）即是太医院吏目，尤其同属祁门县邑的王琠（1497—？），身怀绝技，嘉靖年（1521～1567）中游学京都，适逢皇子病剧，多位医生治疗无效，由中宫保荐，治愈其病，而授直圣殿御医，名传京师，供职太医院达10～15年。前代新安太医树立了标杆和榜样，既起到了引导作用，又为新安后学走进太医院铺垫了道路。徐春甫之所以日后能够成为"极登万仞"的太医（引者注：本意指因医术高明而入职太医院的医生），显然是深受新安太医情结的影响。

宋代推行文教，明承宋制，明初鼓励从文，洪武八年（1357）明帝诏书天下立社学，文会之风兴起，徽州尤为繁盛。徐春甫发起创立"一体堂宅仁医会"，显然是受到了文会号召力和凝聚力的启发和影响。

"儒之门户分于宋，医之门户分于金元"，两宋金元开启了门户纷争之后，学术空气为之一新。古代由于没有过多的"人的异化"力量的干预和破坏，人本身的生理变化和病因病机能够得到充分的展现。学术繁荣与疾病的客观呈现，两相交集，发展到明代已形成了综合性应用医学的格局，这为徐春甫编撰百卷《医统》提供了客观的学术基础和条件；但医学宗派歧出，"人各师其见，家各颛其方"，各立门墙，各持一端，率用己意，门户之见日深，则又是其编撰《医统》的直接起因。

明代社会发展到弘治、正德时期，学术上出现了前后"七子"的文学复古运动，"文必秦汉，诗必盛唐"，这种风气反映在医学界，必然会出现以《黄帝内经》作为衡量后世医学长短的价值取向。《医统》评论诸家之短长，就专以《内经》为准绳。除了朱熹研习《内经》的影响、恩师汪宦的直接教诲外，"文学复古运动"也是徐春甫治学上独尊《内经》思想形成的一个重要历史背景。

二、生平纪略

关于徐春甫的生卒年，何时希所著《中国历代医家传录》引《新辞海》试行本将其定为 1520 —1596 年，被业界所普遍采纳。但今有张志斌根据徐春甫《医学捷径·总自序》"不佞业医五十余年"、署"七十四叟"和两个版本（包括缺失总自序的初刻本）署"万历丙戌"（1586）推定，其生年当在 1513 年，另一版本署"万历丙申"（1596）则未予采纳；卒年当在 1596 年以后。

徐春甫习医始自何年，根据其《医统·自序》落款"嘉靖丙辰"（1556）、卷四《内经脉候·神门命门人迎辨》中自述业医问师"于兹二十余年"推算，拜汪宦为师应在 1535 年前。《医学捷径·总自序》"不佞业医五十余年"、署"七十四叟"表明，其习医之时当在 20 多岁。1535 年之前、20 多岁之时习医，亦佐证了徐春甫出生于 1513 年的正确性。由此可以基本断定，徐春甫习医于 1534 年。

徐春甫任职太医院吏目。一般认为明清太医院吏目官阶为从九品，是低于御医的小吏，这与徐春甫自言学术上"超脱凡俗，极登万仞""治病不察脾胃之虚实，不足以为太医"等行文语气极不相称。其实细加考究，明代于知州（从五品）下设吏目掌出纳文书，有从六品（宣德郎）官制；而永乐十九年（1421）迁都北京后，太医院有南北两制，北京太医院统管全国医政、医疗和教学的功能得到加强，吏目设置之初与令（院使，正五品）、丞（院判，从五品）一样人数是很有限的，作用特殊，极有可能是六品或从六品。根据《医统》卷之三《翼医通考·大明会典医政官制》记载，太医院"洪武十四年（引者注：1381年），定为五品等衙门，更设太医院令、丞、吏目及御医，始依文职授散官。二十二年复改院令为院使，丞为院判"，吏目排序位列于御医（正八品）之前且以"及"字相区别，说明当时吏目地位远高于御医，当为院使、院判之下的六品或从六品医官。万历十五年（1587）重修《大明会典》，御医方置于吏目之前，人数同为20员。

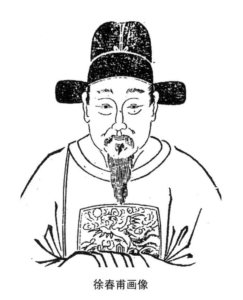

徐春甫画像

再结合徐春甫的作为来看：《医统》卷之九十六《救荒本草》选编的是明代藩王朱橚（朱元璋之子）的著作，且于一奉议大夫（正五品）之后为之作序，明确落款自称"太医院臣"，当属高级官员，可为佐证。《医统》

徐春甫画像所穿官袍中的补子（鹭鸶图案）和所戴官帽亦为直接证据。另有《会录》记载了该会会友名单，其中虽标明一位御医姓名排在三位吏目（包括徐春甫本人）之前，但其所列系"尚齿也"，是按年龄排序的，与身份地位无关。古代传统知识分子为人处世比较内敛自谦，从其组织"宅仁医会"，且有南北太医院院使、院判等4位正五品、1位从五品官员参加；编撰《医统》全书且出版上得到38位上至一品、下至五品以上官员的"捐俸助梓"等言行和影响来看，徐春甫也应当是一位有身份、有地位的医官，不可能是从九品的小吏。

明朝早中期有绢纳补任医官的陋习，盛行于成化至正德年间（1461—1520）。嘉靖二十八年（1549）和四十三年（1564）礼部进行了两次革除冒滥医生的大整顿，从此得到根本改观。徐春甫任职太医院吏目的时间，《会录》的记载表明是于1568年前，再根据《医统》卷九十六《救荒本草》徐序署"嘉靖甲子（引者注：1564年）孟春望日太医院臣徐春甫拜手谨序"，又可向前推至1564年以前，但肯定在1549年第一次整顿之后，因为1549年时年30岁左右的徐春甫还尚未游学各地，更未到京城。又《医统·自序》署"嘉靖丙辰（引者注：1556年）仲冬长至日新安徐春甫序"、卷二《内经要旨·自序》署"嘉靖丁巳（引者注：1557年）仲春既望新安后学徐春甫序"、卷六《经穴发明》引文署"嘉靖丁巳秋徐春甫谨识"，此三次所署为"新安""新安后学"或径直署名，并未署"太医院"或"医官"身份。同时代的李时珍（1518--1593）于嘉靖三十八年（1559）入职太医院，有1年多时间，当时朝廷下了一道诏书，要在全国选拔一批有经验的医生填补太医，徐春甫极为可能就是在此时进入太医院的。可以完全肯定的是，1564～1568年徐春甫在太医院吏目的任上，而此期间恰逢嘉靖第一次整顿（1549）之后和第二次整顿（1564）之时，可以佐证他是凭真才实学入职太医院的。

关于《医统》的成书年代，一般据其《医统·自序》中落款"嘉靖丙辰"而认定成书于1556年，其实不然。《医统》卷五十八《腰痛门》论病机中，明确说"至辛酉（引者注：嘉靖辛酉年为1561年）之后集此书"，《医统》卷九十六《本草御荒·自序》所落年款为"嘉靖甲子"（1564），说明直到1561年尚未完成全书的编撰，直到1564年尚未全部出版。总序与各分卷书之分序跨时数年，说明全书尤其是临床各卷的编撰还在持续进行之中，直至最后直接采录他人的本草著作、集成百卷之数后，方才全部完成编撰工作。结合徐春甫早年"挟书多"、"于医书无所不窥"的事实，可知其在1556年前已有平素整理医籍的积累和全书的规划大纲，编辑工作一直持续到1564年方才完成，1556年起的后期编撰历时至少有8年之久。《医统·汤序》记有徐春甫"潜心斯道殆三十年"，虽未落年款，但根据徐春甫1535年前习医推算，《汤序》当在1565年前；《王序》记载了"往岁"（至少2年前）侍御郝少泉患郁证为徐春甫所治愈、愈后向序作者王家屏推荐《医统》一书，落款为"隆庆庚午"年（1570），表明此事发生在1568年以前，大约为1567年。以上两点与1556年成书或1564年成书的推断，均不矛盾，但显然更支持1564年成书的结论，可为佐证。《汤序》中还引用徐春甫的话说"此《医统》之编所以不容已也"，强调该书编撰刻不容缓、不能停止下来，也证明全书编撰过程历时较久。如果以1513年出生为依据，后期编撰8年正当其四五十岁的不惑至知天命之年，也更符合情理。

关于《医统》的出版年代，其最早刻本为明"嘉靖三十六年丁巳"（1557）古吴陈长卿刻本，然其时全书尚未编全，此刻本不可能是集成百卷之数的《医统》；《王序》所署"隆庆庚午"（1570）为时间最晚的落款，现存有明"隆庆四年庚午"（1570）刻本，可视为全书出齐之本。卷三《翼医通考》有太医院"习业分十三科"、"自宋元以来，止用十三科"、"国朝亦惟取十三科而已"的记述，而隆庆五年（1571）太医院十三科又改作十一科，这等大事在全书中均没有留下任何痕迹，可以佐证 1571 年前全书确已出齐。

一般认为《医学捷径》系徐春甫晚年之作，成书于 1586 年。但笔者认为《医统》和《医学捷径》是一前一后同时编撰、相继问世的，《医学捷径》系后期之作而非晚年之作。《医统》卷之八十三《妇科心镜（下）》之《妇人赤白带下候》和《崩漏方论》两篇中，均有"见《捷径六书·明集》"的记载，说明《医学捷径》编撰成书应在《医统》百卷全书全部编撰完成之前。其实《医学捷径·序》中说得也很清楚："先时裒集《医统》百卷，梓行海内，稍为全书；又集《捷径六书》，便于初学。"

《医学捷径》初刊于 1586 年，徐春甫在《医学捷径·序》初刻本和各版《医学捷径》卷之五《二十四方·序》中均署"万历丙戌"（1586），其学生汪腾蛟在《医学捷径》卷之五《二十四方·医家关键跋》中亦署有"万历丙戌"（1586），确证无疑。

徐春甫年谱：

明正德八年（1513）：出生。

幼年：从国子监太学生叶光山习儒、攻举子业。

明嘉靖十三年（1534）：拜邑里名医、太医院吏目汪宦学医。

明嘉靖三十一年至三十七年（1552～1558）：游学行医于江南地区并及全国各地。

明嘉靖三十五年（1556）前：在平时大量收集、整理医籍的基础上，着手规划和编撰《古今医统大全》。

明嘉靖三十六年（1557）前：编著完成《内经要旨》和《经穴发明》。

明嘉靖三十六年（1557）：《古今医统大全》开始出版（部分）。

明嘉靖三十七年（1558）：定居京城顺天府，在长安街开设"保元堂"居药应诊。

明嘉靖三十八年（1559）：始任太医院吏目（六品或从六品），凭真才实学入"太医之官"。

明嘉靖四十三年（1564）:《古今医统大全》编撰工作全部完成。同时编集《医学捷径六书》。

明隆庆元年（1567）：组织成立"一体堂宅仁医会"。治愈侍御郝少泉之郁证。

明隆庆四年（1570):《古今医统大全》全部出版。

明万历十四年（1586):《医学捷径六书》出版。

明万历二十四年（1596）：卒。

新安医学家徐春甫由儒攻医，酷爱藏书，嗜读医书，悉心钻研《内经》典籍，志友天下，性格豪爽，医技超凡，见识超群，名重京师。他与李时珍是同时代的医家，而且都是在嘉靖整顿冒滥医生时期，凭真才实学走进太医院的医家。李时珍进入太医院仅仅1年后就离开了，此后历时27年编著了一部划时代的药物学巨著《本草纲目》；而徐春甫则以渊博的学识留在了太医院，做出了两件惊天动地的大事：一是开创性地编撰出了一部堪与《本草纲目》争辉、同样有划时代意义的巨著《古今医统大全》，二是发起并创办了全国第一个医学学术组织"一体堂宅仁医会"。

三、从医经历

出生于朱子桑梓之邦的徐春甫，幼年即勤攻儒学，从名儒国子监太学生叶光山攻举子业（《医统》卷八十四《螽斯广育·汪衢序》），资性颖敏，勤奋刻苦，少而通儒。但因苦学失养，在"学而仁则医"的儒风影响下，体弱多病的徐春甫放弃了读书求仕的科举之途，拜邑里名医、太医院吏目汪宦（约1485—1568）为师，钻研医术。仕途受阻，但学识才华还在，从医退而可以为生计,进而可以"佐圣天子之仁政",确实"不负所学"。在汪宦的精心调教下,有儒学根基的徐春甫"恒读《素问》诸书,颇探索其医之赜隐",长年攻读《内经》等诸医学典籍,悉心钻研和探索医学深奥幽隐的原理,播下了"宗《内经》、以《内经》律诸家"的思想种子,并且广泛涉猎各家医学著作,汲取历代医案中的经验。以儒学医、由儒入医,故其医术容易精通,学业猛进。

徐春甫一生酷爱藏书,学医后则嗜读医书,"于医书无所不窥",时翰林王家屏为《医统》作序说:"徐君自言其少时喜攻医术,即古今方书衰辑甚备,即未备,辄又遍历坊肆间,访文献大家求之矣。"少年时遍历肆间书坊、遍访藏书大家,凡古今方书均采辑汇录,以求完备。翰林沈一贯亦作序为证:"始徐君行四方,挟书多。"据卷一《采摭诸书》所录,上溯秦汉、下至于明,《医统》共采摭了明嘉靖以前历代医籍史料280余部。实际远不止280余种,有些书目还包括多种书籍,如《东垣十书》含书10部,并没有一一分别计算在内。现统计共有496种书籍。除嗜书外,他还在《一体堂宅仁医会录》(以下简称《会录》)中自言:"余初学医,志友天下。尝游吴越江湘,历濂洛关闽,抵扬徐燕冀,就有道而正焉。道高即拜,罔敢自矜。"初学医时立志广交天下朋友,曾经游历过江、浙、吴、越地域和长江、湘江流域,历经四大理学家(宋代周敦颐,程颐、程颢兄弟,张载,朱熹)生活讲学之地濂溪、洛阳、关中、闽南,东抵扬州、徐州,北达河北、燕京等地,遍访拜会各地学识高明之士,虚心求学,从不自我炫耀。读万卷书,行万里路,为其搜录历代医书及诸家医药资料,日后汇编百卷《医统》奠定了坚实的基础。

徐春甫医事活动主要在嘉靖、隆庆、万历年间。除《会录》谈及初学医时的游历外,他在《医统》两则医话中也谈到了早年游学行医的时间和地域。卷五十八《腰痛门》自云:"自壬子(引者注:嘉靖壬子年为1552

年）以来，多游江湖间。"卷四十九《邪祟门》有载"戊午（引者注：嘉靖戊午年为1558年）秋，甫在杭城过"。徐春甫自1552年起游学行医，早年主要在江南地区。在江南这个医学发达地区，徐春甫如饥似渴地钻研学习，医术日精，逐渐以医鸣世，成为远近闻名的医家。壮年以后，徐春甫寓居直隶省顺天府，根据其所著《医学捷径》记载，他在北京设有"保元堂"居药应需，业医诊病。又据《医统·沈序》"此长安所以名徐君哉"的记载，"保元堂"当设在长安街上[长安街是明朝永乐四年至十八年（1406～1420）与皇城同时建造的，是明代兴建北京城总体规划的重要组成部分]。另"长安"也为汉唐盛世之都，沈序可能还有虚指京城而寓有一语双关之义，但宋明时期已不可能以长安实指当时的京城首都。徐春甫临床各科无不精通，内、妇、儿科造诣尤深，精于诊治，以治病"随试而辄效""鲜有误"著称。

当时以医术谋生获利为社会所普遍接受。徐春甫在《医学捷径》卷六《评秘济世三十六方》（以下简称《三十六方》）中谈到，京师有名吴柳泉者，自制黄连紫金膏一药，点热眼极有效，海内寓居京师人士需要时没有不向他求购的，因此"日获数金，辄成富室"；我徐氏家族前辈中有位名徐第者，病泻痢很久，诸药罔效，他人传给一方：香连丸加肉豆蔻，服数剂后"病愈如割"，后来自制以出售，"凡病脾胃湿热，腹痛泻痢者，一二剂即愈，自此著名"，至今其子孙世代凭借此方"以供衣食"，其赞佩以医为生、以方致富之情溢于言表。在《三十六方·补遗经验方》中又记载，一位来自湖广、名李当该的人士，在京城以秘传仙方点白还玄丹为计，每传一人，获取酬金数十金。由此可见，当时凭借疗效好的方药而谋生计、获厚利，是一件令人羡慕、值得骄傲和炫耀的事情。

为了方便病人使用，徐春甫保元堂制备有各种剂型的成药出售，主要经营以丸、散、丹、膏等剂型为代表的自制成药，如大健脾养胃丸、脾泻丸、琥珀安神丸、宁嗽琼玉散、外敷神应万灵膏、定痛太乙膏、明目紫金膏等，都是临床上确有奇效的良药。据《三十六方》所载，其36方每一方都有一广告式的牌记，如"新安徐氏保元堂制香连丸：和脾胃，除湿热，止泻痢，解宿醒，吐酸、嘈杂、腹痛，并治男子淋浊，女人带下。空心白水吞八十丸"。功效、主治、用法简练易识，其"品牌"概念、"知识产权"意识十分明显。并且他十分留心验方，广泛征求，如其仙方点白还玄丹，乃"此其原师方士至京传予，仅酬以五金，制之果效"；甚至不惜以重金赎买秘方，如《三十六方》之秘验血崩丸，"京师一女医（引者注：妇科医生），专用此药著名"，他用高价买得，一用果然效果良好。这一切都说明徐春甫是一个善于谋生的医家。从其津津乐道地介绍了各方的来历或得方过程来看，也可知是一个灵活通达的性情中人，决非迂夫子。他在《三十六方》第一方大健脾养胃丸中就曾自豪地说："余寓京师，惟藉此方以著名，海内咸知，罔不求赎，缘治未病养生之要药也。"

与一般医工有所不同的是，他自幼接受了良好的"仁心仁术"教育，有很高的儒学素养，绝非是凭借奇方追名逐利、满足于"尺寸之利"的庸碌之辈，而是一位以儒通医、见贤思齐的儒医、仁医，有明显的"良相良医"情结和"寿国寿民"志向，反对保密医方。他在《三十六方》中评曰"医家秘方不肯示人，诚非仁人之心也"，故"每厚赂求之，用梓以公天下"，每以重金购得，并出版公布于天下。他在《三十六方》中就曾循循诱导说，为医者不必保守秘方，而且"方药贵精不贵多"，只要能身体力行于仁爱，精心研制出一个效验的好方，以此闻名便可，传给子孙既可以凭此而衣食无忧，又可以世世代代地接济贫病困厄之民，"救贫于世世，胜如积金以遗子孙"。

他是这样说的也是这样做的。在中年编撰《医统》时，就曾将大健脾养胃丸、八珍益母丸、秘验斑龙二至百补丸等保元堂特色成药的组方、功用与制备方法均刊刻其中，包括先辈族人徐第所得、其子孙"藉以供衣食"的祁门加味香连丸；卷九十三还专门附录了从四面八方搜集到的《经验秘方》68方（法）。时翰林赵志皋为《医统》作序时说，其编撰《医统》本身，也就是因为"以一人之身行于一方"远远不够，只有"传之人人"才能使五方之人终受其济。晚年正式出版的《医学捷径》，更是将其效验方36首和秘验方4首，包括组成、功用、服法、制备方法等，悉数刊行公布于世；40首中出自保元堂者就有12首，包括重金赎买的秘方。这40首方是他由此起家的看家本领，有其74岁时的《医学捷径》自序为证："评定二十四方、三十六方，乃日用秘验，应手取效，济急扶倾，夺奇奏捷之家兵也。计以遗厥子孙，无心就梓，不佞老矣，以此起家矣。复思先圣贤制发秘，期以寿国寿民。不佞何人也，敢以此自秘而逆先圣贤？庸是付之梓人，公诸天下，俾医业者，体慈仁心，济度无量，则人己兼成，物我两利。不佞一念恻隐，藉此以不朽云。"倾心倾力整理笔录，悉数刊布于世，惠民济世、物我两利，而不是藏之挟技、自专其美，其精神可嘉矣。

由于徐春甫治病以救人为先，以存心济人为务，医技高超，疗效卓著，求治者盈门，患者络绎不绝，常常排队坐候应诊，声名渐重，即使达官显贵也不能随叫随到。《医统·赵序》曰："今居药京师里中，凡几何年，活人已莫可计，户外履常满。即人不持钱来，病而有疑且难，众人莫可谁何，又有亟且殆，医师过而却走，君以次应之，鲜有误。"今在京师家中制药行医不过几年，治愈病人无数，门口排满了看病的人，即使是遇到没带钱、病情疑难又急又困，医家往往退而回避的情况，徐春甫都能依次应诊，很少有失误。子曰："学也，禄在其中矣。"以医术长久地赢得人们的信任，不求回报而回报丰厚，正如《会录》所言"名不售而自彰，利不期而自至"，这正是徐春甫不同于一般医生的高明之处。

在京师这个国家政治、经济、文化中心，徐春甫以医济人，如鱼得水，接触范围更广、交游更多，与同道探讨医理、切磋医术，脉理、病机、治法及各家诸说亹亹条析，孜孜不倦，"随问随对，略无凝滞"，医理无所不通，名重京师。《医统·沈序》曰："太师成国朱公客之，公卿皆名其术。"《医统·王序》云其："行游京师，诸贵人饬舆马迎君者，踵相属也。"成为世袭成国公的座上客，达官贵人们都备好车马争相迎接，足以见其医术之高超，社会影响之大。《医统·王序》又载，侍御郝少泉患疾，数医不治，延徐春甫而治愈，证明其声名决非虚言，乃实至而名归。机遇总是垂青于有准备的人，因医术超凡、见识超群，《会录》明确记载，徐春甫被授予太医院吏目一职，列为"太医之官"。从此医名更噪，名闻遐迩。

"医有名实之异"，宋明时期医有明医、时医等之分，时运造化而侥幸获效者为时医，精于医、医又通儒者为明医也，《会录》更要求明医"通达天人合一之妙，繁马千驷，无足动念，视富贵浑若浮云，活人法天，生生不已"。徐春甫由儒入医而精于医，不追求名利，故乡贤名流汪僴在为《医统》卷之八十四《蠡斯广育》作序时云"汝元以之"（徐春甫字汝元），完全配得上"明医"这一称呼，"诚为鸣世之士"；钦差汤世隆在为《医统》作序中，甚至称誉其"以明医重京师，齐驱襄扁，奴仆刘张"，学识医术堪与扁鹊并驾齐驱，超越了刘河间、张从正。他潜心医学几十年，"活人不可以千万计"，称之为"明医"当之无愧。

明代嘉靖（1522～1566）后期，进入中年以后的徐春甫迎来了学术生涯的高峰期。他在学医习医过程中，深感古今医籍浩瀚，时医"渊源莫究"，"新义凿说"迭出，各自为家，"颠倒紊乱""支离蔓延"，莫衷一是，适"其在京师，会国家有大编摩，公卿得观秘书，故聚方滋富"，恭逢盛世编修，有机会阅览到国家秘藏的珍贵医药典籍，收集方药方书十分丰富，由此心生出一个念头，想对前人医著做一番大整理、大集成。后在门人和医界同仁的参与助编下，编撰出版了《古今医统大全》百卷。在编撰《医统》百卷的同时，徐春甫还编集了一部私授弟子的秘验家书——《医学指南捷径六书》。

徐春甫为人性格豪爽、随和健谈，广交朋友，据《医统》和《医学捷径》记载，与之交往的官僚名流，除了为之作序的钦差汤世隆，进士许国、沈一贯、余孟麟、赵志皋、王家屏，乡贤与名流汪廛、汪宦、高严，以及太医院同僚等之外，尚有太师、成国公朱希忠，内阁相国殷仕儋，太史"余幼老"等人，《医统》各卷就是靠当时的官宦绅士捐资出版刊行的，各卷往往都注明了"捐俸助梓"的缙绅，据卷一"助梓缙绅诸公氏号"的记载，上至一品的太师太保、下至六部五品以上的官吏计有 38 人（还有一位捐俸梓行卷七《针灸直指》的从六品官员未列入其内），由成国公领头，包括恭顺侯、临淮侯、漕运总兵、户部尚书、礼部尚书、刑部尚书、工部尚书等，真正可谓是"谈笑有鸿儒"，足见其结交之广、人缘之好、声名之重，按现代的话来说，是一个"智商"和"情商"均高人一筹的通达能士。

徐春甫言谈著述娓娓道来，诲人不倦，很能打动人心，而且清高脱俗，不贪慕虚名利禄，有古代逸士的风范。据《会录》明确记载，隆庆二年（1568）正月以前（当为 1567 年），性格高迈豪爽、能说会道的徐春甫，发起组织了我国第一个全国性医学学术团体——"一体堂宅仁医会"，以"宅心仁慈"为宗旨，立《医会条款》22 项，穷研医籍、共磋医理、克己行仁、互勉互济，体现了他"医学贵精、贵专、贵讲"的思想。《医统》百卷的编撰，为中医学的传承发展做出了重大贡献，组织"宅仁医会"更是我国医学史乃至科技史上的一大创举，由此奠定了他在中医学史上的特殊地位。

四、"一体堂宅仁医会"

徐春甫不仅是一位活人无数的"明医"，还是一位具有一定组织才能的医官。明隆庆二年（1568）正月之前，"性高迈爽恺，言论亹亹不倦，有古逸士风"的徐春甫，效仿当时孔门"文会"的形式，与志同道合的医界同仁一起，在顺天府组织成立了我国最早的医学学术团体"一体堂宅仁医会"。

（一）社会背景

所谓文会，本是我国古代文人雅士吟诗作赋、"会文谈艺"的集体活动方式，可以追溯到春秋时代，《论语·颜渊》即有"君子以文会友，以友辅仁"之说，后衍变为有一定规制、定期结社聚会的社会组织，故又称为文社。东晋王羲之等42位在会稽山阴"兰亭之会"，曲水流觞传为佳话；唐太宗封秦王时建文学馆，"十八学士登瀛洲"千古流芳。隋唐以降，科举制盛行，天下读书人无不怀抱"登瀛洲"之梦想，为谋取功名而会文结社，文会从此带有了功利性质。宋代推行文教，宋徽宗亲制"文会图"，文人群体意识日益增强，聚会结社时尚成风，引以为荣耀；南宋新安籍大儒朱熹集理学之大成，开席讲学不辍。而随着商品经济和社会分工的发展，各行各业组织行会之风也在市面上盛行，娱乐业之"社"如雨后春笋般繁荣昌盛，工匠之"作"、商业之"行""市""团"等也十分盛行。明代社会风气接续了唐、五代和两宋文化之脉，明初鼓励从文，洪武八年（1357）明帝诏书天下立社学、设会馆、订会籍、制会规，文会之风更为繁盛，并由一般的聚会，逐渐发展成有一定经济实力、有固定活动场所、有规章制度、有相当声誉的社团组织，并被赋予了教育、娱乐乃至教化和仲裁之功能。古徽州作为朱子桑梓之邦、新安理学发源地，文会繁盛，明正德嘉靖间，徽州府即设有斗山、果山、玉泉、南山诸文会，而"都之六邑，轮有岁会"。文会之号召力和凝聚力当然也令医家向往，受此风尚影响，明嘉靖二十二年（1543）十月，徽府儒医余傅山邀集各县名医汪宦（徐春甫老师）、吴篁池、汪烈采、黄刚等9人，在歙县城内乌聊山馆集体为门人余渥及汪、吴之子等讲学授课，开展学术讨论，内容有理论探讨、读书心得、论脉、论伤寒、临床经验、医案和单验方介绍等，切中实用而卓有创见，后将当时讲稿及经验交流记录整理编成《论医汇粹》。该书被誉为中国医学史上第一部讲学实录，也是新安医学首次学术交流和讲座的记载。

正是继承了积极进取、开放交流的新安学术基因，祖籍新安、寓居京师的徐春甫，在京师立足并在医界取得了一定的声望后，就积极地创造条件去营造一个医学学术氛围。为切磋医术、增进医道，他在文会组织和故里"乌聊论医"的启发下，充分利用自己任太医院医官的机会，广泛联络全国各地的医界同仁，共召集了客居游学、肄业或供职顺天府的同道 46人，仿"以文会友，以友辅仁"之例成立医会。"乌聊论医"的学术成果有讲学实录，而徐春甫更有百卷《医统》和授学之本《医学捷径》，《医统》7位校正人员系徐的同道和门人，其中有 5 位系医会会友；《医学捷径》10 位校正人员均系徐春甫的门生和家人，也均是医会会友，故也可以将两书视作"宅仁医会"的学术成果。"乌聊论医"与"宅仁医会"，一在本土、一在京师，一前一后，遥相呼应，可谓引领一时之风尚。

（二）史料考证

认定徐春甫于 1568 年正月之前组织成立了宅仁医会，其依据是他本人编撰的、合订于《医学入门捷径六书》2 卷（"入门本"）之后的《一体堂宅仁医会录》1 卷。该《会录》详细记录了他本人发起并创办"一体堂宅仁医会"的事迹。《会录》首有序文一篇，署"隆庆二年正月上浣闽人维石高岩书"，序文中有言："今岁来京师，就试南宫，偶以疾受之新安徐东皋公。间持一帙示余，曰'此某集天下之医客都下者，立成宅仁医会，是以有此录也，愿得一言惠之。'"明确表明隆庆二年（1568）正月之前徐春甫组织成立了"宅仁医会"。《会录》应当及时记录，为之作序也不可能时隔太久，医会成立于隆庆元年（1567）的可能性最大。有学者根据《医统》校正人员多是医会会友这一事实，提出医会可能成立于《医统》编撰出版之前。但《医统》及《医学捷径》在其校正人员记录中，并没有明确标明"会友"二字，更没有关于"一体堂宅仁医会"只言片语的记载，而《会录》中却有《医统》卷三《翼医通考》的内容，如《医会条款》与《翼医通考·医本仁术》等篇的医德论述大体相同，《医有名实之异》与《翼医通考·医道》内容中关于良医、明医、时医、巫医及庸医的论述如出一辙，互有补充。个人认为另一种可能性更大，即"宅仁医会"立会前，性格豪迈、善于言谈、"志友天下"的徐春甫，团结太医院的同僚，早已网罗京师的一大批名医和门生，受"国家有大编摩"的直接影响着手编撰医学全书，其志同道合的同僚、门生和好友参与到《医统》的校正工作中是很自然的事，在共同的著书学习讨论中酝酿成立医会，更显得顺理成章。现代我们将《医统》的编撰出版视作医会学术活动的成果，当然也未尝不可。

《会录》记载的客居京师的名医会友共46人，其身份分别是太医院院使、院判、吏目、御医、冠带医士、医士和户部郎中、儒士、廪生等，分别来自今之苏、浙、皖、闽、广、湘、鄂、川、冀等地。其中新安医家最多，达21人，有徐春甫的老师汪宦（著有《医学质疑》《统属诊法》等），伤寒名家巴应奎（撰《伤寒明理补论》），校阅《医学捷径》的徐春甫家人门生10人也均是会友；其次有吴中医家6人，包括院使钱增、蔡文亨，儿科专家支秉中（撰《痘疹玄机》等书）以及徐伟、韩世贤、顾培（当时江苏与徽州等江南地区同属南直隶省），学术品位相当高。这些资料证明，太医院的医官、江南医家尤其新安医家是该会的中坚力量，而徐春甫更是其中的核心人物。

所谓"宅仁"，宅者保存，仁者爱人，"宅仁以为会，取善以辅仁"，在徐春甫起草的《一体堂宅仁医会录》中，申明医会以"宅心仁慈"为宗旨，提出医者应具备的职业道德修养，有会规、会款及医学箴言等明文规定，

《医会条款》22 项，强调"医为仁术"，要求为医者以仁为本，加强医德修养，深戒徇私谋利之弊，克己行仁，存济世之心，关心病人疾苦，会友之间要"善相劝，过相规，患难相济"，真诚相待，存善去过，团结互助，共勉互济，学术上提倡"穷探《内经》四子之奥"。所谓"四子"，最早是由元代医家葛应雷提出的，明代俞弁在其《续医说》卷一《原医》（1545）引用其说，将刘河间、张子和，张元素、李东垣两对师徒并称为"四子"。明代王纶在《明医杂著》（成书于 1502 年，一说 1549 年）中提出不同的"四子大全论"："外感法仲景，内伤法东垣，热病用河间，杂病用丹溪，一以贯之，斯医道之大全矣。"此"四子"为元明医界所推崇。但徐春甫对当时之世执泥朱丹溪学说不以为然，根据《医统·许国序》，徐春甫只认可张仲景、刘河间、李东垣属"四子"，在《会录·医会条款·讲习》中，更是直接以元代医家王好古替换朱丹溪而为"四子"。王好古小李东垣 20 岁左右，但曾一起学医于张元素，后又师从于李东垣。以王好古替换朱丹溪，反映了徐春甫重脏腑辨证和重脾胃的学术观点和主张。

　　徐春甫组织"宅仁医会"，以穷探《内经》精义、研究四大医家（张仲景、刘河间、李东垣、王好古）学说之奥秘为己任，"心集众思"，以广智识，共磋医理、公开医术，交流医疗技能，"精而益求其精"，不断提高医疗水平，为病者解除痛苦。作为会友开展讲学活动、交流学术、钻研医理、切磋技艺的学术组织——"宅仁医会"开创了一代新风，促进了京城及全国的学术交流和学术风气，扩大了新安医学的影响力，对规范医德、提高医技、推动中医学术的进步和发展，都起到了积极的促进作用。

　　"宅仁医会"有健全的组织形式和结会宗旨，对会员的医德、医术、义务均有明确要求，从治学内容、方法、态度，到思想素质、道德品质、处世接物方法、对待患者态度等，都做了具体规定，其《医会条款》《会约条款》，类似于现今学术组织的"章程""入会誓言""条例"，这在中华医学史乃至科技史上都是史无前例的第一次，当之无愧是我国有史可考的最早的学会组织和科技团体，也是世界东方最早的学会组织和科技团体。

就在宅仁医会立会的 16 世纪，当我们把目光投向世界的西方，欧洲此时正处于"文艺复兴"时期。无独有偶，西方最早的科学技术团体也诞生于 16 世纪。1505 年，爱丁堡皇家外科医师学会在苏格兰成立，这是目前已知世界上最早成立的自然科学学会，与"宅仁医会"成立仅仅相距 60 余年；1603 年，著名的意大利山猫学会也宣告成立。冥冥之中，东西方科技文化似有所感应。作为典型事件，医学会的成立是有象征意义的，象征着东西方医学遥相呼应、呈现同步发展的态势。

会者，合也、聚也，从社会大环境来看，医学会的成立是社会政治、经济、文化、科技共同作用的必然结果，是社会进步、经济发展和整个社会对医学需求的必然结果，是在特定历史时期医学发展的必然结果；从中医学科视角来看，医学是古代科技中的代表性学科，中医学继两宋金元开启门户纷争之后，到明代已综合形成了独特的理论体系，譬如对天花的认识和人痘接种术的开展，就已展现出综合性应用科学的性质。因此，"宅仁医会"的成立也是中医学术发展的客观要求和必然结果，是我国医学科技力量的第一次展现和宣示，是医学之作用、地位的具体体现，具有里程碑的标志性意义。

（三）内涵性质

《会录》详细记录了徐春甫发起并创办"一体堂宅仁医会"的事迹，主要包括《会友姓氏》《医会条款》《医有名实之异》《传心要语》《投辞式》《会约条款》《书籍记》《富贵贫贱箴评解》。《会录》内容主要体现在《医会条款》中，"宅仁医会"共设有诚意、力学、明理、讲习、格致、辨脉、审证、处方、规鉴、存心、恒德、体仁、忘利、恤贫、自重、自得、法天、知人、医学之大、医箴、戒贪鄙、避晦疾 22 项《医会条款》，对会友的医德、医术、学术、义务等都做了明确要求和规定。《医有名实之异》陈述了当时社会存在着良医、明医、隐医、时医、庸医、巫医 6 种医生的现实状态，生动形象地刻画了良医、明医仁智神通的特征和时医、庸医、巫医种种卑劣的形迹。《传心要语》是徐春甫谈论个人习医历程、心得体会的短文，内容涉及学术观、道德观、名利观;《投辞式》是拜师学医的格式化投书;《会约条款》是会友恭行业务的约规，现仅存 2 条;《书籍记》则几乎残缺殆尽;《富贵贫贱箴评解》集中阐述了对富贵的理解，谈及人的精神风貌和道德观念。这些内容反映了当时社会医事活动的现状和主流观点，具有一定的史料价值。

《医会条款》是宅仁医会的章程，也是《会录》的核心内容。22 项《医会条款》，从治学内容、方法、态度，到医学家应具有的思想素质、道德品质、处世接物方法、对待患者的态度等，都对会友做出了具体的明文规定，特详细介绍如下。

在 22 项《医会条款》中，徐春甫认为"天下之事征于诚意"，"学问始于诚意"，其本人身体力行，卓有成就，故首列"诚意"条款，申明只有"纯一不二"、坚此不彼，方可洞彻天地自然的奥理。

医学是一门深奥精微的学问，时刻关系到人的性命，徐春甫反复指出:"医学贵精，不精而害人匪细"(《医统》卷之三《翼医通考》)、"学之不工，误人性命之托"(《医学捷径·序》)，在《医统》各卷中也每每引有"动关性命，非谓等闲"，"伤残性命，天理不容"之类的论述;并谆谆告诫子弟，凡业医者一定要精益求精，不要心存侥幸，欺人欺己，唯有刻苦学习，努力实践，斟酌经权，方能通达古今至理、取得起死回生之效，故"力学"款项紧随，"道艺自精，必有知者"。

明医不同于时医"侥幸取效"，当通儒书，熟解医经，方有定见，"明理"一项承上款而来，唯力学方能达古今之理，唯明理方能达奇伟万全之功。

徐春甫一向尊宗《内经》，推崇四子之学，他有感于当时"国朝医学，坏于不会讲，不推求"，列出"讲习"款项，明示医学当以精熟《内经》为要务，精究四子之学为基本，"讲习讨论，以广博识"，与现代创办学会的宗旨也是十分一致的。他极力提倡"力学"与"讲习"，晚年在《医学捷径·序》中阐述道："夫医，仁术也，生死托焉。精则活人，弗精则毙人，故贵专贵讲。贵专，然后心手相应，百发百利，术斯精而仁斯溥。晚近学者不务讲修，专以奇方博名寓内，稍侥尺寸之利，遂自满足，嗟嗟！先圣仁术果若是乎？"综合以上四条《医会条款》，可以说这些论述是唐代孙思邈《大医精诚》之论在明代的具体注解。

医不精则杀人，害人匪浅，"格致""辨脉""审证""处方"四项乃承上款而列。"格致"就是格物致知，要博学审知，穷理明道，仔细研究事物的本源，治疗疾病要精审病、脉、药，通于补泻之治，就能收到不疾而速、不行而至的效果。"辨脉""审证"都是中医诊断疾病的重要环节，脉学更是研讨医学的关键，要求辨脉"不可轻言谈笑，乱说是非，左右瞻望，举止匆略"，强调了严肃认真的态度和虚心静气的作风。"处方"用药须遵循君臣佐使法则，药不在多，要在识病对症、切要专精，不可混乱孟浪。

借鉴古人成功的经验，研究前人成熟的理论，显然有助于学业的长进，"规鉴"条款提出"内伤规李杲，外感规张机，热病规刘完素，杂病规朱彦修"，此乃明代医坛盛行的四大家之说，深受当时医家重视。徐春甫心目中的"四大家"虽然不包括朱丹溪，但作为团体组织，他尊重了社会的普遍观点，体现出和而不同、求同存异的学术胸怀。

"存心"款项引汉儒董仲舒言论申明医德内容，强调医为人之司命，应遵儒家"正谊不谋利，明道不计功"的道德观念，视他人之疾犹己体出，尽心尽力，不计较利益得失，不如此则非所学之本体。

"恒德"款项就是"锲而不舍，金石可镂"之意。只有持之以恒，才能进入出神入化的境地。

"体仁"款项是创立"宅仁医会"的重要指导思想之一。医乃仁术，是救民疾苦的学术，不可网利，包括自秘其长或自掩其短都是不仁的表现，同志者共勉之。

"忘利"款项是崇尚仁义要求的具体化。"医乃仁道，活人为心，奚可较利"？患者求医如同"焚溺者求脱于水火"一样，为医者抢救病人必须急病人之所急，不可因利益不遂，而在药剂上有轻重损益，要"绝驰骛利名之心，专博施救援之志"，反对金钱腐蚀。

"恤贫"一项承上两款之思想规范，进一步具体要求会友同道对贫者"尤当尽力施剂"，尽快救民疾苦。

上述"存心""体仁""忘利""恤贫"四款的医德论述，针对种种具体的不仁现象明确提出要求，强调医为仁术、活人为心，视人之疾痛若己之出，恒其德而精其术，不同于当时社会上借助佛家因果报应之说、劝人积善积德积阴功的道德教育。

医会对会友的要求十分严格，对借医术敲诈财物的行径深恶痛绝，认为那种学术不工、折节拽裾、卑辞取利者，乃是医疗队伍的败类，并提高到"自贱斯道"来认识，其"自重"条款提出"医惟自重则道尊而术行，轻身重利则道卑而学僻"，可以说是学术界之至理名言。

"自得"款项是说为医要守志不移，一是学术上要下真功夫，崇师取友，真正做到博学与穷究，踏踏实实地探索前人成功的知识；二是原始要宗，要寻求真正的来龙去脉，只有专心致志，持之以恒，才能得到真知；三是穷通祸福，付之自然。这样自己在学术上才能得到真知，对自身才有正确的认识，主客观都能融成一体，从而得到更大的"自由"。此项是"恒德"款的进一步升华，颇富哲理。

"法天"款项是说，为医要懂得"天地万物为一体"的道理，懂得人体的代谢、生存与自然界是一个关系密切的统一整体，并运用这个道理认识人体与发病的原因，研究治疗的方法，推究人的元气与致病邪气的主次关系，从而决定医治法则。

"天地一心，万物一体"，"知人"一项承上款进一步阐述人体与自然的统一关系，指出医学是保证人类健康生存的学问，明确提出"斯学之不容已矣，而期会又可已乎哉"，强调医学将永远发展下去、医学研究没有终点。这种医学"生生不已"的观点，可能是第一次提出来。

古人认为天地间最大的事是人的生存，医学"生死托矣"（《医学捷径·序》），是关系人之性命的学问，"医学之大"条款乃阐明为医功业是伟大的，其责任也同样是伟大的。

"医箴"条款选自元代医家罗天益的《卫生宝鉴》，乃规谏劝诫医生之言，从诊断、用药、标本、治法、表里、寒热、缓急、新久、轻重诸方面，示医者必须恪守的准则。将医术应遵守的准则列入"医会条款"，是对会友同道的严格要求。

"戒贪鄙"款项痛责世风不正，明令申戒会友同志不要安于小成、穿凿自饰、侥幸图利，在"存心""体仁""忘利"等医德要求基础上，进一步谴责把医术作为单纯谋利手段的行为，保持医学为健康服务的功能。

"避晦疾"款项乃言医生进退也。凡六淫之邪、蛊惑之疾均为晦疾，均宜退避，非医药所能为功也；明示信巫问卜乃在退避之列，明确表达了反对巫术迷信的鲜明态度。

明代是我国医学伦理学发展的重要时期，《会录》以医家与病家的关系为轴心，兼及医与医之间的医际关系，提出了为医者应具备的职业道德修养。提倡讲学活动，互相交流心得，提高医疗水平；要求为医者要努力学习，勤于探索，务求明白医理；要认真审证辨脉，细心处方遣药。倡导和颂扬仁心仁术的职业道德，鞭挞了不工学术、追名逐利的现象和违反医德的行为。

（四）后续失载分析

在《会录》"知人"条款中，徐春甫发出了"斯会又乌可已呼哉"的感叹，有学者解释为"这种科学的学会也将永存的"之意，似乎在表明医会坚持办下去的决心。但结合上下文，其义应当是"医会又怎么能终止医学研究呢"？无论如何解释，除了立会时的《会录》外，再也没有发现医会活动的文献记载，则是一个不容忽视的事实。为什么隆庆二年（1568）立会后就悄无声息了呢？分析其原因可能有二：

其一是当时风气使然，文人之间立会聚会是一件雅事，聚散之间十分平常，并不一定被视作一件大事，可能徐春甫本人及其会友，当时也没有意识到医会成立的历史价值和意义，并非一定要定期再会。

其二则可能与当朝主政的张居正禁止聚会讲学有关。明代自王阳明（1472—1529）倡书院讲学以来，私人讲学兴盛，而各地书院聚会最让当局头疼的是议论朝政朝纲。主持万历新政的张居正（1525—1582）不尚争论、反对空谈误国，认为热衷于讲学者容易拉帮结派，"以讲学名义煽惑徒众"，早在万历三年（1575）就下令压缩府州县学，万历七年（1579）更下诏禁毁书院约 64 处。张居正主政时讲学最著名的是江西人何心隐与福建人李贽，何心隐作《原学原讲》万言据理力争，竭力鼓吹集会讲学，结果被下狱活活杖毙。"潜学"干政为统治者所忌讳，健谈而有古逸士之风的徐春甫虽不主阳明之学，但显然热衷于讲学传道，《会录》的《医会条款》中就有"讲习"一款，在《传心要语》中更是议论道："国朝医学，坏于不会讲，不推求。"明代医学分为十三科，十三科的共同课程为《素问》《难经》《脉诀》等，他在《医统》卷之一《采摭诸书》中评介《难经》时，有"国朝医政坏于《难经》《脉诀》二书之伪"之论，在卷之三《翼医通考·医道》中大发感慨，对"古医十四科中有脾胃科，而今亡之矣"，"国朝亦惟取十三科而已，其脾胃一科终莫之续"甚为痛惜，其论议针砭时弊，参之实识，验乎经效，虽纯属学术观点，但在封建社会文字狱时代，难免有"议论朝政朝纲"的嫌疑。可能迫于时事，为避嫌疑，"宅仁医会"自然也就没有下文了。

以上分析仅仅基于现有文献，这其中到底发生了什么变故，还期待有"柳暗花明"的新发现。

徐春甫

著作简介

　　徐春甫一生精勤笃学，孜孜不倦，学问赅博，著述甚丰。已知其著有《古今医统大全》《医学指南捷径六书》两部大作，以百卷《医统》影响最大。

一、《古今医统大全》

　　徐春甫精于医学，博览群书，他在既往攻读医典、整理医籍的基础上，进一步博考远稽，博综群籍，探究各家精微，撷取各家之长，并结合自己的临床经验，分门别类进行摘录、校正、归纳、整理，著成《古今医统全书》百卷。正如其自序中所言："余不自惭愚陋，以平素按《内经》治验、诸子折衷，及搜求历世圣贤之旨，合群书而不遗，析诸方而不紊。舍非取是，类聚条分，共厘百卷，目曰《古今医统》。"

　　《古今医统大全》共计100卷，内容以临床为主。前七卷为医经、医论、脉候、运气、经穴、针灸等理论内容；卷八至卷九十二分述临床各科病证辨治，包括内科杂症、伤寒，皮肤科、骨伤科、外科病证，眼、耳、口、鼻、舌、齿、咽喉五官科病证，妇产科、幼科病证和奇病及老年保健，各科病证分属于160余个"子目"，约归纳为400余种病，每病设病机、脉候、治法、方药、易简诸方、灸法、导引法等项进行叙述；卷九十三为经验秘方；后七卷为本草、方制、养生内容，分述本草性能、功用、制法、通用诸方、养生与方法。全书卷帙浩繁，内容极为丰富，概括了明代以前中医学的主要成就，所谓"会百家之异同，接轩岐之正脉"，"笼挫韬略，拎算无遗"，并非虚言。

（一）基础知识内容述辩相参

全书以《内经》为统领，卷一至卷三为《后世圣贤名医姓氏》、《助梓缙绅诸公氏号》、《采摭诸书》目录、《内经要旨》和《翼医通考》，可谓是医中之"经史子集"；卷四至卷七论述脉候、运气、经穴、针灸基础知识，乃中医学基本理论内容。

1.《历代圣贤名医姓氏》

明朝初时为增强百姓的医药观念，立有朝拜和祭祀历代名医之制，卷一所列《历代圣贤名医姓氏》正是这一现象的客观反映。书按五帝、三代、秦、汉、魏、吴、蜀、晋、南北朝、隋、唐、五代、宋、金、元、明的历史序列，分别介绍了270多名医家传略，是研究医史的重要文献资料，具有一定的史料价值。但所载也有不少明显有误，如"雷公为黄帝臣，姓雷名敩，善医"。雷公被公认为是公元前21世纪前的黄帝时代人，受业于黄帝，著有《雷公药对》4卷（《见旧唐志》）、《雷公集注神农本草》6卷（见《隋书经籍志》），而雷敩是南北朝刘宋时期（456—536）人，所著《雷公炮炙论》是我国最早的中药炮制学专著，所载药物和药物知识许多是黄帝时代所没有的，雷公与雷敩根本是两个人，相距有2000多年，雷公时代不会载有药物炮炙方面的著作。再如"日华子，北齐雁门人，深察药性，极辩其微，本草经方，多由注疏，至今赖之云"。历史学家范行准和本草学家尚志钧认为，《日华子本草》著于北齐（550～580）等说不能成立，"日华子"极有可能是五代十国吴越（895～978）时人。《医统》之错，因其影响深远，误人也深，不容忽视。

2.《内经要旨》

徐春甫认为，《内经》是万世医学之鼻祖，医圣先哲立言立法的准绳，然年代久远，累经动乱转抄，每多脱漏误衍，"自唐及宋，屡诏名家，校正徒勤，而真传靡获"，唐代王冰注释"得失相半"，元代滑寿之钞"尚未足以尽善"，而他以太医院吏目的身份得读皇室秘藏《黄帝内经·素问》，乃"因滑氏之钞目，而益以诸贤之勾玄"，以类编的方式，将《内经》分辑为《阴阳》《摄生》《病能》《论治》《脉候》《色诊》《藏象》《经度》《运气》《标本》《针刺》《骨空》12篇，著成《内经要旨》2卷，书中或以经注经，或释义质疑，或校注发明，或分析归纳，"提注详明，辨释条达"，集中体现了《内经》精义，是研究《内经》的良好读本。类编之后又列入《医统》卷二，实际是冠于全书百卷之首，作为全书的纲领。

3.《翼医通考》

所谓"翼医通考"，就是博赅各家医论以羽翼医疗，《医统·凡例》说得很清楚："先哲立论，切于证治可法者，广博兼赅。""凡可以翼医者，通考附前。"是书分上下两卷，上卷录有《大明会典医政官制》等24篇议论；下卷有医道、病证、治疗、药剂、补遗四节，其中"医道"分《古医十四科》等27篇，"病证"分《病之所由》等14篇，"治疗"分《治疗须法〈素问〉》等7篇，"药剂"分《百药自神农始》等15篇，补遗《慎疾慎医》一文。作为医论，《翼医通考》内容包罗万象，医学观、疾病观、生理医理、病机药性、本草方药、诊治养生、医药典籍、为医之道、医事制度无所不包。书中对各家成就之评论质朴少文，切中肯綮，没有更多的腴词，如上卷中的《医书》一篇，论及《内经》《难经》等7家仅仅2000余字，评价《伤寒论》时仅仅说："盖一证一药，万选万中，千载之下，如合符节，前修指为群方之祖，信矣。"但论为医之道、行医之理，则不厌其烦，如"医道"之论洋洋7000余言；而于临床诊治之论更是不吝其辞，其"病证""治疗""药剂"之论更达11000余言，陈其利害，示人以方法以供效仿，充分体现了"证治可法、羽翼医疗"的编撰思路。

4.《内经脉候》

明代太医院医生教育，将《难经》《脉诀》与《素问》一并列为经典教材、必考书目，须熟读精解，徐春甫对此不以为然。他针对世医言脉多以五代高阳生《脉诀》"七表八里九道"为名，且部位错乱、诊候不准的情况，辨明《脉诀》之错误，取《内经》诊候脉法为宗，辨王叔和《脉经》之论，辨误纠偏而作《内经脉候》。除《内经》脉学外，还包括后世诸家脉学精论及诸多临床实用脉学。诸家脉论主要采自《脉经》，也包括徐春甫的老师汪宦、宋代庞安常和元代滑寿等脉论。书分《脉诀辩妄》等46篇，比较切合实用，并附有《五脏六腑气口成寸图》等6幅图。论脉以26脉为准，即浮、沉、迟、数、滑、涩、虚、实、洪、细、长、短、紧、缓、促、结、代、牢、弦、革、芤、微、弱、动、伏、濡。少有自己的心得，其观点主要体现在《脉诀辩妄》《神门命门人迎辨》两篇及《脉大病进说》篇的按语中。

5.《运气易览》

徐春甫系明代四大医家之一——汪机的再传弟子，卷五《运气易览门》就收录了汪机的著作《运气易览》，以为全书之用。汪机非常重视运气学说，他以《内经》为主，删除元代马宗素等穿凿附会之说，详释图说而集成此书。书分《五运六气纲领》等79篇，附有大量的图解和歌诀，图文并举，非常直观，歌诀诵读便于记忆、理解和运用。运气学说具有"天人合一"的合理内核，四时常令可以应验，久远之变难以推演，掌握运气学说对分析气候、观察病情、提高诊疗水平、合理选方用药，都有重要的参考价值。

6.《经穴发明》

卷六《经穴发明》，图说经穴尺寸以为准绳，系针对当时取穴无准而集。当时之医"惟取中指中节，谓之同身寸"，徐春甫指出，所谓同身之义是"随身之大小、肥瘦长短，随处分折而取之"，并无"此长彼短"之弊，"若以中指为法，如瘦人指长而身小，则背腹之横寸岂不太阔耶？如肥人指短而身大，则背腹之横寸岂不太狭耶？"可见以中指一寸通身取穴当称"同指"而非"同身"，"不论背腹，概以中指谓之同身，简而行简，讹而愈讹"，故以大量的经穴图解和歌诀说明，便于学习、理解和掌握。分为《取穴尺寸图说》等86篇，图解详细具体，便于掌握。

7.《针灸指直》

卷七《针灸指直》，系引录元代滑寿《十四经发挥》、明代高武《针灸节要》《针灸聚英》和明代汪机《针灸问对》等著作内容而成。分《素问针灸方宜始论》等72篇。其中《诸证针灸经穴》篇对中风证、伤寒证、杂病、妇人诸病、小儿诸病中78种证候和病症的经穴和针法做了介绍，详细记述了针刺补泻、意外处理、灸疗法等方法，证治明确，取穴简捷。书中最有价值的部分是附录引自《针灸问对》和《针灸聚英·附辨·或问十五条》篇，仿黄帝、岐伯问对形式，答疑解惑，阐述针灸治疗的原理、方法、适应证和注意事项等，直抒己见，颇有见地。但其中"《铜人》《千金》纂偏书，非岐黄正经也"之论有误，《针灸聚英》几乎引录了《十四经发挥》的全部内容，而《十四经发挥》腧穴全出自宋代王惟一的《铜人图经》，根本不存在谁正谁偏的问题。由于对以上诸书的传承关系未加考订，此论等于自己否定自己。

（二）临床各科主体内容详明

《医统》卷八至卷九十三，为临床各科病证诊治内容，在100卷中占86卷之多，为全书的主体内容。其中，卷八至卷七十九为临床内科杂证诊治内容，占72卷，尤为重中之重。

1. 内科杂证

卷八至卷七十九分病证为《中风门》诸篇，共计161门。有一门一卷者，如卷二十六《郁证门》、卷六十九《秘结候》；有二门至数门一卷者，如卷二十四《呕吐哕门》《吞酸门》《附吐清水证》《嘈杂门》《恶心证》《嗳气证》《馨气证》《腹中窄狭证》《善悲证》《善太息证》，达 10 种病证之多。每一病证一般均设有病机、脉候、治法、药方等项，间或备有易简诸方、灸法、导引法、治案治验等。方药则注明药物、剂量、功效、炮制、制备、说明等，用灸及用针则标注穴位、功用、方法等。其中卷十三、十四《伤寒门》除设有病机、脉候、治法、证候外，又后附有《杜学士三十六般辨视舌色法》《伤寒补遗》《伤寒药方》等篇。书中论述较系统全面，除文献的引录整理外，亦间附个人见解。

需要特别一提的是，卷二十三《内伤门》开篇认为外感、内伤有相似之处，有脾胃气虚内伤容易误诊为外感而加以处治的情况，强调了区别内伤、外感的重要性，指明了李东垣的《脾胃论》乃专为内伤不足之证而立，非为饮食有余之伤立法，也与胃气下陷主于升补有所不同，道明了本卷《内伤门》而外别立《脾胃门》的缘由。

2.《外科理例》

卷八十、八十一所述外科病证，虽名《外科理例》，但其编次和内容均不同于新安汪机所撰之同名著作，而是集明代薛己《心法发挥》和汪机《外科理例》两部外科著作之要领编成。书分"外科引""病机""药方（诸方论、外科附方）"等节，病机实则包含病证、治法、方药等，内容庞杂，计有《痈疽叙论》等 101 篇。"诸方论"论及 11 首方药，"外科附方"附有181 首方。书中重视元气、重视内治，强调"治外必本诸内"的整体观念，以消为贵、以托为畏，善用砭灸法、隔蒜灸法治疗外科疾病，以及化脓性感染脓已成者应尽早切开引流的主张，以水银治疗杨梅疮的方法，对麻风病的描述和认识等，都是很科学的。

3.《妇科心镜》《胎产须知》《螽斯广育》

徐春甫编著医学全书，妇科孕胎、生殖求嗣考虑十分周全。妇科悉尊宋代陈自明《妇人良方》之要旨，备选唐代昝殷《经效产宝》和程氏等书奇效方附之，编著成《妇科心镜》一书，列入卷八十二、八十三。书分《妇人病机叙论》等45篇，其中《妇人病机叙论》又分《极一方总论》等4篇，各证候均分病机、药方两部分内容。

妇人之疾，又以调经、胎产为至要，故卷八十五专集《胎产须知》一卷，分《胎养古说》《胎教古论》等17篇及其胎产诸方，其药方附有妊娠恶阻、怀胎惯堕等10种妊娠疾病及临产、产后诸症经方、催生简易方。催生方剂广载多繁，乃取其便用故也。

"不孝有三，无后为大"，徐春甫以嗣续为重，又著有《螽斯广育》一书，编入《医统》卷八十四。昆虫螽斯，俗名蝈蝈，生育力强。《诗经·国风·周南》有《螽斯》篇，颂祝多子多孙之福。是书有《原始要终论》《阴虚论》两论，录有《男子别类经验诸方》《妇人别类经验方》《广嗣方法》及《调经论》《调经方法》诸方各法。全书阐述了男女生育的生理机制及不育不孕症的病理所在，论不育不孕责乎男女双方，治以摄精调经为本，理法方药不离其宗，论述较为全面，其"生生不息之功多矣"。由于受历史条件的局限，书中难免存在不精确、不恰当之处，如认为女子受孕时间是"月经方止，金水初生，此时子宫正开，乃受精结胎之候"，此与两次月经之间排卵期受孕的科学认知有所偏离。

4.《幼幼汇集》《痘疹泄密》

小儿的养护诊治记载也很仔细，小儿病机悉尊宋代钱乙《小儿药证直诀》、陈文中《小儿病原方论》《小儿痘疹方论》，编有《幼幼汇集》一书，列入《医统》卷八十八至九十。书分为《形肖天地论》等130篇，对小儿的保养和发育论述详尽精到。其中小儿指纹望治、面部形色望治、颅囟望诊颇有特色；各证候篇均按病机、脉候、治法和药方叙述，条理清晰；治疗上重视脾胃温补，惊风及痘疹证治特色鲜明。该书无论在认识上还是在方法上都有一定的实践基础，反映了明代的育儿经验和儿科疾病的诊治水平。

　　痘疹（天花）是古代儿科难以治愈的危急病症，徐春甫又采录了"诸名家辨论病源，经验奇方"，编为《痘疹泄密》。书分为"病机"32篇、"观候"9篇、"治法"7篇、"首尾十二日证治条例"5篇和"痘疮治例"等7部分内容，详细记载了痘疹诊治的各种方法，为我们提供了一份珍贵的明代痘疹诊治史料。此外，书中首次单独引述了支氏对"麻疹"症状的描述，证明最早提出麻疹典型证候的是晋代的支法存氏，具有重要的史料价值。

5.《奇病续抄》《经验秘方》

　　《奇病续抄》所列述的百数十种奇病证治，也属于临床各科，但又难以分列确切之归属，故特单独列为卷九十二。书分《太乙散之功》等130篇。奇病怪证往往令人束手难措，书中方法切合实用，治疗有验。

　　卷九十三《经验秘方》吸纳采录了"四方之说"，"凡出奇治法并秘验药方，及平日闻见于四方之说，而可以为规鉴者"均收入，计68方（法），附于临床卷后，以裕其用。可以说，《经验秘方》是临床各科疑难杂病治疗的奇法秘方、单方验方集锦。

（三）编集本草制药而为备要

　　卷九十四、九十五取明代前朝弘治年间（1488～1505）礼部郎中王纶所撰《本草集要》附于全书之中，以论及本草性能、功用及服药宜忌。书分总论和各论两部分，总论论述了本草大意、用药之法等内容，并根据药性、主治将药物做了分门别类。各论载药545种，按草部、木部、菜部、果部、谷部、石部、兽部、禽部、虫鱼部、人部分类。

　　卷九十六系采辑摘录明代周定王朱橚（朱元璋之子）所著之《救荒本草》，选编为《本草御荒》，分为草、果、谷、木、菜五部，收药食同用植物216种，依产地、生态、形状、食用调制方法等项分别论述，以为"资生之一助"。

卷九十七为《制法备录》，分《药剂丸散汤膏各有所宜不得违制》等68篇，其中有秋石炼法、制玄明粉法、制鹿角胶霜法、炼银朱法、炒黄丹法、升轻粉法、制风化硝法、煅花蕊石法、取竹沥荆沥法、升粉霜法、熬金樱膏法、造百药煎法、造半夏曲法、造神曲法、制艾叶法、制黄精法、制乳香没药法、制附子法、制硫黄法、造乌梅法、造淡豆豉法、造楂糕法、造栝蒌饼法、取清明水制明目膏法等59种特色中药制法，诸药制法涉及药物120多种，附有制图。以上诸法，在今日可以称得上是"中药炮制非物质文化遗产"的汇集了。

卷九十八为《通用诸方》，记载了与日常生活密切相关的一些验方以及生活常识，分为《药品类》等10篇，其中《饮食类》又分"金汤（茶）""酒醋""菜蔬""脯鲜""酪酥""果煎"各项。所谓日常所需，有备无患。

（四）养老养生选辑全面精要

自宋代陈直撰写出我国第一部老年养生专著《养老奉亲书》之后，先后有张子和的《儒门事亲》，朱丹溪的《格致余论·养老论》，陈直撰、邹铉增补的《寿亲养老新书》，王隐君的《养生主论》，李鹏飞的《三元参赞延寿书》等老年医学专著相继问世。《医统》卷八十六、八十七，对前人老年养生思想以及验案、验方予以系统收集和整理，选辑精要编为《老老余编》上下卷，书名源自孟子"老吾老，以及人之老"，对养生寿老、防病治病等做了较详尽的论述。上卷分《保养论》等17篇，内容包括老年养生保健、祛病强身、延缓衰老以及养性、食治、补益等方面。下篇载186首养生调理的药膳食疗方，可分为扶正与祛邪两大类，扶正类又分滋补肾阴、温补肾阳、健脾益气、和胃调中、脾胃双补、养肝和血、强肌肉7类，祛邪类又分降气止喘、行气解郁、疏风清热、止咳除烦、利水消肿、清热通淋、消胀宽膈、活血化瘀8类，简要记述了各方适用证候、组方配料、制备和食用方法，方便实用。

卷九十九至一百《养生余录》2卷，乃徐春甫选《内经》《老子》《庄子》《淮南子》《养生延命录》诸古圣贤名士的养生论述，乃至本草等修真"道藏"（犹言真经）之可法者而辑成，全书分《总论养生篇》《养生主论》等7篇。从诸家之言到饮食起居，分门别类引述古今养生之道，格言警句俯拾皆是，方式方法简要而明，篇幅短小，内容精当。

《医统》以《黄帝内经》理论为宗旨，首次对明中叶以前文献进行了全面系统的整理、评价、删节、保留等，书成之时，钦差汤世隆作序赞曰"昔仲尼集群圣之大成，朱子集诸儒之大成，若徐君亦可谓集医家之大成矣"，"王序"则称之为"方书之六经，医宗之孔孟"，赞美不吝其辞，评价之高无以复加。但书中也存在一些明显不足，如征引文献未做全面的严谨校正，有未标明出处者，且存在擅自改易之处，自撰与采摭也不分明，给整理分析和学术思想的挖掘研究带来了诸多不便。但瑕不掩瑜，全书概括了自古以来，尤其是金元以来中医学的学术成就，卷帙浩繁，包罗万象，名副其实地成为"远稽古哲，近述名流，宗旨必存，小技兼录"的医学全书。现代临床各科的运用，每每引用《医统》之言作为立论的依据。徐春甫尊经稽古，博考旁搜，折衷辨正，煌煌百卷，无意间又打造出一部医学经典巨著。

（五）版本介绍

除明"嘉靖三十六年丁巳"（1557）古吴陈长卿刻本、明"隆庆四年庚午"（1570）刻本外，尚有明万历初年（1575）刻本、日本明历三年丁酉（1657）翻刻金陵唐氏本全套刻本、日本万治三年庚子（1660）刻本（金陵唐氏本全套改扉再印本）、清嘉庆刻本（系在嘉靖陈长卿刊本基础上，兼取隆庆庚午刊本之残卷互为辨析、补充，复参照日本翻刻的金陵唐氏本，予以点校整理梓行）以及日本半半堂抄本（18卷）。现代整理点校本，有

1991 年人民卫生出版社出版的精华本、1995 年安徽科学技术出版社出版的《新安医籍丛刊·古今医统大全》点校本、1996 年人民卫生出版社出版的《中医古籍整理丛书》本、1998 年科学出版社出版的《历代中医名著精华丛书·古今医统大全精华本》、2007 年辽宁科学技术出版社出版的《中医古籍新点、新校、新参考系列丛书·古今医统大全集要》本。

另,《内经要旨》《妇科心镜》《螽斯广育》《幼幼汇集》《痘疹泄密》均有单行本;《老老余编》《养生余录》有影印本及《老老余编》《养生余录》2009 年的《新安医学名著丛书》本。

二、《医学捷径六书》

《医学捷径六书》,共计 6 卷。徐春甫在编撰《医统》百卷之后,又由博返约,将医学基础知识和临床实用方剂编集成书,名曰《医学捷径六书》,以便于初学。是书按"阴阳风雨晦明"六字命名,每卷分别独立成书,计有《内经正脉》《雷公四要纲领发微》《病机药性歌赋》《诸症要方歌诀》《二十四方》《评秘济世三十六方》。作为私授弟子的秘验家书,此书最能反映其平生临床实际经验,尤其最后两集可视为其一生精要的总结。

(一)《内经正脉》

卷一阴集名《内经正脉》,乃表明其脉论是以《内经》为本的正统脉学,内容同于《医统》卷之四《内经脉候》,但有少数修改和补充,表达更为精确简练。

(二)《雷公四要纲领发微》

卷二阳集《雷公四要纲领发微》为中医基础入门知识,内容简要,歌诀甚多,浅近易诵,但新见解不多。强调医学先要熟谙人身阴阳、表里、荣卫、三焦、五脏、六腑、十二经络、奇经八穴、十二官等基本生理知识;

临证则重在掌握四要纲领，即诊脉、审证、治要、处方。又于五运六气、药品方剂内容之后，设"《内经》《灵枢》纂要"一节，摘取其中关于诊脉、藏象等原文。其后则为临证审表里以及各种常见的药性歌诀等。分为48篇，其中"病机略"一节，为方便童蒙而采用四言歌诀体裁，讲述诸病病机及治法，很少见于他书；"望闻问切例"一节，强调"望闻问切四件事，缺一偏枯不备全"，并没有如《医统》卷之三《翼医通考·望闻问切订》那样更强调"总切脉于寸口"，可见其学术思想也是在变化之中的。

（三）《病机药性歌赋》

卷三风集《病机药性歌赋》全为歌诀体裁，主要内容为《病机歌》《药性赋》。《病机歌》将中风等75种病证的病机、辨证、治法编为七言歌诀，实为《病机证治歌》（后穿插有《五运六气要略歌》《六气司天在泉主病歌》），简明扼要，便于记诵。通过比较不难发现，实际与《医统》卷八至卷九十一临床各科病证辨治内容相契合，依《医统》之序介绍了诸证临床诊治的紧要之处，内容基本都反映了徐春甫的学术观点。如火证歌之"丹溪滋阴特一端"，内伤证歌之"东垣辨论须详说"，痞满证歌之"不宜妄下伤元气"，肿胀证歌之"若还泻利多伤气，补肾实脾两可资"，虫证歌之"续以保和常可服，自然脾健得乎中"，郁证歌中五郁、六郁、七情之郁的全面论及，尤其诸气歌证，集中体现出了他的脾胃元气论思想。其中脾胃证歌、血崩证歌，还将保元堂秘验"三十六方"制剂健脾丸、秘验血崩丸等编入歌诀，证明是其本人编创，有较为重要的参考价值。《药性赋》分寒药性治（72味药）、平药性治（41味药）、温药性治（45味药）、热药性治（24味药）四类，共介绍182味药物的主要功用。这些歌诀看似简单，但却非常实用，尤其适合初学医者。

（四）《诸症要方歌括》

卷四雨集《诸症要方歌括》也是歌诀体裁，同样也是按《医统》卷八至卷九十一临床各科病证依序分门编辑的方歌。计分中风门等43门，每门列举要方若干首，从2首到35首不等，共计276方。每方歌诀长短不一，以四句七言为多见。该集只列方歌，大多不谈辨证，要与前集《病机歌》结合起来学习和诵读。

（五）《二十四方》

卷五晦集《二十四方》是将方剂由博返约加以归类的入门书。二十四方实际上就是按功效分类的二十四剂的代表方，除宣剂有3个代表方外，基本上是一剂一方。二十四剂是以元代王好古《汤液本草》所记"大约十剂"（实有十剂加寒热二剂）为母本增益而成，其来源主要有三：北齐徐之才《药对》、唐代陈藏器《本草拾遗》所创的"十剂"，托名金元刘河间的十八方，元末明初徐用诚十三方。徐春甫"合三家而约之"，即"宣、通、补、泻、轻、重、滑、涩、燥、湿、调、和、解、利、寒、温、暑、火、平、夺、安、缓、淡、清"，其中前十剂即古之十剂，后十四剂则是综合各家做出的新归纳。徐春甫借他人之口说："子之二十四方，即十七字磋磨而成之者，其亦发前人之秘。"这里"十七字"即古之"十七方"，指《素问·至真要大论》的"七方"（大、小、缓、急、奇、偶、复）和徐之才、陈藏器的"十剂"。但二十四方中实未明确论及"七方"内容，当然也能融"七方"之意于其中，无非是强调其源自有的、传承正统而已。

二十四剂与一年四季二十四节气对应起来，其中以参苏饮、五苓散、正气散、十神汤四方为纲，分别调理春、夏、秋、冬四时之"违和"，符合"四时大意"。二十四剂26方，分别详细列出其功效、证候、组方、加减、剂量及煎服方法，其加减运用变化可以达到治疗不同疾病的目的，故徐春甫认为，"凡表里虚实，断不出此二十四字法之外也"，"学者由此而扩充之，或有以胜其用也"。卷后将二十四剂主方编为歌诀，以便记诵。从他对二十四剂主方先详后约的表述方式，可以窥知其对掌握临床主方的重视。

作为私授弟子的教本，《二十四方》乃徐春甫日常治病应手取效的秘验家法，原又名《医家关键二十四方治法捷径》，是其未打算公之于世的精华内容之一。

（六）《三十六方》

卷六明集《评秘济世三十六方》是《医学捷径》中的最后一集也是最重要的一集，是徐春甫保元堂自制自用、凭此起家的秘方成药专集，包括36首常用验方以及4首补遗秘传验方。《三十六方》中有保元堂特制或化裁的成药方12首、秘传方7首、宋代《局方》5首、经验方3首以及其他诸家经验良方，每一方按方名、出处、组方、制法与剂型、服用法与剂量、徐春甫评语、保元堂广告牌记的体例记述。徐春甫评语说明适应证、方解、加减及注意事项等，评述透彻细致；保元堂广告，功用、主治、用药简要明了，"简而易知，易而易从"（《三十六方》），对于今日临床运用仍有重要的指导作用。

《医学捷径》原是徐春甫私密之本，根据其自序，晚年他以其"业医五十余年，积久频验"的行医历练加以肯定，并豁达地"付之梓人"，可以说既是他50多年临床经验的集中体现，也是他朴素的物我两利思想和寿国寿民情怀的集中体现，最值得后学珍重。

（七）版本介绍

该书版本有《医学入门捷径六书》徐氏保元堂刊本；《医学入门捷径六书》明万历十四年丙戌年（1586）金陵顾氏、新都黄氏同刊刻本2册（上册为《医家关键二十四方治法捷径》，下册为《评秘济世三十六方》，合订有《一体堂宅仁医会录》）；《医学未然金鉴》明万历十四年丙戌年（1586）金陵顾氏、新都黄氏同刊刻本2册（上册为《医家关键二十四方治法捷径》，下册为《评秘济世三十六方》，有删补，无《一体堂宅仁医会录》）；《医学捷径六书》6卷，明万历丙申年（1596）刻本；《医学指南捷径六书》

6卷，明万历二十五年丁酉（1597）秋月书林刘双松刻本 [存日本国立公文书馆内阁文库、日本大阪府立图书馆石崎文库（全），北京中医药大学图书馆（存卷三至卷六），江西中医学院藏卷一、卷二残抄本）]；《徐氏二十四剂方经络歌诀》，清光绪恒德堂主人詹泰抄本；《医学未然金鉴》1995 年安徽科学技术出版社《新安医籍丛刊》点校本；2010 年人民卫生出版社《海外回归中医善本古籍丛书（续）·第二册·医学指南捷径六书》点校本。

徐春甫

学术思想

徐春甫编撰《古今医统大全》、组织成立"宅仁医会",这两项彪炳史册的学术成就,并不是在政府组织下完成的,而是徐春甫凭借个人魅力,在门人及同仁的协助下完成的。尤其《医统》百卷,上自轩岐《灵》《素》,下至于明,对秦汉以来传世医书及有关医药的典籍进行校选整理,条贯归属,博取众长,叙述井然,条理清晰,层次分明,多而不杂,足以见其学识功力确实非凡。

一、学术渊源

徐春甫自幼攻儒,深受程朱理学浸润,播下了尊儒崇经的种子;后从汪宦学医,汪宦嘱其攻习《内经》,又为其奠定了尊崇《内经》的基础。汪宦,字子良,号心谷,幼从兄习举子业,后弃儒学医,为明代四大医家、新安医学固本培元派开创者汪机(1463—1539)之"族彦"(家族中才德出众的贤才)。汪机授医于汪宦时,年纪已届衰老,然汪宦天性颖悟,博闻强记,逐渐成为一方名医,"从游者甚多",潜心于《内经》,著有《医学质疑》《统属诊法》《证治要略》等书,系针对唐代王冰所注《素问》而作。

徐春甫对恩师甚为推崇,在《医统》一书中评价说:"证王氏(引者注:指王冰)之谬注,如分鳞介于深泉净澈之中,诚有功于轩岐,启迪天下后世医学,如瞽复明,《质疑》《尺寸》等论可见矣。"师从这样一位名师,自然"医有所本,业有师承"。汪宦临证善用参、芪救治气衰诸证,培元兼温补,适当配伍桂、附、姜;徐春甫受其影响,在《医统》卷之二十二《瘤冷门》有云:"阳虚则恶寒,用参、芪之类,甚者,加附子以行参、芪之功。"痼冷者"惟贵乎温补，不可太刚，养气血之剂佐以姜、桂，甚者加附子，为愈"，一脉相承可见一斑。

作为汪机再传弟子，徐春甫除了在《医统》中收录和引用了多部汪机的著作外，还继其衣钵，着力纠正苦寒伤阳、损人脾胃的偏差。如卷四十二《血证门》，针对王纶血证不可用参、芪之言，指出"此亦一隅之说，非天下之通论"，并举朱丹溪本人用参、芪等药治一"年五十的劳嗽吐血"等病例加以佐证，反问"何甘温之必不可用哉"? 在卷二十三《脾胃门》则明确地批驳道："何今世之医不识元气之旨! 惟见王纶《杂著》戒用人参之谬说，执泥不移，乐用苦寒攻泄病之标，以至误苍生，死于非命，抑何限耶?"而在《医学捷径》卷之三《病机歌·火证歌》中更强调："久则脾虚泻愈燔，虚宜从治求其弊。"此与汪机引朱丹溪本人"虚火可补，参、术、生甘草之类"的言论及其使用参、芪治案，用以辩驳王纶《忌用参芪论》的方式方法，何其相似。由于徐春甫又私淑李东垣，更加重视后天脾胃的作用，其培补"脾胃元气"之运用，较之先师汪机又有过之而无不及，成为温补培元学派的中坚。

徐春甫私淑李东垣，对李东垣可谓推崇备至，认为其《内外伤辨惑论》肯綮精明，指出"外感必须遵仲景，内伤必是依东垣"(《医学捷径》卷之三《病机歌·伤寒证歌》)，将其与医圣张仲景相提并论。他在《脾胃门》中称："春甫读东垣诸论，详明《内经》论百病皆由上、中、下三焦元气虚惫及形气两虚，则百病变生；东垣发挥脾胃不足而不能充实三焦，百病之所由生也，故著《脾胃论》《内外伤辨》，叮咛恳切，以祛千载之惑，诚有功于生民，发《内经》之秘，开世医之盲也。"并声称："春甫所以克己用力，私淑老人之旨，超脱凡俗，极登万仞，探本穷源，深得脾胃元气之妙，故投之所向，无不如意。"之所以能够超越众人而登上万仞之高的学术地位，得到大家的重视和追捧，医疗上游刃如意，原因就是私淑李东垣、努力学习脾胃学说并深得要领的缘故。这段心得之语、肺腑之言，明白无误地透露出他的学术渊源。

但徐春甫也吸收朱丹溪养阴理论之精华，如"阴血虚从丹溪补法"，男女不育不孕当承朱丹溪养阴补血之治，中风有朱丹溪主血虚痰湿之论，疟后作渴用"丹溪补养气血甚稳当"，临证均不偏废除，可谓熔李东垣、朱丹溪理论于一炉。

二、学术特色

徐春甫才华横溢，是一位学验俱丰的"明医"，在编撰《古今医统大全》和《医学捷径六书》、组织成立"一体堂宅仁医会"过程中，勤于思考，勇于探索，引古人之说并结合临床加以推衍阐发，提出了很多富有价值的学术观点和命题。

（一）《医统》的编撰思路

古今医书繁多，到了明代可谓汗牛充栋，要把这些林林总总的文献所涉及的医学内容编撰成大全之书，显然是一项浩大工程，这其中如何取舍布局，如何分门别类地重新归纳整理，并逻辑地组织成一个整体，没有广博的见识、深厚的学术素养和高超的概括能力是难以做到的。归纳其编撰百卷《医统》思路有五：

1.《内经》为宗

徐春甫编撰《医统》，"上下数千载，一准于《内经》，以律诸名家，合经者宗之，悖经者斥之"，故首列《内经要旨》，以"明《内经》之旨，正炎黄之统，使轩岐问答千古如存"，"总统百家，以归《内经》"。凡"涉于幻诞、理法之外"的所谓医家"不敢悉录"，凡"叛经背理"、反促使医家疑惑不定的歪理异说，"削而不录"。像晋代西竺高僧佛图澄闻铃断事、以水洗肠、龙岗咒水、善诵神咒、役使鬼神；东晋名僧单道开食石为生、不畏寒暑、昼夜不卧，两者事迹神异诡谲，均不收录。再如金代医家马宗素、程德斋著《伤寒钤法》，"妄谓某生人于某日，病于某经，用某药，某日当汗瘥，某日当危殆"，穿凿附会，徐春甫指出，其"按日时受病为治法，与仲景不同，实非至理，用之者不徒无益，而反加害也"，马宗素之流所谓符祝养生之论，多属穿凿附会之说。又如明代赵继宗著《儒医精要》（1528），生搬硬套天人相应学说，妄批张仲景、王叔和、朱丹溪、张洁古之说，"离谱"妄言，乖悖经旨，凡此悖乱之论及巫觋之术，《医统》概不收录。

尤其在脉理上，徐春甫认为"脉误则证治未有不误者"，故不厌其烦地指出前代谬误。五代高阳生的《脉诀》认为"误以大小肠属两寸，而下部脏脉乃越关而上"，寸口脉是反映五脏气机变化的，且有较固定的部位，但不是切按五脏六腑经脉之体的，将手太阳小肠经、手阳明大肠经配属于两手寸部，由此又将下部脏脉足太阴脾经、足厥阴肝经、足少阴肾经越过下部配属到寸口，并概括为"左心小肠肝胆肾，右肺大肠脾胃命"，按此推理命门无脉，何以有右尺部可候？《脉诀》还有"女人与男子脉相反悖"的谬论，其源自北齐尚书褚澄《褚氏遗书》，徐春甫指出"（褚氏）谓女人脉反男子，以心肺候两尺，此其妄谬"。《内经》寸关尺三部候法，虽系《脉诀》易而误之，但由此上溯，徐春甫认为"《脉诀》之谬，本叔和《脉经》启之。""惜乎《脉经》误以小大肠配心肺之候，致有高阳生《脉诀》伪书窃名。误天下之苍生者，此其由也。"而进一步追溯其源，错误更始自《难经》"以大小肠配于心肺"。徐春甫认为"《难经》所引多非《素问》《灵枢》本文，而意旨相矛盾"，甚至斥之为伪书，指出"今医学坏于《难经》《脉诀》"。

甚至唐代王冰注释的《黄帝内经》，徐春甫也认为是"得失相半"。如卷二《内经要旨》认为，王冰所注《素问·生气通天论》谓，"直云邪气伤正气，而不先言耗损之由"，所谓邪气伤人，起因于自身不知节欲，屡屡犯禁，内伤正气在先，然后邪气乘正气之虚而入为害；《素问·至真要大论》谓"诸（脉）不应，反其诊则见"，王冰所注"反诊谓覆手诊之，以沉为浮，以大为细"非其理也，《内经》五郁之论"王注以达为吐，以发为汗，以夺为下，以泄为利小水"，"以吐训达，以汗为发"也令人生疑，都是错误的；卷五《运气易览门》引汪机之言指出："王太仆（引者注：王冰）于太阴、厥阴下，注以少阴近其位，致然反遗本气，左右不以位取，人所向，义亦牵合。故启马宗素诸书，皆随君火所在言之。"无论是王冰还是王叔和，凡其言论有失经旨者也不相从。

诚如明朝翰林余孟麟作序所言，徐春甫所面临的是一个"辞说丛衍则译导难；简牍浩瀚则衷稽难；机指甲乙则审谛难；针石离合则该验难"的局面。以《内经》为宗，示学有所本，在明代之前古已有之，但以《内经》立言立法为标准，以律古今医论，彰显诸贤发明之功，汇粹百家，河济诸派，并结合临床、取舍方药，将中医学各门各科整理为完整的系统体系，徐春甫无疑是一位开创者。医学内容的系统整理，也在一定程度上改善了医界"辞说丛衍"的混乱局面。

2. 聚众之长

全书"以黄帝《内》《素》为宗，及史书诸子之集，凡有一节之所长，可以羽翼医学者，悉采而附之"，由此他为全书内容的取舍厘定了一条基本原则——《内经》为宗、诸贤羽翼，即以《内经》河济门派，化解歧见，博采众长，随论折衷。凡医家、史书及各家文集所载，学本于《内经》、方法醇正者，均录之无阙，"上自黄帝、岐伯、俞跗、和缓、仓扁、华佗、叔和、仲景之书，下逮曲巷小师之技，衷欲尽"。凡各家理论，"先哲立论切于证治之可法者，广博兼该，而非一隅之说"。

即使观点不同，如王安道、朱彦修辈，《本草衍义》《病治八要》《奇效良方》《药用君臣》等论，但凡"可以翼医者，通考附前，便于观览"。尽管徐春甫认为王冰注《内经》"得失相半"，但全书仍较多地兼引其论，以注解经旨，而且将"唐太仆令启玄子王冰序"置于卷二《内经要旨》开篇之首。尽管《脉经》王叔和的论述与经旨相混淆，"未免穿凿附会"，而且还有大段的论述与古书相抵牾，"难尽信"，但卷四《内经脉候》中，诸家脉论仍主要采自《脉经》，且临床各病证之"脉候"中尚多"较以王氏《脉经》"。尽管对《难经》多有责难，但全书也不废其言，多有引注。《褚氏遗书》多有"妄谬"，但可取之处也不废言，卷八十三《妇科心镜（下）》引用"褚尚书疗寡妇、师尼与妻妾殊别"之言，以说明怀胎、难产崩伤之异，卷九十九《养生余录》也引用有褚澄"欲不可早"之论。虽然反对巫术和迷信，但具体方法可以借鉴，故祝由、符咒之类也有采入，卷四十九《邪祟门》还论述了祝由科设立的合理性，认为治邪祟病"若只务巫而不用药，其病不能去，必无可愈之理。若只服药而不用巫以释其疑，虽愈效迟。是故内外兼治，斯速效矣，此祝由之所由设也"，肯定了巫祝心理治疗的作用。虽然徐春甫不信荒诞不经的"人神禁忌"，但卷七《针灸直指》仍收载有《避人神论》《逐日人神所在不宜刺灸》《尻神指诀》《十二建人神》《十二部人神》《太乙人神歌》等内容，以成全书。再如卷七《针灸直指》之《崔氏四花六穴并辨》篇，指出以四花科取穴有误，故多不效，要合三俞穴方准，但考虑到"今以传讹，春甫一旦厘正，恐人不信，故载斜穴于前，而辨其误于后"。即使《伤寒钤法》"穿凿"，但也"姑存其名"，以备核查。这是从批判的角度保留历史信息，反映了中医学术发展中的曲折历程。

徐春甫还采用指其所偏、加以完善的编撰方法，保留和引用了观点相左的论述和治法用方。元末明初时朱丹溪学说盛行——"气有余便是火"，明代医家王纶尤倡其说，徐春甫则不以为然，认为朱丹溪滋阴之说"特一端耳"，常常指出其不全面之处。但全书有保留地大量引用了朱丹溪之说和方药，并结合"补肾不如补脾"加以论述，卷八十四《螽斯广育·阴虚论》还多引有朱丹溪"阳常有余，阴常不足"等立说，肯定了"补阴"在养生上的重要作用；王纶有阴虚火动忌用参、芪之论，徐春甫反引朱丹溪"虚火可补，参、术、生甘草之属是也"之言，以及许多朱丹溪用参、芪乃至附子的医案，反问"非人参滋养，火邪宁退乎？"当然，遵从经典、推崇脾胃元气说的徐春甫，引用更多的是《黄帝内经》、李东垣及其新安先师汪机、汪宦等的言论。

由于徐春甫博览群书，医学知识通达透彻，正本清源，明晰概念，指正出了不少世俗之误。如卷四十三《痰饮门》指出"稠浊者为痰，清稀者为饮"，一热一寒，"寒痰之说"有误。再如卷四十四《咳嗽门》，在引用元代医家张洁古《活法机要》"咳乃无痰有声，嗽乃有痰无声"之说后，又借用明代名士何柏斋之言分析说，咳字从亥，亥者有形之物也，复有隔阂之义，嗽字从束从吹，《机要》所论咳嗽二证，盖倒说也"，在其《医学捷径》卷之三《病机歌·咳嗽证歌》纠正指出"咳乃有痰而无声，嗽乃有声而无痰"，并分析咳嗽二字反说可能是传写之讹，世医不明，用方必然悖反乖张。提示后人在运用古法古方时，要辨清其本义，方不至于误用。

对于当时难以判断的方法，或者"无关紧要"之处，徐春甫也巨细不遗，"以备治疗验证稽考"。如眼科"五轮八廓"于义不切，也"姑存而辨之"；又如卷六十一《针灸直指》录古之"七十二证"，以成全书；再如儿科痘疹急证，经学术界缜密考证确认，人痘接种术正式发明或重新发明于明隆庆年间（1567～1572），其卷九十一《痘疹泄密》中引用有汪机（1463—1539）《痘疹理辨》"人传有药预投，儿服则终身不出痘疹"之说，已意识到其他论述现实意义不大，但仍将"诸名家辨论病源，经验奇方，悉备采录"，"其它解肌搦髓、摐荒爪幕、浣胃涤藏、神术也，存而不论"。服药忌宜、制药法例等，一般人多认为不属"紧要"内容而忽视之，而他指出"殊不知行远升高，必由卑且近者及之耳"，故录之无阙。

兼收并蓄、取精用宏，《医统》作为全书既有取舍判断，又十分注重编撰的方式方法，最大限度地保存了世俗的各种已成之法，并没有完全以己之见全盘抹杀，不仅留下了珍贵的古代文献史料信息，更重要的是给后世留下了重新审视和判断的空间，是值得肯定和借鉴的。

3. 统一体例

全书卷一至卷七为医学基础，卷八至卷九十二为临床各科，卷九十三至九十八为本草方药，最后两卷为养生内容，分门别类，统一体例，条分缕析，有章有法。首篇《内经要旨》，其次是羽翼《内经》的《翼医通考》，又依次脉候、运气、经穴、针灸内容，然后论述内外诸证治，妇女老弱、奇病秘方，十分详细具体，最后为《本草集略》及《养生家言》。无论基础还是临床，均引经据典，以经注经，间有发明，论证说理紧扣要领，一丝不乱，充分体现出徐氏博古通今的学识素养和高超自如的述作功夫。

尤其临床各卷，有一定的编辑体例，每一病证均载有病机、脉候、治法、药方等项，间或备有易简诸方、灸法、导引法、治案治验等，论述明了。正如《医统》凡例中所说："病证各分门类，首论病源，一主《内经素问》；次以脉候，较以王氏《脉经》、滑氏《枢要》；次以治法，历取名家之所长；次以药方，精选经由之必效。""病机祖《内经》，述巢氏（引者注：指隋代巢元方《诸病源候论》），区别表里、虚实、寒热之源，则类药方亦按表里、虚实、寒热继之于后。庶对证检方，如方圆之就规，自有不容少戾者。"但也并非一律拘泥于一个模式套用编撰，如一门各病证病机、脉候、治法、药方、针灸、治案等项一致者则统一总列，诸如针对具体病证之熨法、蒸法、洗药、敷药、点眼、吹鼻药、合用药味、制法、不治证之种种列项，则根据具体情况裁撤，既有规矩方圆，又有一定的灵活性，读者当前后互参。

4. 病机为纲

《医统》100 卷之中临床各科占 86 卷之多。而在临床内容的编撰上，一个突出的创新点就是以病机为核心，"谨守病机，各司其属"，贯穿始终。每篇或每门或每证之中，先列病机，再以病机为纲，提挈证候，以类方药。书中 140 余证中均先论病机，对照病机引述各家医论以倡发其旨，间或加以自己的评论，俟疑虑冰释后，方才论脉候、列方药，使中医理、法、方、药四个环节一体化。如卷八《中风门》，首先引述"中风《内经》始论"，然后据各家之论，将中风之病机分为"中腑中脏"与"气中"，再将此病机与"湿病似中风""证类风"相鉴别，并兼论证候之异同，随机参照病机总论治法，如"汗吐下之法治风""中风先调其气""治风宜先逐痰""治中风不可下""治风不可利小便"等。

自汉至明，能明白道出中医辨证论治思维过程的论著难得一见，张仲景《伤寒论》以六经开示于人，虽肇启辨证论治之始，而病机之说不著于论；王叔和仅能以脉测证，思考未入辨证论治之域；金元刘河间《素问玄机病原式》以五运六气为纲，虽论及病机，却无方无式，临床上难以效法。徐春甫起而厘正之，较彻底地改变了前人病机与证候分离的状况。美中不足的是，方剂散列于后，与病机衔接不紧。体例所限，实也属难以周全。

5. 汇通百家

书中凡引录经文古说，每每以"此言什么""当作什么"等随文附注，或解释病因、串解病理，或以经注经、解说经旨，或结合临床、例举病例、补充具体治法用药，或结合现实、针砭时弊、补其未及与不足，详细具体，便于理解，多有阐发和创见。仅《内经要旨》随文注释中，就"正谬误者六千余字，增注义者二千余条。一言去取，必有稽考；舛文疑义，于是详明"。《翼医通考》则采录自古以来影响深远的医论，考核而评价之，或辨其渊源、明其旨归，或发其奥义、解其惑懵，各家之论甚辨、莫之谁适之者，则验之于临床，借以进退百家。

全书中通过校注、考证、点评、引言、按语等方式，进行归纳、总结和阐明，"考异同之说，祛乖戾之见，参之实识，验乎经效。未尽厥理者，则衍之以会其通；隐僻不断者，则伸之以见其旨。使议论有源，治疗有法"。考证异同之处，剔除不合情理之说，未尽之义推衍推论以融会贯通，隐晦不明的地方阐述说明以了解经旨。或用经文和前贤之文串讲解释，或抓住前人智慧的闪光点加以引申发挥，或结合实践赋予传统理论新的内容，在医理、方药上多有阐发，继承之中多有创新。解说经文，阐发医理，汇通百家，探究精微，《医统》不是一部以单纯纂辑手法而就的鸿篇，而是编与撰相结合的巨著，不愧为"医学丛书之首"。

（二）尊经与通变相统一

徐春甫尊经思想十分突出，尊经尊到了"不可以毫发差也"的程度，曾借"操舟必资于剡木，而射者必以彀"（《医统》卷二《内经要旨·序》），来说明良医务必研习《内经》的道理。成书于先秦战国时期的《黄帝内经》，医学界将之比作儒家四书五经，地位至尊，故徐春甫论医一以《内经》为权衡。

1. 尊《内经》反巫惑

《内经》认为"道无鬼神，独来独往"，"拘于鬼神者，不可与言至德"，对迷信鬼神持彻底否定和完全摒弃的态度，而徐春甫以《内经》为准绳，其立论就是从批驳神仙、成佛等迷信学说入手的。求仙成佛流风相传，在民间一直都有市场。深受正统教育的徐春甫，不惑于迷信邪说，对巫术和成仙成佛持鲜明的反对态度，认为"巫觋之徒，虚诬诳诈以诱人也，不知医药之理者也"，反复说"圣人坟典之书，以援民命，安可与巫觋之流同日而语也？"（《会录·医有名实之异》）"医学之大，讵可与卜筮小道同日语哉？"（《医学捷径》卷之二《雷公四要纲领发微·序》）

在《医统》卷之七《针灸直指·附录十五问》中，他引医家高武、汪机之论批驳了"人神附体"之说，明确指出："后世术家之言，《素》《难》未有也，何足信哉？"

在卷四十六《瘵瘵门》中，针对"人死三年之后，神魂因作风尘，着人遂成风病，名曰风注"之说，再次明确指出，"风注"虽有诸风之候，大抵只是风证，久而不退，即为风注，所谓"人死三年，神魂附体"，都是胡说。

卷七十《释梦门》阐述了"梦为神不守舍"的观点，并细致分析道："心为栖神之所，凡思虑过多，则心血亏耗而神游于外，故多梦。所谓'昼之所思，夜之所梦'，神魂依形而至。形体未到之处，梦亦罕能到也。故云'梦多旧境，梦多故人'。所以人年四十已后，多梦死人，盖其所交游岂无死者？如之何其弗梦耶！"并列举他的启蒙老师叶光山之梦以做证明。叶光山曾梦见已故窗友，但30多年后不但健在，而且其寿命还没有已到期限的迹象。

卷八十二《妇科心镜（上）》指出："《良方》治妇人鬼交，多用僻邪之药，此非所以治本也。既云气血、脏腑、元神俱虚，则神不守舍，故有梦交，实非邪魅有所干也。"封建社会妇女性生活受到压抑，欲念难遂而多有梦与鬼交之病情，并非鬼魅作祟。

《医学捷径》卷之三《病机歌·霍乱证歌》也指出，霍乱非鬼神作祟，乃乖戾之气所染。

他指出，古今医书侈盛，良莠杂陈，且有变女为男术、以魇胜妖术、人神禁忌、服石补采法等等之类，不一而足，"医道去巫不远矣"，这正是他以《内经》律百家、编撰《医统》的原因之一。故凡佛澄图、单道开之类"涉于幻诞，理法之外""叛经背理""穿凿附会""反滋医之惑"者，《医统》一概不录；阐述医德要求也是从儒家仁心仁术来明示，不苟同于因果报应、积阴德的习俗来论述。

深受朱熹理学浸润的徐春甫，持"医之所元者理也"的观点，认为医学的根本、医学之所以能够寿济百姓，就在于其科学原理。其反对迷信巫术惑人妄说，符合朝廷的官方意识，代表着一个时代的医学主流意识。从这一点来说，徐春甫实际上充当了当时明代官方主流医学代言人的角色。

2. 以《内经》统领百家

徐春甫以《内经》统百家而著《医统》，直接起因于当时学说歧出，无所适从。当时医家宗《难经》和《脉诀》之书，将其与《内经》等量齐观，唯独徐春甫不以为然，指出《难经》所引经文大多不是《素问》《灵枢》的原文，意旨相矛盾，《脉诀》"以大小肠属两寸"其脉候不准，并追溯到《脉经》关前人迎、尺前神门之误，认为当时医学"坏于《难经》《脉诀》"，又盲目片面地泥于朱丹溪等诸家之说，使后学晦暗不明，无所适从，所谓"义理微茫，精渗错别，甲可乙否，莫之适从"。

博学多闻的徐春甫，通过长期思考和临床实践，得出"医之精髓奥窍，《内经》一书备之"的结论，《医统·凡例》指出："《内经·素问》为医书之祖，诚古先贤圣人立言立法之准者也。其后诸贤悉宗其义而发明之，未有舍《内经》而成良医者。"认为《内经》是立言立法的准绳，凡圣贤均宗《内经》，没有抛弃《内经》思想而成为良医者。《医统·老老余编》进一步认为，如果先读仲景之书而以伤寒为主，可能会"误内伤为外感"；先读李东垣之书而以胃气为主，可能会"误外感为内伤"；先读刘河间之书而以热为主，可能会"误以寒为热"，"不若先主于《内经》，则自然活泼泼地"，不如宗《内经》而能灵活通变。指出前人立论制方，有与《内经》相合者，有穿凿附会、立意偏离者，有根据病患的虚实、形气、脉证而制方，有病情变化无穷、各人形志苦乐不一而用者，有根据地域所宜而论治者，病证虽相似而治疗有所不同，不读《内经》就机械地根据古方施治，如有差错就可能死不复生。为了改变这种不良的学术现状，他竭尽心力搜录诸家之论，纂为《医统》而归于《内经》，以明其经旨、正岐黄之统。

3. 尊经不泥于经

徐春甫尊经但不泥于经，述古而不拘于古，多能辨证灵活地分析解说。如《素问·阴阳应象大论》有曰："天之邪气害人五脏，水谷寒热害人六腑。"《太阴阳明论》则曰贼风虚邪"阳受之入六腑"，饮食起居"阴受之入五脏"，似乎相反，《医统》解释说："此谓虚邪外伤有余，饮食内伤不足，二者之伤互有所受，不可执一而言伤也。"《内经》言此及彼，不可机械理解。而且有"惟湿从外伤，故及皮肤；湿从内成，亦伤脏腑"的情况，"此又不可一途而云"。

再如《医统》卷之三十三《积聚门》就肝积（肥气）发咳逆、痎疟，针对《难经》"肺病传肝，肝当传脾，脾季夏适王，王者不受邪，肝复欲还肺，肺不肯受，故留结为积，故知肥气以季夏戊巳日得之"的推论，徐春甫加按指出："肝复欲还肺，肺不肯受，定于戊巳日干，似为太凿。"肝气自病而非传变者亦有之，不一定是"胜之所传"，即使通过胜复反馈伤及于肺，也不可能确定什么日期，不必拘泥于此。

经典古籍因文辞简练、意蕴深刻，加之辗转传抄多有讹误，后人往往拘泥于经典，穿凿曲说者有之，牵强附会者有之，过度推演者也有之，多有错误的解读，这往往是问题的关键所在。徐春甫化简驭繁，不喜烦琐牵扯，以临床直说，《医统》多有正本清源、直截了当的解说。

如《内经·六微旨论》有版本曰："亢则害，承乃制，制生则化。"卷三《翼医通考》指出，"制生则化，当作制则生化"，"制则生化"正与下文"害则败乱"相对，"辞理俱顺，不劳曲说而自通"，由于传写之误，后世注释者本身就没有读懂悟通，于是就干脆遗弃后四句而不用，一误而再误。

再如《素问·阴阳应象大论》有曰："春伤于风，夏生飧泄。夏伤于暑，秋必疟。秋伤于湿，冬生咳嗽。冬伤于寒，春必病温。"成无己、王好古等拘泥于此，做了过度的推理解说，有所谓四气伤人，客于何经络、何脏腑、何部分，而成何病、如何诊候的分析，卷二《内经要旨》中引宋代王安道《医经溯洄集》指出："此四伤，诸家注释，皆不得经旨者，盖推求太过故也。则经旨自明，而无穿凿之患矣。""盖非有四伤一定之说。原其病之根，因有此耳。其气盛者，有伤之而过后消散不作者，及过后作者，其为各时一病，而治各有方，又不必拘定前之伤也"。外感之病，各有其病因，治疗各有其法，要以实际为准绳，不必拘泥于"四伤"的推衍。

又如《素问·阴阳别论》有曰："二阳之病发心脾，有不得隐曲，女子不月；其传为风消，其传为息贲者，死不治。"卷二《内经要旨》中借引汪宦之言指出，"此言阳明燥金之气为病也"，心因燥不能生血荣百脉，脾因燥而不能生津液润四肢，筋脉无所滋养，"不得隐曲"指肢体劲急而"不能伸曲也"，在女子则为月经不通，燥甚则风热攻肺而为消渴，骨蒸劳瘵或喘息胸闷，难以为治；而王冰注以阳明胃经、大肠经及其相表里的脾经、肺经混说，将"不得隐曲"解为"男子少精"，"牵扯曲说，愈讲愈繁而不通矣"。

又如元代医家王好古有言"诸痛为实，病随利减"，时人多"以利为下"作解，卷三《翼医通考》指出："假令痛在表者，汗之则痛愈；痛在里者，下之则痛愈；痛在血脉者，散之行之则痛愈。岂可以'利'字只作下之者乎？但将'利'字训作'通'字，或作'导'字则可矣。"认为借发汗而通导之是'利'，攻下而通导之亦是利，散气行血皆是通导而利之。

而对名词用语的古今变迁，徐春甫豁达而不斤斤计较，如古名"滞下"、世俗谓"痢下"，《医统》卷之三十六《滞下门》从古，而《医学捷径》卷之三《病机歌·痢疾证歌》从俗，皆能通达接受。

4. 变通运用古法古方

徐春甫尊崇《内经》的思想不仅与其儒学修养相统一，与其反对迷信巫术相统一，也与其临证合百家之言、灵活变通运用相统一。元明之际医家各立门墙，各持一端，必然拘泥于一家之言，不知综合变通运用。如明代很多医家拘泥于朱丹溪一家之言，动辄滋阴降火而损脾胃、伤元气，又形成时弊。《医统》卷之二十三《脾胃门》就发出了这样的感叹："奈何今之医者，习矣不察，惟执成方，指病用药，如刻舟求剑何异哉？"

其实朱丹溪"滋阴降火"之论，也是纠偏时医死守《局方》辛香燥热之弊端而提出的，并作有《局方发挥》，阐述其配伍原则与辨证论治。关于《太平惠民和剂局方》，徐春甫在《医统》卷之三《翼医通考》中客观地评说道："有云'古方不可以治今病'，噫！亦过也。予谓《和剂局方》丹溪发挥于前，戴元礼祖述于后，古方之用，亦何负于人哉？盖用之者不得宜也。虽然证与方合，其间未必尽然，当因其证之旁出而增损其药味之宜，此善之善者也。古方胡为不可用，而遂必为拒绝乎？噫！亦过也。故云执古方以为治，谓之泥；舍古方以为治，谓之凿。泥也，凿也，皆非也。而惟随宜活泼增减用之，所谓变而裁之，存乎通焉。"泥于古方，或穿凿于一家之法而不用古法，都是不正确的，要在根据病性的不同和病情的轻重缓急，随证加减、灵活变通地加减使用。这一认识不偏不倚，充分体现了尊经与统合百家的统一。

《局方》是从全国各地征集到的良方，但事物的发展有好的一面也有坏的一面，由于《局方》的有效性，一定时期针对一定疾病，只要背熟这本书就可以成为一位比较好的医生，学医者也乐于走这条捷径。明代悬壶于世者多如雨后秋萤，或矜持一技见长，或守一方治病，"虽不读书明理，以其有时运造化，亦能侥效"，当时称之为"时医""福医""名医"。当时"俗医记本草而疗病，泥古方而药人"，这些时医以一技一方逞强，用药不据于理，多不符合病证，用之碰巧而中则有效，用之不得其宜则难有大成效，属"游方""串雅"之流，无多少学术气息可言，儒家不屑为伍。

徐春甫作为儒医，"医有所本，业有师承"，当然对此"学者乐趋捷径，而寝失其大道"的现象十分忧心。针对当时这种本末倒置的情况，他在《医统》卷之二《内经要旨·序》中指出："何后世之业是者，惟执方以待病，不诊候以裁方？有定之见，牢不可破；无穷之病，懵不加察。上溯正反从逆之治法，虚实补泻之权衡，蔑如也。"手握秘方良方以待相符合的病人，不望闻问切就开处方，固执己见，不明病情，无视正治从治之古训，不知权衡虚实补泻之利弊，如此不知根本，何以能为医？卷之八十八《幼幼汇集（上）》指出："用药之法，不可偏执古方。当因证轻重，加减药味，冷热玄微，务合其理。"认为用药不可泥守古方，临证应随宜活泼增减用之，尽变通化裁之妙用，所谓"变而裁之，存乎通焉"。

《医学捷径》卷二《雷公四要纲领发微》指出"专泥药性，决不识病"，而且"识病未必得法"，要求既要懂得药性还要识病，既要识病还要治疗得法。其《医学捷径》卷五《二十四方》乃是其日用验方，均特别列出了每一方的加减运用，强调随机应变。如暑剂白虎汤，介绍了其加减运用变化，虚烦躁热加人参、麦门冬；口渴加麦冬、五味子、干葛根；有汗加黄芪、黄连；血虚加当归、地黄；卧不宁加小草（远志苗）、酸枣仁，至今仍有较高的指导临床遣方用药的实用价值。所以《医统·余序》评价说："其所治病则神在秋毫，每遗外而自得，故从治逆治，罔不辄效。其于声称甚著，盖又以用法而不胶于法也。"徐春甫治病，神奇之处就在于洞察秋毫，每在意料之外而又在事理之中，正治、从治总是有效，所以名气很大，原因就在于遵法而不泥于法，能够灵活变通地运用。

5. 倡王道而不拘于补

徐春甫私淑李东垣，向以补脾胃元气为王道之法，但并不是死抱补养不放。金代医家张元素有曰："壮人无积，虚人则有之。脾胃怯弱，气血两衰，四时有感，皆成积。若遽以磨坚破结之药治之，疾须去而人已衰矣。"

因此提出"治积者，当先养正则疾自除"之论，《医统》卷三十三《积聚门》特加注曰："甫谓：养正积除，此积之微者也。如脾胃失于健运而气积、食积之不疏导者，惟养脾胃之正气，而滞积自疏矣。若夫大积大聚，如五积之久而成癥病坚固不移者，若非攻击悍利之剂，岂能推逐之乎？惟虚弱之人，必用攻补兼施之法也。"强调积聚重症必须用攻积导滞逐瘀之剂，不能拘泥于"养正除积"之法。《医统》全书对于持"王道和平"之剂延误治疗的情况，也多有记载报道。

再如对于小儿，他从儿童脏腑血气未足，若饮食过度易损伤脾胃这一角度，赞成"四时欲得小儿安，常要一分饥与寒"的日常养子法，可谓深得经旨而又灵活运用。

徐春甫一生治学严谨，精于轩岐家书，读书必细心推敲，旦夕揣摩其理，即一诊一视，一方一药，必穷其要领，而后乃用以治疗。在遵从《内经》经旨的基础上，广收博引，纠正偏误，裒辑前贤诸家之论，合百家之言而统领之。在具体病证的诊疗上，一再强调灵活通变之精妙，实事求是，不机械不迷信，形成了尊经与综合百家而通变之的学术思想。所以其所纂《医统》百卷，"一病而状百变，一药而效百试。此之一法，而又有彼之一法者存，使天下之治方术者，就资而就给，精思而慎发。借无十全，亦寡失耳"。描述一病能讲明其不同的变化，讲述一药而能运用于多种治疗，言此及彼，言一及众，如果天下为医者都能够凭借此书，充实学识而施治救人，认真思考而慎重运用，临证即使没有"十全之效"，也很少会失误。

（三）以脉为医之关键

脉诊是中医独创的特色诊疗方法。众所周知，呼吸、脉搏和血压是人体的三大"生命指针"，通过脉诊来把握内在生命中更为微妙的变化，是古代切实可行的办法。

1. 望闻问总切于脉

望闻问切四诊之中，徐春甫对脉诊尤为重视。他在《医统》卷之三《翼医通考·望闻问切订》中，除强调四诊合参的重要性外，特加按语指出："殊不知四者之要，则又在乎切之之功也，其望、其闻、其问之三者，先以得其病情之端，而后总切脉于寸口，确乎知始病之源，而方今延流于何脏何经？若虚若实？或死或生？准候酌方，必有赖于切脉，而后可以为图治之效矣。"以望、闻、问三诊为先，以了解疾病之大概，最后以切诊最终测知疾病之根源；疾病到了何脏何经，是虚是实，预后是否良好，必须有赖于脉诊的判断，然后才考虑拟定有效的治疗方法。

《医统·凡例》指出："医道以脉为先，苟不明脉，则无以别证。"全书除卷二《内经要旨》列有脉候篇（占有较大的篇幅）外，后又于卷四单列出《内经脉候》一卷，明确指出："脉为医之关键，医不查脉则无以别证，证不别则无以措治。医惟明脉则诚良医，诊候不明则为庸妄。"《医学捷径》又重出《内经正脉》一卷，列为首卷，卷二《雷公四要纲领发微》首曰诊脉，《〈内经〉〈灵枢〉纂要》中首录《脉要精微篇》;《会录·医会条款·辨脉》进一步解释说："病之表里虚实，非脉不能知。"如内伤没有外感见症，往往都有发热头痛的症状，是从内伤论治还是从外感论治，如果不凭脉象之左右浮沉，又凭什么来判断？"是医之有脉也犹儒之有主，意岂小补哉！"一而再、再而三地重申，医道以脉为先，脉为医之关键，脉是判断表里虚实的依据，脉学是衡量医生水平的标志，脉学不精就是庸医。

《医统》全书卷八至卷九十二分述临床各科辨治，每病证均单设"脉候"项，与病机、治法、药方并列，实质上是以"脉候"来代表诊断与辨证，作为疾病诊断、病情顺逆及预后之裁决，并提出按脉对证调治；而《医学捷径》卷之三《病机歌》75 首病证歌诀，有 25 首将脉象编入其中，占 1/3，充分体现了"总切脉于寸口"的思想。现代医学证明脉诊有血流动力学的依据，疑难杂病诊治以脉诊为第一依据，至关重要。

2. 脉学辩妄辩误

寸口属手太阴肺经，为气之主，气血发源之处，故对肺病反映最为直截了当，如《医统》卷四十五《肺痿证》曰："寸口脉数而虚者，为肺痿。脉数实为肺痈，为咳伤肺而成痈也。"十分符合临床实际。

寸口又为脉之大会，百脉尽朝，故通过经脉又能反映出全身五脏气血的变化，而能诊断五脏的病变。《素问》有"气口独为五脏主"（《五脏别论》）、"气口成寸，以决死生"（《经脉别论》）之论。《内经》有脉"主五脏"之论，但晋代王叔和《脉经》却将其推衍至"候脏腑"，并与十二经脉混为一谈，确定寸口脉分候脏腑经脉，将小肠经与心经配位于左寸，大肠经与肺经配位于右寸，后又由此衍生出三焦从命门配右尺等说。这种寸、关、尺六部脉分候脏腑经脉之说，疑窦丛生，难合临床实际，一直受到质疑，徐春甫认为"诚为妄谬"，故在《医统》《医学捷径》两书之《脉分三部主病》篇中，"尊《内经》诊候，故删其腑之配也"，即删去其寸口候腑的内容。

六朝高阳生作《王叔和脉诀》，将其概括为"左心小肠肝胆肾，右肺大肠脾胃命"；而又立七表（浮、芤、滑、实、弦、紧、洪）、八里（微、沉、缓、涩、迟、伏、濡、弱）、九道（长、短、虚、促、结、代、牢、动、细）之名目，以七表八里九道为纲对二十四脉进行分类，由于内容简要，浅显通俗，习诵极便，流毒甚广，甚至出现了"《脉诀》出而《脉经》隐"的现象，宋代理学家朱熹有言："独俗间所传《脉诀》五七言韵语者，词最鄙浅，非叔和本书明甚。"徐春甫也言"失其真也"。由于系伪撰之作，加之"文词鄙俚"，内容失实，"俗学之惑"引起了学界的非议，元代滑伯仁、戴同父、吕复等医家均群起而指谬，出现了长达数百年之久的批判风潮。尤其戴同父作《脉诀刊误》（明代汪机 1523 年补订刊行），考核辨妄，详为订正。但徐春甫认为《脉诀刊误》"辩之未尽辩也"，又特作《脉诀辨妄》一篇，从四个方面详细辨其谬误：一是"右尺命门、三焦并无经脏可候之理"，七表八里九道语意不明，立异偏异，"以表言之则实脉非表也，以里言之则迟脉非里也，而道更不知为何道也"；二是脉象并非如《脉诀》图示那样可以用图表现出来；三是"大小肠配位两寸"既不合经旨又不合理，并分析其原因，以脏腑十二经脉配位寸口，可能是从手少阴心经与手太阳小肠经互为表里、手太阴肺经与手阳明大肠经互为表里的关系，误推误配到寸口脉候上；四是男女脉象差异"不过气血之少异，尺寸之强弱耳"，并非如《脉诀》所言那样"女人与男子脉相反悖"。先明确指出《脉经》存在的矛盾和错误之处，进而推论《脉诀》的种种谬误，逻辑推理环环紧扣，很有说服力。

徐春甫论脉本乎《内经》，对《难经》不合经旨、《脉经》"尚复抵牾，难尽信"和王冰注经之误均有纠正。他发现"《难经》等书舍其脏腑高低，拘之外经表里，以左寸候心小肠，右寸候肺大肠，则非也"，再则《难经》误以为冲脉并足阳明之经，然冲脉实则并于足少阴之经；又如十五络脉除十二经之别络外，其他三络当为任督二脉之络和脾之大络，《难经》却谓"三络为阳跷阴跷二络"，经其考证，"无穴可指，且二跷亦非十四经之正也"，明确指出《难经》所引经文大多不是《素问》《灵枢》的原文，现代研究也证明《难经》并非解释《内经》疑难的著作。

对于《脉经》之误，他在所著两书的《神门命门人迎辨》篇中明确指出：《脉经》所谓"左手关前一分为人迎""两手尺前为神门""又以右手为命门"之说，皆为误也。他解释说："愚尝考之《内经》，人迎诊候乃是阳明胃脉，位在结喉两傍动脉是也。"唐代王冰和元代滑寿也延续了此误，为此徐春甫还借老师汪宦之口曰："王氏及《素问钞》，皆以人迎气口牵强注释，于理益晦。"至于神门、命门，他指出："神门为手少阴心经之动脉穴，在掌后侧寸之分，与太渊相对。""命门在督脉十四椎下陷中，两肾之间，与脐相对，固为真元之根本，性命之所关。"

另外值得一提的是，与宋铸《铜人》命门穴相对之脐，《医统》卷九十九《养生余录（上）·养生主论》载"即肾间动气"，所谓"人之元气起于脐下，肾间动气周于身，遍行百脉"，卷八十六《老老余编（上）·论衰老》又对肾间动气做了如下描述："两肾中间，白膜之内，一点动气，大如箸头。"《神门命门人迎辨》认为，"肾虽属水，而实有相火寓于其中"，"水为常而火为变"，"太极所谓动者静之基"，这与同时代的另一位著名新安医家孙一奎，明确提出肾间动气即命门的学说暗合，内涵上是相一致的。

3. 寸口脉运用之道

一是诊法要领。他在《素问·脉要精微论》"诊法常以平旦""持脉有道，虚静为保"等诊法基础上，做了进一步发挥。《医统》《医学捷径》两书之《持脉总论》说：诊脉首先应澄神静虚调息，凝视精明，观察五色，听其声音，问其病由，而后再详诊脉象，以达到内外环境之安静，才能诊脉准确。其次，诊断次序上要注意男女有别，即男子先诊左手脉，女子先诊右手脉。最后是要注重诊脉指法，并详细说明了具体方法。先以中指揣按掌后高骨上为关，然后齐下无名指、食指二指。若臂长之人疏排其指，若臂短之人密排其指。三指停稳，先诊上指，曰寸口。浮按消息之，中按消息之，重按消息之，上竟消息之，下竟消息之，推而外之消息之，推而内之消息之。然后先关后尺消息之，一一类比，有法可循。如果诊时诸脉不应，《医学捷径》卷二《雷公四要纲领发微·一曰诊脉》明示说，"反其诊则见矣"。"反"通"返"，他解释说曰：凡诸脉不应何以应之？必然是要重新反复地切诊而能得之，王冰所注"覆手诊之浮为沉、大为细"，手掌翻下如何下手切诊？这个道理十分明显，此易简之辞何须曲解？这在两书《南北政脉不应》中也已有相似的辨析。

二要凭脉辨证用药。由于脉诊临床难辨，当时有医家避难趋易，只言辨证不言辨脉。徐春甫强调平脉辨证，据脉分析病情，凭脉用药，灵活加减。如在《医统》卷二十三《脾胃门》脉候中，他提出按脉对证调治，结合临床实际而有具体的治法用药内容：脾胃脉弦而紧者，是木邪刑土，脾胃有积，或痛或胀，宜保和丸加柴胡、川芎、地骨皮之类，制其肝木；洪大者则胃中有火，治宜泻黄散、承气汤之类；滑大者则是痰饮，宜二陈橘半枳术丸之类，气不利、上急者可吐；涩者则是气血两虚，宜八珍汤或异功散加当归、生地黄之类。短涩之脉，若在前短为外，以候胃，主胃弱病，不思食、恶心呕吐或恶闻食气者皆是也；在后短为内，以候脾，主脾病，胸膈作胀、食下不化而反泄泻之类皆是也。

《素问·脉要精微》有"脉大则病进"之论，朱丹溪认为："其病得之于内伤者，阴虚为阳所乘，故脉大，当作虚治之；其病得于外伤者，邪客于经脉，亦大，当作邪胜治之。"徐春甫不同意"脉大当作虚治"的观点，他解释说："脉之大者，乃邪气之盛也，邪气盛则正气虚可知矣。先是正气虚弱，然后邪气得以乘之，而恣其盛大之势。脉为气血之精华，果无邪气相干，则自雍容和缓，如蔡西山之所谓'意思忻忻，难以名状'。今脉之大者，谓其大而过于寻常，畴昔之时，故知为其邪气所乘也。人虽病之未形，而邪已形于脉中，所以逆知病之必进也。为治之计，当先急则治其标，发散邪气，随后调其正气，庶几可矣。"虽然"邪之所凑，其气必虚"，但如果没有邪气相干，脉自然是从容充实，欣然自得，邪气乘虚侵入后，鼓动放纵而成盛大之势，超出以往的平常之象，虽未表现于外形，但已显露于脉象之中，治疗当先急则治其标，后调正气治其本。证之于临床，从医者都有这样的体会，非常符合实际。

平脉辨证要善于抓住浮、沉、迟、数、有力、无力等明确无误的脉象，徐春甫执简驭繁，在两书中列出了《脉法部位表里虚实主病提纲》，以两手六部脉"浮而无力""浮而有力""沉而无力""沉而有力",来确定"表虚主病""表实主病""里虚主病""里实主病"等。凭脉辨证用药的见解确有启发后人的作用,至今很多老中医都强调,疑难杂病按照脉为第一依据的方法进行辨证论治,至关重要。

三是不可执脉求病。虽然脉为医之关键,但也不可执脉求病,决不可仅凭脉象按图索骥。两书《二十六脉主病》中,附有《诸脉主病歌》,而在《统属诊法候病》中,"数"脉主病就举出常见病证属性40种以上,而寒热虚实、吉凶缓急、生理病理皆可见之;"弦"脉主病,又举出常见病证属性45种之多,寒热虚实、气血痰火、肝胆脾胃、杂病外感,皆可见之,并指出"大抵十人九弦"。可见单纯依靠某种脉象确定某病某证是相当困难的。李东垣有云:"内伤右脉大,外感左脉大,当以此别之。"徐春甫加按语指出:虽然可以左右脉的脉象作为凭据,辨别内伤、外感,但"必须察形、观色、审证,参之以脉,乃得不误"。

四是诊脉辨证要首辨顺逆。徐春甫根据《内经》脉与形证相从主病顺、脉与形证相逆主病凶的思想,认为脉象与形气相逆者难治而预后不良,脉象与形气相从者易治且预后良好。其两书《脉气形逆顺》说:"肥人脉细小如丝欲绝者死,羸人得躁脉者死;人身涩而脉往来滑者死,人身滑而脉往来涩者死;人身小而脉往来大者死,人身大而脉往来小者死;人身短而脉往来长者死,人身长而脉往来短者死。"同时,他认为脉证相符,无论虚实寒热,皆为顺证,预后尚好;如若脉证不符,为正虚邪盛,预后不良。《脉病逆顺》说:"腹胀病,脉浮大者生,脉沉小者死。壮热,脉浮大者生,脉沉微者死……"共列为22种病证情况的生死脉象,以说明脉象与病证相符,即便邪气尚盛,但正气尚存,易于治疗;如果脉证不符,多为正虚衰败,邪气亢盛,正不胜邪,或正气衰竭,症状假象出现,故预后险恶。因而得出"阳病得阴脉,阴病得阳脉,皆死"的结论。

两书《内经脉候》篇末有《死脉总类》，分真脏脉见、三部九候皆相失、脉虽调但形肉已脱三大类论述，重点分析了"真脏脉见"的病机，即"脉无胃气者死"，"胃气不能与之俱致于手太阴"，并列出了种种死脉证候。附列"死脉总类"是其特色，认为"凡不可治证，医所当知。病有一脏之气绝者，药必不能以强生"，表面上似乎惊世骇俗，仔细深思则令人无惑也。故《会录·医会条款·辨脉》强调"脉为元气之苗，死生吉凶之先见"，并引唐代文学家韩愈的话"善医者，不视人之肥瘠，察其脉之病否而已。脉不病，虽瘠弗害，脉病而肥者死也"以为佐证，可谓深谙《内经》"气口成寸，以决死生"之道。

4. 传承上古脉法

自王叔和《脉经》问世后，脉诊逐渐发展成为一门独立的学问。其实上古先秦时期脉诊之法尚有三：一是全身遍诊法，即《素问·三部九候论》等篇所记载的三部九候法，分头部、上肢、下肢三部，每部按上、中、下三处，各分出天、地、人三候，即在十二经脉循行线，头部分太阳、耳门、地仓和大迎，上肢分寸口、神门、合谷，下肢分五里或太冲（女）、箕门与冲阳、太溪，分别诊候五脏六腑等病变；二是人迎寸口参诊法，即《素问·六节藏象论》《灵枢·终始》等篇所记载的，以喉傍人迎（颈动脉处）与两手寸口（桡动脉处）脉象相互参照诊断病情的方法；三是独取寸口法，出自《难经》，寸口脉分寸、关、尺三部，每部分浮、中、沉三候，以诊断五脏六腑病变，也称三部九候法。又有张仲景《伤寒论》所指的遍诊法，为人迎、寸口、跌阳（胫前动脉处）诊法。自《难经》倡导独取寸口诊脉法，再经晋代王叔和《脉经》推广后，前两法逐渐淡出，唯存独取寸口法运用于临床。正如宋代理学家朱熹所言"古人察脉非一道，今世惟守寸、关、尺之法"。

遵从《内经》的徐春甫对此深感痛惜，他在《医统》《医学捷径》两书中，既编有《内经三部九候脉法》篇，引其师汪宦《质疑》之著加以辨析，又录有《庞安常脉论》篇，论人迎、寸口"两脉相应，如两引绳"的参诊法，一再强调《诊候有三》："上古诊法有三者：其一诊十二经动脉，分天、地、人三部九候以调虚实；其二以喉傍人迎与手寸口参诊，取四时，若引绳大小齐等曰平，偏盛曰病；其三独取气口，分寸、关、尺外内以候脏腑吉凶。今废其二，惟气口之诊行于世，而且失其真，噫！可胜惜哉！"他在《医统》的《内伤门》《咽喉门》《关格候》及《外科理例》《幼幼汇集·积滞门》中一些病证的脉论，不仅仅局限于气口脉，也往往会论及人迎脉帮助诊断；而在《伤寒门》《疟证门》《呕吐哕门》《嗳气证》《水肿门》《膈噎门》《翻胃门》《惊悸门》《消渴门》《疝气门》和《妇科心镜》各卷，其"脉候"等项论述中还保留有趺阳脉的诊候内容。尤其卷二十三之《内伤门》中，借李东垣之言介绍了人迎寸口参诊法辨内外伤的方法，即"人迎脉大于气口为外伤，气口脉大于人迎为内伤"，但认为李东垣没有说全说透，特加按语对其机理做了详细阐析："人迎为胃之动脉，当主内伤；气口为肺之动脉，当主外伤。外伤风寒，风寒伤皮，皮腠司于肺，故气口主之；内伤脾胃，脾胃主乎中气，故人迎主之。古有人迎、气口之辨，即胃脉与肺脉而主于内伤外感，各指其所司也。"这里，徐春甫对人迎寸口参诊法的重视还与其重视脾胃的学术思想相关。时至今日，临床还有利用额动脉察发热，利用人迎看期门的搏动，以及趺阳脉诊法的应用，徐春甫对中医脉学的传承有其功矣。

徐春甫立足临床，强调精研脉学，从理论和实践两方面梳理和阐发了脉理，提出了一系列脉学新见解，为后世脉诊的研究、运用和传承发展提供了有益的借鉴，影响深远。

（四）阐发脾胃元气学说

脾胃学说源自《内经》，金元补脾派的李东垣系统地做了完善和阐述，提出了脾胃为后天之本的观点，以胃气为元气，强调脾胃为气血生化之源、气机升降之枢纽，创立了一系列治疗脾胃病的有效方药。元明时期以"持东垣者谓之王道"，明代新安医家汪机虽私淑朱丹溪，但也崇尚李东垣，基于养阴之说又融汇脾胃论，形成了以温养气血、培补元气为特色的学术思想。徐春甫作为汪机的再传弟子，是新安固本培元学派的中坚，而且私淑李东垣，更加重视后天脾胃的作用。

1. 高扬李东垣脾胃学说旗帜

徐春甫学术上最大的亮点，就是推崇李东垣的脾胃观。据《医统》卷之三《翼医通考·医道》记载，"古医十四科中有脾胃科"，而明代太医院设十三科，并没有遂其所愿设有脾胃科。不过，金代李东垣《脾胃论》问世，论五脏六腑皆主于脾胃、脾胃虚则元气不足，九窍不通，诸病变生，令徐春甫甚感欣慰，认为"是诚医道之大幸也"。他在卷二十三《脾胃门》中声称：本人研读李东垣诸论，详细阐明《内经》论百病皆由上、中、下三焦元气虚惫、形气两虚而变生，而且进一步发挥为脾胃不足不能充实三焦而生百病，其功甚伟。徐春甫在盛赞李东垣的同时，指出世医不察，唯执成方指病用药，"不察元气，不知致病之源，而惟以瞑眩之药攻病之标，反伤元气。甚至脾胃大坏，谷气绝亡，恬不知觉，而犹谓病之不去是吾忧也。殊不忧绝谷则死，与病愈之迟速，孰为重轻？世医之昏庸、学术不工，反致误人之命，有如此"。认为世医不知脾胃本源，分不清生死与病愈迟速的关系，攻病治疗欲速而不达，反伤元气而误人性命。并称自己临床治病，之所以能达到极高的境界和水平，得到大家的信任和重视，原因就在于克己用力，私淑李东垣，探本穷源，深得脾胃元气之妙，注重顾护"脾胃元气"，调理调补脾胃，故投药所至，疗效无不如意。

这段肺腑之言，吐露出了徐春甫的心声。的确，徐春甫全面承袭了李东垣脾胃学说之论述，认为五脏六腑皆主于脾胃，"脾胃中土"主生万物，虽具坤静之德，而有乾健之运，"内外所感，皆由脾气虚弱"，"诸病从脾胃而生"。其《医统》不仅单设《脾胃门》重点阐述，而且各证、候、门对脾胃的生理、病理作用机制多有论述。

卷二十三《内伤门》认为，所谓内伤就是饮食劳倦损伤脾胃，脾胃虚弱而阳气不能生长，"内伤病本乎脾胃"。《倦怠嗜卧门》说，胃主生气，脾主运化，充运四肢，脾胃一虚，则谷气不充，禀气有亏，不能为胃行其津液，则四肢倦怠，无力以动，故困乏而嗜卧。

卷二十二《痼冷门》论曰："沉寒痼冷之症，乃是真阳耗散，脾胃虚弱，失于调理，以致胃寒；又啖生冷黏腻难化之物，经年累月，积久而成。痼冷渐伤脾胃，因而溃积脏腑，以成痼疾。但有寒冷触犯，速然而作。"无论是真阳亏损、调理失宜，还是长期生冷渐成，脾胃虚损都是痼冷之疾的病因病机和根本所在。

卷十七《湿证门》说，诸湿肿满皆属于脾，脾虚不能宣行，湿邪乘而袭之，停滞而为湿证。

卷三十二《蛊证门》指出："《易》以上下乖隔不通为蛊。"《易经》所谓蛊，其意在于气血虚极，阴阳不通，上下不相升降，原因就在于"先由内伤脾胃而运用失常，遂成中满痞塞之疾；渐而虚极，上下不通，气血留积，坚聚成形，必为蛊证"，明确点明脾胃运行失常是蛊证的病因。

在卷四十三《痰饮门》中，与"百病皆生于痰"的一般观点不同，"春甫谓：百病中多有兼痰，世鲜知也"。两种提法含义是截然有别的，前者痰饮是病因，后者痰饮是结果，而不一定是百病之因。徐春甫认为，百病另有其因，即脾胃元气不足；就痰饮本身而言，其形成的原因当然就在于脾，"其源出于脾湿不流，水谷津液停滞之所致也"，"太阴湿土，乃脾胃之气为病也"，仓廪之官以纳谷为用，今因脾弱而不能营运，致气血失于滋养，故不周流，气道壅滞，中焦不能腐谷，遂停滞为痰、为饮，变则为寒、为热、为喘、为嗽、为呕吐、为反胃、为肿满、为眩晕、为风痫、为嗳气、为吞酸嘈杂、为膈噎、为怔忡、为疼痛之类，不可详尽其状。这些皆属痰之变化为病，根本在于脾胃不健运的缘故。

卷七十一《淋证门》分析其病机："肺金清肃，则水道通调而渗于下耳。然肺金又藉脾土健旺，以资化源，而清气得以上升，归于肺而营运也。"指明导致淋证的病因之一，虽系肺失清肃、水道不通，但根本还在于脾失健运、水谷精微不上输于肺，而致肺不运营。

其他各病证论述，也都涉及脾土之因。如郁证，徐春甫重七情之郁，认为由思虑过深引起、因脾气弱而凝，即五郁六郁病机总是气虚而不行，且五郁之中有脾土之郁，倘若脾胃元气充盈全身，"壮者气行何可郁？"再如头痛证、眩晕证，有内外因之分：气虚头痛，耳鸣、九窍不利，乃"肠胃之所生"；气虚眩晕，通身不能起，系脾胃元气虚惫。又如泄泻，有因饮食不节，起居不时，伤其脾胃，脾气不输，胃气不降，土令不行。又如虫证，有脾虚证者，宜健脾兼消导，切莫拘然急急用攻下法，即使采用先下虫积的方法，也应及时补脾虚，即所谓"倒仓之法"。

《医学捷径》卷三《病机歌》也有相应的内容，《脾胃证歌》归纳为："脾为五脏之主宰，胃为六腑之大源。脾胃健时元气盛，自然无病可相仍。但凡六气来相袭，盖因元气欠周旋。邪气伤虚不伤实，一经脾弱病来缠。有缘治病攻之过，脾胃寝虚病莫痊。饮食日少气血损，急宜回首救其元。补中益气六君子，更宜兼用健脾丸。杂病各随调理法，要皆元气为之先。"《诸气歌证》进一步补充道："人之有生惟是气，谷气入胃元气裕。若是元气一损伤，斯人必是为之毙。医流惟有李东垣，轩岐之下阐其秘。著为《脾胃》论昭明，丹溪谬说火之炽。至今谬传气有余，时医乐用苦寒泻。大凡气病各随宜，当以调和为之剂。过于发泻气必伤，胃气一坏命必亡。医不杀人惟保胃，补中益气实神方。局方七气流气饮，用于实者此为良。若与虚人宜酌量，勿伤元气要端详。"

值得特别关注的是，在徐春甫那段肺腑之言中，第一次提出了"脾胃元气"这一组合性名词。元气是由《难经》首次引入医学领域，是用以阐述生命原始动力的概念。而李东垣认为，元气受伤是一切不足之证的基本病因，而脾胃乃一身之根本，胃气损则元气伤，脾胃虚衰，元气不足，诸病由生。其《脾胃论》将脾胃气虚与元气不足相提并论，视元气为胃气的"别称"。徐春甫更直接地创造出"脾胃元气"这一组合性概念，寥寥四字，传神达意，全面精确地表述了《脾胃论》的核心观点，可谓深得"有胃气则生"之经旨和李东垣学说之秘笈。

为了强调脾胃调理的重要价值，他还上引张仲景学说，在《医统》卷二十三《脾胃门》中称：汉张仲景著《伤寒论》，名义上专以治外感伤寒为法，实际上"其中顾盼脾胃元气之秘，世医鲜有知之"。观其少阳证，小柴胡汤用人参，即是防邪气侵入三阴；或恐脾胃稍虚，邪乘而入，必用人参、甘草，固脾胃以充中气，所谓外伤未尝没有内因相应。至于阳毒升麻汤、人参败毒散、化斑汤、黄连汤、知母葛根汤、白通汤、理中汤、炙甘草汤、橘皮汤、五味子汤、栝蒌根汤、建中汤等，未尝不用人参以治外感。可见张仲景立方，神化莫测，顾护脾胃在其中矣。在评《伤寒》方大小承气汤方时，引《伤寒论》原文强调"不转矢气者，不可攻也"。认为张仲景书名虽言外感伤寒，但却深知"脾胃元气"之义。如只认为诊治外伤是其所长，而内伤非其所知，实乃不懂张仲景的学术理论。

元明之际金元四大家之说盛行，四家除李东垣外均主寒凉攻伐，尤其到了明代，朱丹溪学说传播开后，以王纶为代表的一批医家，用药偏执于苦寒，戒用人参、黄芪，动辄滋阴降泻，克伐真阳，损人脾胃，形成时弊。汪机、薛雪、徐春甫、孙一奎等一批医家起而纠偏救弊，强调惜元气，重脾胃根本，力主温补。据《医统》卷四十二《血证门》记载，王纶有云：

"凡酒色过度，损伤肺肾真阴，咳嗽、吐痰，衄、吐、咳、咯血等证，误服参、芪等甘温之药，则病日增，世人不识，往往服之，致不救者多矣。"针对王纶血证不可用参、芪之言，徐春甫不以为然："诸失血证，因为火盛妄行，而不宜于甘温，理固然也。其有虚火，体气弱甚者，宁有不用参、芪者乎？"并举葛可久独参汤一味治大吐血立有起死回生之效，局方人参饮专治胃弱吐血、衄血之证，甚至朱丹溪本人用参、芪等药治一"年五十的劳嗽吐血"等例证加以驳证，反问"何甘温之必不可用哉"？指出"此亦一隅之说，非天下之通论"。

其实朱丹溪留有不少以参、芪温补的治案，《医统》中多有记载。卷二十三《脾胃门》更明确批驳道："何今世之医不识元气之旨，惟见王纶《杂著》戒用人参之谬说，执泥不移，乐用苦寒攻泄病之标，以至误苍生死于非命，抑何限耶？"他还从病人角度分析说，有些病家疑信相半，左右难从之际，只要不至于速死立见，总是因循旧制而守原法，一直等到元气自尽，最终不能救治而毙，实在是算不上明智；书中又进一步指出："况斯世斯时，人物剧繁，禀气益薄，兼之劳役名利之场，甚至蹈水火而不知恤，耽酒色以竭其真，不谓内伤元气，吾弗信也。观其杂病，稍用攻击而脾胃遂伤，甚则绝谷而死者，可以类推矣。"当时社会竞争激烈，人才纷涌而身体素质降低，物质华荣而品质下降，人们不惜生命而追逐名利，沉迷于酒色之中而耗伤真元，稍微一点外来的侵袭，就会导致脾胃受到伤害，甚至最终导致不食而亡。这段针砭时弊之语，用于21世纪的当今社会，也不失精辟。

汪机的关门弟子、徐春甫的老师汪宦，临证善用参、芪救治气衰诸证，培元兼温补，适当配伍肉桂、附子、干姜。徐春甫受其师影响，临证更是身体力行。卷二十二《瘤冷门》云：阳虚恶寒当用参、芪之类，严重者可加附子，以推助人参、黄芪补益元阳之功，瘤冷者"惟贵乎温补，不可太刚，养气血之剂佐以姜、桂，甚者加附子，为愈"。当然，徐春甫的温补是与其力主脾胃学说结合在一起的，认为"东垣著《脾胃论》补中益气等方，为王道之本，而实为医家之宗主"。

李东垣则师从于张元素。张元素认为，"脾胃虚弱，不可用峻利之药"，利药一时称快，病虽愈但脾胃受损，元气受伤，促人寿命，特制一方枳术丸，白术剂量是枳实的2倍，且用荷叶包烧饭为丸。但徐春甫犹认为不足，为此在《脾胃门》中专就枳术丸议论一番，加按语强调曰："枳术二味亦平剂耳。白术一味健脾尚不能成功，又加枳实消导，其功益缓。今人久服之，脾胃终无强健之日。脾胃大虚，须得补中益气之剂，方能奏绩。况原方用煨饭作丸且大，殊为难消。今改以汤滴小丸，甚易化也。"为保护脾胃功能，对枳术丸的传统制剂进行改革，改丸粒为"汤滴小丸"，易于消化，堪称是徐春甫临床剂型改革的一项发明。

徐春甫寓居京师，设有"保元堂"，以创制大健脾养胃丸等脾胃方药起家，显见其推崇健脾保元之治。其临床用药多偏于温补，善用白术、茯苓、人参、黄芪，在《医学捷径》卷六《三十六方》所收的40首方中，多有投以参、芪、术、苓以用治者，脾胃方和脾肾方占很大的比例，其专治内科脾胃者就有8首之多，并将大脾胃丸推荐为医家之主药："余固首集大健脾丸，为医家之主药，人生之根本，不可须臾离也。诸人服此丸，脾胃大壮，饮食多进，诸病不生，寿考长龄，此其基本。"并自豪地说，余惟藉此方而闻名，海内外无人不知，没有不来求购的，以亲身体会启发后学。

在其著作中，凡治理脾胃之剂如大健脾养胃丸、枣肉平胃散、保和丸、保元汤均被视为王道之剂。处方以用人参、白术为王道，如在《会录·医会条款》中，为说明"古人用药以君臣佐使为主方之义，其要以识病为先"，也举例说："如病脾胃虚弱，以人参、白术甘温为君，少加陈皮、茯苓辛淡为佐。必是切要专精而效自速。"从金元医家张元素创枳术丸，李东垣创补中益气汤，到徐春甫创制大健脾养胃丸，均体现了扶养脾胃之意、顾护中州之旨，徐春甫有过之而无不及。这些方剂至今仍为临床广泛运用。

2. 强调"治病当察脾胃虚实"

针对当时医生不重视脾胃论治的种种弊端，他在《医统》卷之三《翼医通考·医道》中论议道："甫观今世医者多不工于脾胃，只用反治之法攻击疾病，以治其标，惟知以寒治热，以热治寒，以通治塞，以塞治通而已。有寒因寒用，热因热用，通因通用，塞因塞用，'必伏其所主而先其所因'，所谓从治之法，则漠然无所知也。及致脾胃损伤，犹不加察，元气一坏，变证多端。如脾虚而气短不能以续，变而似喘促，医尚用降气定喘之药；如脾虚卫气不行，变而为浮肿，医尚用耗气利水之药；如脾虚郁滞，变而作寒热，医尚谓外感，用发散之药，大致类此。虚而益虚，直以气尽身亡，始用人参汤、附子汤灌之于殒绝之后，岂有能生之理乎？自今观之，不足者十常八九，况其时势，竞驰驱于名利之途，劳思伤脾而致病者，居其大半。若体实而竟为风、寒、暑、湿之邪袭，则惟攻之而即愈者，亦不多见矣。此故中医（引者注：中等水平的医生）治之易成功也。及遇脾胃虚而致风、寒、暑、湿之邪袭，同体实者而施治之，则大有间然者矣。攻之不已，则曰'药不瞑眩，厥疾弗瘳'，必大攻之。脾胃益伤而疾愈笃，技穷无措，则曰难医。时弊如斯，曷可胜纪，要皆不知本之故也。经曰：得谷者生，失谷者亡。又曰：有胃气者生，无胃气者死。然则胃气、谷气得非人身之本欤？"他指责时医不明白脾胃的重要性，不懂得治病求本、审证求因，抓不住根本，只会用反治之法，不知从治之理、从治之道，脾胃元气受损还没有觉察，出现种种病情发展的征象，还在继续原法用药，虚而愈虚，直到将要气绝身亡之时，才想到用人参汤之类固气救脱，为时已晚；认为由于误诊误治的因素，病人十有八九都是元气不足，何况时势追逐名利，劳思伤脾而致病者，本身就占了一大半；指出身体强壮偶有外感而病者，确实可以攻邪一法治愈，但这仅仅只是少数，中等水平的医生治疗也易成功，但脾胃一虚而遇外邪侵袭，一般医生再仅用攻邪治疗就大不同了，束手无策之时则互相推诿，称疾病本身难以治疗，这样的情况数不胜数。

卷三十二《蛊证门》指出，痞满、肿胀之时妄加攻击，以至于蛊，良医难为，"虽用利药攻之，是欲速其死也，果何益之有哉？"卷二十三《脾胃门》中进一步分析说，百病皆由脾胃衰而生，治诸病则以胃气为重，主虚则邪客不退，胃气虚则"主气不能行药力"，故病不愈；"胃气实者，虽有病，不攻自愈。故中医（引者注：中等水平的医生）用药亦尝效焉。观夫藜藿野人，尝病不药自愈可知矣。故云：治病不察脾胃之虚实，不足以为太医（引者注：本意指医术高明且有身份、有地位的医生）。"认为不同的医生虽诊断不同、用药也不同，如从不同的角度去调整患者的脾胃功能，只要正气有自愈能力，一般的疾病皆有自愈的可能。

为此，他在卷三《翼医通考·医道》中明确指出："胃气弱则百病生，脾阴足而万邪息。调和脾胃，为医中之王道；节谨饮食，为却病之良方。"在《医学捷径》卷之六《三十六方》中又重申说："人之有生，以脾胃为主，脾胃健盛，则恒无病，苟有六气七情，少可侵籍，则亦不药而自愈矣。脾胃虚者，谷气少资，元气浸弱，稍有微劳，则不能胜而病矣。至于六气七情，少有所伤，则病甚而危矣。医不察其虚，顿加攻击之药，鲜有不伤正命而殒生也。"再次强调脾胃强则气血生化有源，即使偶感小恙，也能够不药而愈，脾胃元气虚弱，则脏腑功能均易受伤害，稍一劳作就可能生病，加上六淫外感、七情内伤病情，就会加重以至于危厄，如果医生还没有觉察到，直接用祛邪攻邪之药，很少不伤损身体以至殒命的。

在李东垣学说的基础上，徐春甫多有发挥，提出"人之有生，以脾胃为主""调和脾胃，为医中之王道""治病不查脾胃之虚实，不足以为太医"等观点，诚非临床卓有见识者所不能及此。在他看来，不重视脾胃就不能算是高明的医生，称不上是"太医"。

"治病须察脾胃虚实"的观点，具有广泛的适用性和临床实用价值。在临床各科病证的辨治上，徐春甫每每强调"有胃气则生"，多从顾脾胃、培元气上考量，选方用药以不克伐脾胃为原则，特别注意到顾护脾胃，或直以脾胃论治，或先调护脾胃而后攻伐、未渐先防，或病愈后补土复元、善后防变，不急于求速效而称奇，沉疴痼疾反能逐渐效验。

除了《医统》卷二十三《脾胃门》论治脾胃病兼治各经之病外，在《内伤门》中也指出，"气无补法，俗论也"，正气虚，脾不自运，不补而何？《倦怠嗜卧门》强调劳倦伤脾，"若是脾胃俱虚，饮食少进，形气衰弱，常倦怠者，当大补脾胃以滋其化源，而克伐消导之剂则不可轻用轻犯也，久久滋补，脾胃一健，而精神斯足矣，何倦怠之有哉"？至于食饱过伤，脾难运化，食后暂有困倦而瞌睡者，"当补脾胃而兼之消导可也"。

卷二十二《痼冷门》曰：沉寒痼冷之症，若脾阳亏损，脏腑失养，寒自内而生所导致者，则用温补脾阳、祛除内寒法治疗，方用大建中汤加黄芪、白术、附子、肉桂以治之，如能使脾胃阳气隆盛，内寒祛除，诸症即可痊愈。卷二十九《痞满门》认为，痞满乃"脾之故"，有脾气虚弱、转运不调、饮食不化而作痞者，这种情况不宜妄下而伤元气，强调从治之法更神。

卷三十《胀满门》认为，胀满主于脾，系湿热饮食，劳倦内伤，胃气积滞所致。腹满按之不痛为虚，若因脾失健运之常，元气不足不能运化精微而成腹满者，宜以甘温补脾为主，此即所谓塞因塞用的从治之法。如果积损既久，脾气日亏，气凝血聚，渐着不行，由胀满而成鼓胀，治宜理脾土，不可下利太过。如果因过服下药泻利后所致，或脾胃素弱不能运化者，皆宜补助脾气，以行水湿。卷十七《湿证门》认为，湿证也多因脾虚所致，治湿当予补剂，以实土调脾。

卷三十一《水肿门》指出，"诸湿肿满"起于脾，在分析运用调补脾胃元气治疗时，生动形象的比喻说，水湿积饮伤害脾胃，就如同泥土被雨水一淋变为湿泥一样，如果能得到和风旭日的吹拂，自然会水湿蒸发而促进万物生长，"如积饮留饮伤脾，若土之于雨中则为泥矣""若泥土之得和风暖日，水湿去而阳化，自然万物生长"；或有因七情所致者，手足太阴脾经受病，身面浮肿似水气，用燥脾导气之剂即愈，此因肺气开泄，渗导通利，水气不滞于脾之故。水肿本因脾虚不能制水，"诸湿肿满，皆属脾土；诸气膹郁，皆属于肺"，病机不同，故不仅仅在于去菀陈莝、开鬼门、洁净府而已，也要从脾而治，而且补中行湿要先施，当以人参、白术补脾，使脾气健运，气机畅通，则水自行，水肿方愈；大抵只宜补中行湿、利小便，切不可下；"用二陈汤加人参、苍术为主，佐以黄芩、麦门冬、炒栀子制肝木"，随证加减；并有针对性地指出："诸家治水肿，只知导湿利小便之说。执此一途，用诸去水之药，往往多死；又用导水丸、舟车丸、神佑丸之类大下之，此速死之兆。盖脾极虚而肿，愈下愈虚，虽劫目前之快，而阴损正气，祸亦不旋踵而至。大法只宜补中宫为主，看所夹加减，不尔则死，当以严氏实脾散加减。要知从治、塞因塞用之理，然后可以语水肿之治耳。"治疗水肿不能偏执于导水、利小便一途，脾虚而肿，利水重剂愈用愈虚，虽然可以逞一时之痛快，但渐渐地损伤正气，祸害很快就会呈现出来，要明白塞因塞用的从治之理，才可能谈水肿之治，大法只宜健补脾胃，仔细地随证加减，不如此就会导致死亡。

卷四十三《痰饮门》认为，痰因脾湿，此为病源；痰饮人人有之，脾困气滞，痰饮随之便凝，脾气健运痰涩自顺而少，健脾顺气乃是治本之法。并指出，明代王纶关于"二陈汤实脾燥湿以治标"的看法是错误的，二陈汤实脾燥湿是治本之法，脾实而湿燥，则痰自清而饮自散。至于久变为顽痰老痰，这时候才有因其形证、观其缓急分治的治标法。

其他如劳役头痛、气虚泄泻乃至于外感伤寒、暑风、瘟疫，外科疮疡之虚者，他认为均须考虑补中益气、健脾助运之治。

徐春甫还结合世医一味滋阴养血的弊端，指出"治病不察脾胃虚实"的后果。卷四十八《虚损门》在引用和分析"气不足者，补之以气；精不足者，补之以味"的经旨后，进一步指出："甫见世人补肾者，悉以补阴丸、黄柏、知母、龟板、地黄滋阴；补血者，悉以四物汤、黄柏、知母之属服之，经年屡岁而阴愈虚，血愈弱甚而致于羸劣，发热气喘、胸满而死者，何也？盖徒知其养血滋阴之标，四物、补阴丸之类是也。殊不知养血滋阴之本，则非四物、补阴之药也。"他指出：脾为后天之本，五脏六腑均有赖后天水谷精微的充养，阴血生化的本源虽系肾水浇灌，但有赖于脾气的散精输布，以补阴丸、四物汤等养血滋阴补肾，只是治标而不治本，所以经年屡岁地使用，反而愈用而阴血愈虚，以至于亡，"故服四物汤而血不盈者，脾气之不化生也；服补阴丸而阴不济者，亦脾气之不输升也"，如此补阴血，实属不知根本，不但不能滋阴血，若久服不已，"必致损，脾阳亦因之而虚惫"，胃气一衰，死期也就到了。

四物汤是"妇科第一方"，为血证而制，养血调经，胎前产后，悉以资用。然"及用之弗效，而反加病者有之，甚则至于误死者有之，其故何也"？徐春甫在卷四十二《血证门》中分析说："四物汤为治血之总剂，而不能治气虚而不生血者，若脾胃虚而血不生，当从仲景之补，以人参气分之药，阳旺则生阴血也。"在卷八十四《螽斯广育·药方·四物汤论》中，他进一步从脾胃气血的角度分析说：四物汤治血证，虽然是物尽其能，脾胃无伤、只有血虚之证者，没有其他方剂能超过该方的功效，但今人不察脾胃虚实，一概放用，所以有误。因为四物汤滋腻碍胃，脾胃虚者用之益虚，饮食逐渐减少，元气渐渐衰退，而血更无资生之地。不领会这一道理，久服不已，"即脾泄而中满之证作矣"。接着又总结归纳道："凡用四物治血，须审其人，脾胃虚者必先用六君子、补中益气之类以养胃，然后合四物而用之，万无一失。盖六君子、益气汤亦能益血，四物汤不能益气、补脾胃，多用之则为脾胃之害。所以脾泄中满之证，非四物之害而何？殊不知血由脾胃所生，依气而充行经脉。书曰：血不自行，随气而至。人只气一耗，则血虽独存，而必无能生之理，则气绝而死者，血初未常破耗也。可见血无气而不能以独生，人补血而不补气，斯可别矣！"

对妇科疾病，徐春甫十分注重从脾胃着眼调摄气血，如治崩漏，以"养脾、升胃、固血乃其大法"；而带下一证，则认为多由脾胃湿热所致，应以调胃健脾、清热渗湿为治则，久虚甚则黄瘦而成怯证者，用其"秘验带下丸最妙"，并强调"愈后多服大健脾丸"。

从徐春甫的论述中可以看出，其重脾胃虽然也包括直接补益脾胃气血，但更注重脾胃功能的强健，所谓"授人以鱼不如授人以渔"。即使在儿科痘疹和老年病人的防治上，同样也体现了这一点。针对"痘难疹易"之说，他认为这是世俗常情而言，至于有所感而深入，胃气原弱，又或因泻痢而出之不快，或发之未透而随现随隐，久之邪气渐入于胃，必泻不已而复发，加之喘促必死。强调疹证不可轻视，《医统》卷九十一《痘疹泄秘》曰："凡觉出疹，略见虚弱，当先补养脾胃，欲出不出，急宜托里发表以助之。首尾俱不可泻，一如痘证同也。"他还认为，儿童脏腑血气未足，若哺乳不当，饮食过度，易损伤脾胃，而致土虚木旺，而有疳积之证。有"奇效肥儿方"专治儿童脾弱疳积，以陈皮等行气，以神曲、麦芽等健脾消食，共奏理脾清胃、平肝消滞之功。

对于老年病人，他认为脾肾亏虚乃是由衰而病之根由，强调"年老之人，当以养元气、健脾为主"，扶正重在滋补脾肾，祛邪不求专攻，而是泻中寓补，攻补兼施，以中病所。徐春甫善用秘传六和丸，其《老老余编》视之为"益老扶羸，助脾活血，进饮食，第一平和之剂"。书中所列186首方剂中，脾肾方119首，占66%，如苁蓉丸、磨积丸、秘传六和丸、神仙不老丹、茯苓煎、羊肉索饼皆是；其中脾胃方有69首，占39%，投人参、白术、黄芪者无计。堪称一绝的是他的药饼疗法,主要宜于脾胃虚弱,纳谷不馨,不耐汤丸又不宜丹散之人。

3. 提出"五脏之脾胃病"的理念

倡言脾胃学说,不能不涉及脾胃与五脏的关系和作用。脾胃学说认为,脾胃为后天之本,气血生化之源,五脏六腑皆禀气于脾胃而以之为本。《灵枢》指出:"胃者五脏六腑之海也。""五脏者皆禀气于胃,胃者五脏之本也。"李东垣更倡言:"大小肠五脏皆属于胃,胃虚则俱病。""百病皆由脾胃衰而生。"既然五脏皆禀气于胃,徐春甫进而认为,五脏皆有脾胃之气、脾胃之病,调理脾胃可以安和五脏。《医统》卷二十三《脾胃门》谓:"胃为十二经之海。十二经皆禀血气,滋养于身。脾受胃之禀,行其气血也。脾胃既虚,十二经之邪不一而出。假令不能食而肌肉削,乃本病也;其右关脉缓而弱,本脉也。而本部本证脉中兼见弦脉,或见四脉(引者注:指太阳、阳明、少阳、太阴之脉)满闭、淋溲便难、转筋一二证,此肝之脾胃病也,当于本经药中加风药以泻之。本部本证脉中兼见洪大,或见肌热烦热、面赤而不能食、肌肉消一二证,此心之脾胃病也,当于本经药中加泻心火之药。本部本证脉中兼见浮涩,或见气短、气上喘咳、痰盛皮涩一二证,此肺之脾胃病也,当于本经药中兼泻肺之体及补气之药。本部本证脉中兼见沉细,或见善恐欠之证,此肾之脾胃病也,当于本经药中加泻肾水之浮,乃泻阴火伏炽之药。"指出了肝、心、肺、肾四脏皆须脾胃化生气血的营养,脾胃病变可以影响诸脏;故其他四脏疾病,则可以从脾胃调治,即调理脾胃可以安和五脏,治疗脾胃病可以兼治各经。

肝为风木之脏,内寄相火,不仅需要肾水的滋养,而且需要脾胃水谷精微来濡养,才不会刚强太过,而遂其条达之性;如果脾胃气虚,运化失职,肝失濡养,肝阳上亢,亢极生风,肝风内动,而致"脉弦满闭、淋溲便难、转筋"等症,为"肝之脾胃病",应在补脾胃方中加入平肝息风之药。

心和脾是相生关系，心主血，脾为生血之源，如果脾失健运，水谷精微不能化生阴血，心阴虚、心火偏旺，而出现右关脉缓而弱，左寸脉洪大，"肌热烦热、面赤而不能食、肌肉消"等症，为"心之脾胃病"，应在补脾胃方中加滋阴泻火之药。

脾胃为肺之母脏，脾胃虚损，纳化失职，气血两亏，肺肝失养，而出现脉浮涩，"气短气上、喘咳痰盛、皮涩"等症，为"肺之脾胃病"，应在补脾胃方中加补肺气、泻肺痰之药。

肾脏属水，内寄元阴元阳，为先天之本，肾主藏精，然亦必赖脾胃水谷精气的不断补充；若脾气虚弱，运化失职，水谷之精气不能补充于肾，肾阴亏损，而出现脉沉细、善恐等症，为"肾之脾胃病"，应在补脾胃方中加入滋阴泻火之药。卷八十六《老老余编》引朱丹溪的话指出，在药补上"补肾不如补脾，得暖则易化而食进，下虽暂虚，亦可少回"。特别需要补充说明的是，由于受先师汪机的影响，徐春甫既重视后天脾胃的作用，又重视肾为先天之本的功能，但强调"补肾滋阴要识养脾之功"，卷四十八《虚损门》认为，虚损诸病多涉肝肾阴虚，但滋养肝肾精血，也必须注意脾胃功能的调和，"由此观之，则血生化之本源，肾水溉灌之也。不有赖于脾气乎"？

李东垣的《脾胃论》中特有一章节论"肺之脾胃虚论"，所用方药为升阳益气汤；也有心、肾及肝之脾胃病的类似论述，但像徐春甫这样明确地提出肝、心、肺、肾"五脏之脾胃病"，系统地论述了"调理脾胃以安和五脏"的治疗思路，还是第一次。卷二十三《脾胃门》也引有《脾胃论》"脾胃不足而四脏乘侮、母病及子"的理法方药论述，是为佐证。其四脏乘侮、母病及子之治，分心火亢乘于脾胃之位、肝木乘脾胃之位、肺金受邪由脾胃虚弱不能生肺、肾水反来侮土四方面，列有具体方药，其中也多有兼顾脾胃之意。两相比较就不难发现，徐春甫更从脾胃角度调治肝、心、肺、肾疾病，时刻不忘补脾胃以治其本，佐治兼治则安脏以治其标，标本兼顾，使脾胃健旺，气血生化有源，诸脏病证方愈。李东垣论五脏六腑皆主于脾胃，提出脾胃虚则俱病的观点，徐春甫在此基础上做了进一步阐扬和发挥。

徐春甫在脾胃学说上的阐扬和发挥，临床上是通过白术、人参、黄芪等药物的运用来实现的。结合现代实验研究结果，其"五脏之脾胃病""调理脾胃以安和五脏"的理念与思路，有现代免疫学的依据，对于增强和调节人体免疫功能具有重要意义。

4. 首次论及脾阴虚命题

脾胃学说在明代以前多以脾气、脾阳立论。五脏属阳，然可再分阴阳，脾脏也当再分脾阴、脾阳。《内经》曾云"脏真濡于脾"，张仲景有脾约证治，似涉及脾阴，然皆属微露端倪，语焉不详。至李东垣著《脾胃论》，又详于脾阳而略于脾阴，其脾胃学说偏重脾胃气虚，对脾阴不足问题尚无明确认识，所称阴火，更与脾阴虚无关。直到朱丹溪痛斥《局方》滥用香燥伤阴之弊，倡导阳常有余、阴常不足之说，对脾阴虚的认识产生了重要的启发作用，而后明代王纶提出了"胃火愈旺，脾阴愈伤"的观点。

徐春甫不主朱丹溪之说，不尊滋阴泻火之成规，但也吸收了朱丹溪养阴理论之精华。《医统》卷四十八《虚损门》中，既有"虚为劳伤中气"，"此阳气之虚也，从东垣补法"之论，又有"虚为阴气不足"，"此阴血之虚也，从丹溪补法"之说；卷八十《外科理例（上）·疮疡作渴》既认为肾水虚以李东垣八味丸治疗在理，更认为"丹溪补养气血甚稳当"；在《医学捷径》卷之三《病机歌·中风证歌》中认为，李东垣主气虚与朱丹溪主血虚痰湿"皆须参"。博学兼收的徐春甫，继明代王纶提出"脾阴伤"后，进而论述了脾阴的生理、病理、临床表现及治疗大法。

《医统》卷三《翼医通考·医道》中提到："胃乃脾之刚，脾乃胃之柔，表里之谓也……胃阳主气司纳受，阳常有余；脾阴主血司运化，阴常不足。胃乃六腑之本，脾为五脏之源。胃气弱则百病生，脾阴足则万邪息。"明确指出了脾胃的属性、脾阴的作用。卷二十三《脾胃门·药方·枳术丸》中明确提到"能食者但食后饱闷难化，此胃火旺、脾阴虚也"，首次明确地提出了"脾阴虚"的概念。并把脾阴虚的病因归纳总结为忧思抑郁、七情内伤，劳逸过度、来居不时，饮食不节、饥饱失宜，外感六淫、寒温不适等，如卷二十三《内伤门》有言："内伤劳役及饮食失节，寒温不适，三者俱恶食，口不知五味五谷，以其内伤于脾故也。"而内伤最主要的是忧思伤脾，正如《翼医通考·医道》所言"劳思伤脾而致病者，居其大半"。

对于脾阴虚的诊断、治疗和用药，徐春甫亦有所提及，认识到虚损健脾勿忘脾阴，脾阴虚、脏腑失养宜用补脾滋阴生血之药。如《医统》《医学捷径》两书《内经三部九候脉法》中曰："右关后之下至浮涩主四肢恶寒，沉涩主饮食难化，此候脾阴，以司运化者也。"《医统》卷四十二《血证门》有以芍药通脾经、调血脉，使脾阴生血以治腹痛的记载，认为芍药乃阴分药。"脾阴常不足""脾阴虚""脾阴足而万邪息"，这些论述在明以前文献中尚未见到，特别是对脾阴虚的病理与治疗的明确论述，可谓医林之鼻祖。

脾胃学说是中医理论的重要组成部分，调治脾胃是中医临床上的一个重要治法。培固脾胃元气对于任何疾病、任何阶段，无论是从营养和药物作用来看，还是从增加自愈能力来看，都具有无可取代的价值。徐春甫继承前人经验，结合自身临床，集一生心血的结晶，明确地提出"人之有生，以脾胃为主""调和脾胃为医中之王道""脾阴足而万邪息""治病不察脾胃虚实不足为太医"等一系列新的学术观点；提出了"调理脾胃，以安五脏"、养脾阴等新的治疗思路；提出了"脾胃元气""脾阴虚""五脏之脾胃病"等新的概念和术语，可谓是一大发明；诊治疾病多立足于脾胃元气，善用白术、人参和黄芪，形成了调理脾胃的临床用药风格；改进了枳术丸制剂型，创制大健脾养胃丸，形成了具有特色的成方制剂，成为新安医家方药运用上的一大特色，为丰富和完善脾胃学说做出了重要贡献，对当代临床也颇多指导意义，也由此奠定了徐春甫作为脾胃学说医家中流砥柱的地位。

（五）倡说郁证病因病机

郁者，滞结不通之义也。中医学对郁的认识经历了一个复杂的历史过程。《内经》曰："木郁达之，火郁发之，土郁夺之，金郁泄之，水郁折之。"自《内经》提出运气失和、"郁极乃发"、民病"五郁"之后，朱丹溪又提出了"气血失和"、气、湿、痰、热、血、食为病的"六郁"之说。土、金、水、木、火五郁是五运乖和、六气外来之郁；六郁是气血失却冲和，气、湿、痰、热、血、食之郁。从五郁到六郁，认识发生了本质的变化。

1. 强调六郁之辨

徐春甫尊引《内经》之说，认为治当以通畅为则，但临床上更强调要辨别朱丹溪六郁，《医统》卷二十六《郁证门》曰"郁证大率有六"，指出六郁的常见症状：气郁者胸胁疼痛；湿郁者周身关节疼痛、遇阴而发；热郁者瞀闷、心烦、尿赤，多有为暑风所致者；痰郁者动则喘息、可为厥为痹；血郁者四肢无力、能食便血；食郁者嗳酸腹胀、不喜饮食。并且列出六郁的常用药物，特别指出："凡郁在中焦，以苍术、抚芎（引者注：作川芎入药）开提其气以升之，假令食在气上，气升则食降。余仿此。妇人诸郁，须以川芎、香附子。苍术、抚芎、香附子总解诸郁。"

2. 提出"郁为七情之病"

对于郁证的认识，徐春甫又提出了"郁为七情之病，故病郁者十有八九"的观点，认为情志所伤是造成郁证的重要原因。《医统·王序》就记载了徐春甫诊治一例左臂不和、时作眩状的官员，辨为烦懑不宣致郁，并以清痰发郁之剂治愈，后经核实，此与其丧子且含悲贮恼之实情十分吻合，众人惊奇不已。卷二十六《郁证门》引何氏之言曰："郁为七情不舒，遂成郁结。既郁之久，变病多端；男子得之，或变为虚怯，或变膈噎、气满、腹胀等证；妇女得之，或为不月，或为堕胎、崩带、虚劳等证。治法必能内养，然后郁开，按证调理。"卷二十七《膈噎门》认为："五膈五噎总是七情之气郁于胃口而成。"忧膈、气膈、恚膈、寒膈、热膈五膈和气噎、忧噎、食噎、劳噎、思噎五噎，不外乎忧愁、思虑、忿怒等情志失调及饮食因素造成。这一观点对后世郁证的认识，有着重要的启发作用。现代中医内科学将郁证定义为："郁证是由于情志不舒、气机郁滞所引起的一类病证。""郁证由精神因素所引起，以气机郁滞为基本病变，是内科病证中最为常见的一种。"从五郁六郁到七情之郁，郁的本义又一次发生了本质的变化。

3. 提出"脏腑之郁"

在五郁、六郁、七情之郁基础上，徐春甫还提出了"脏腑之郁"说。所谓"脏腑之郁"，以五脏郁和胆郁为主，《医统》卷二十六《郁证门》指出了脏腑之郁的症状表现和治疗方药：心郁者，神气昏昧，心胸微闷，"主事健忘"；治心郁，当加黄连、石菖蒲、香连丸之类。肝郁者，两胁微膨，或时刺痛，嗳气连连有声；治肝郁，宜用青皮、川芎、吴茱萸、左金丸之属。脾郁者，中脘微满，生涎少食，倦怠嗜卧，四肢无力；治脾郁，宜用苍术、半夏、砂仁、神曲、陈皮、越鞠丸之属。肺郁者，毛皮枯涩，燥而不润，欲嗽而无痰；治肺郁，宜用桔梗、瓜蒌、杏仁之类。肾郁者，小腹微硬，腰腿重胀，精髓亏少，淋浊时作，不能久立；治肾郁，宜用苍术、茯苓、肉桂、小茴香、青娥丸之类。胆郁者，口苦，身微潮热往来，"惕惕然人将捕之"；治胆郁，宜用竹茹、生姜、温胆汤之类。另外还有肺金之气郁在大肠之间而致腹痛者的情况。显然，徐春甫"脏腑之郁"是从病变的脏腑部位而言的，而不是从病因角度提出的。

至于"脏腑之郁"的病因，则有内外因之别，徐春甫更强调七情之变。《郁证门》举一病案说："一室女因忤意，郁结在脾，半年不食。"其辨证上既辨脏腑又辨五郁、六郁、七情之郁，治疗上，在六淫之病汗、下、吐、利等诸法和朱丹溪解郁开郁之法外，强调郁为七情之病，使郁证和解郁之法更具有实际运用价值。

4. 提出"久病当兼解郁"

郁证七情内伤，新病者有之，久病者更多，故徐春甫强调"病郁者十有八九"。他认为，久病多郁，久治不愈者当兼解郁。凡久病不郁，多有气血郁结，必须参以解郁之法。《医统》卷二十六《郁证门》曰："诸病久，则气滞血凝而成郁结，治之虽各因其证，当兼之以解郁，固不可不知也。郁滞一开，则气血通畅，而诸病各自以其方所能愈也。今之病久，每每用本病之药而不奏效者，皆其郁之之故也。医者殊不悟此，治之弗效，妄变他方，愈变愈讹，而病剧矣。此郁之为治也，亦不容于少缓，当为医者之熟知也。"提醒医家病久治之不效者，当考虑郁证，兼从郁证论治；并引用明初戴元礼之言，分析其致郁原因："大抵诸病多有兼郁者，或郁久而生病，或病久而生郁，或药杂乱而成郁，故凡病必参郁治。"强调诸病有郁"治之可开"，对那些久治不愈的病证，必须适当兼之以解郁之药，以条畅气血。在卷二十四《腹中窄狭证》中，徐春甫自言，治腹中窄狭证"用开郁之药多效，惟痰与火被郁则窄"，可谓经验之谈。

现代研究证明，慢性情绪刺激可导致免疫力的下降，而久病不愈，又常兼有情志不舒，"久病当兼解郁"的观点确有着深刻的科学内涵。随着临床研究的深入，现代认为郁有广义、狭义之分，现代的情志致郁为狭义概念，而广义之郁泛指外感六淫、内伤七情所引起的脏腑功能失调，气、血、痰、火、食、湿瘀塞、郁滞而引起的疾病总称。必须特别提醒和说明的是，徐春甫"久病当兼解郁"，其郁之含义是广义、狭义两者兼而有之，所以临床上又必须各求其属，求其所因。

对于有外因导致的郁证，论治上既要分新久又要辨虚实。《医统》卷二十四《吞酸门》载，脾郁吐酸有新久之别、寒热之治，久病火郁而吐酸者，宜辛温发散，"夫久病人脾胃虚弱，属郁者多，此吐酸宜从东垣安胃之治（引者注：方有安胃散，组成为人参、藿香、丁香、陈皮），是则热因热用之法也。"而新病吐酸当从寒味论治，并引用朱丹溪之语曰："凡吞酸、吐酸皆属于热，必用吴茱萸顺其性而折之，黄连、炒栀子为必用之药。"同是吐酸，而新久寒热不同，用药各异。不过徐春甫认为，临床解郁之药，除热郁用药之外，大多辛温香燥，而有耗气伤阴之弊，故气虚、阴虚者犹当注意。如卷二十七《膈噎门》指出"治膈噎勿用燥热药""兹因气虚而郁热，若用辛热耗气，则是虚者益虚，热者益热，其何以为救治之道哉！"

5. 提出"无往而不郁"

从天气之郁转变为七情之郁，从人身诸病多生于郁，到久病者当兼治郁，历代医家均做了大量的探索。徐春甫吸收前辈医家的认识，结合自己的临床经验，推崇"七情之郁"，发明"脏腑之郁"，更强调"久病当兼解郁"，突出了心理因素在慢性疾病诊治中的重要价值，现代已得到心理神经免疫学的支持。

在此基础上，徐春甫还进一步提出了五郁、六郁、七情之郁"无往而不郁"的观点。《医统》卷二十六《郁证门》明确指出："大抵七情六淫、五脏六腑、气血痰湿、饮食寒热，无往而不郁。凡治之宜，各求其属而施之，则无不愈者。"并引元代滑伯仁之言说道："盖以郁之为郁也，或内或外，或在气或在血，必各有因。治之之法，或汗或下，或吐或利，各当求其所因而折之。夫如是，郁岂有不愈乎？"进而分析说："或七情之邪郁，或寒热之交侵，故为九气怫郁之候；或雨湿之侵凌，或酒浆之积聚，故为留饮湿郁之候；又如热郁而成痰，痰郁而成癖，血郁而成癥，食郁而成痞满，此自然之理也。"

《医学捷径》卷三《病机歌·郁证歌》归纳为"郁证原由思虑深，更因脾气弱而凝；虽云五郁兼六郁，总是虚兮气不行"，"七情为病还应省，正气虚兮补剂真"，对五郁、六郁、七情之郁做了全面归纳、概括和总结，强调了气虚不行之因和补脾补虚之治，对郁证的临床辨证论治有着重要的指导意义。

（六）论嗣续要在父精母血

受中华传统孝道文化的影响，徐春甫医学上也以嗣续为重，借生育力强的昆虫螽斯为名，著有求嗣专著《螽斯广育》。

1. 不育不孕责乎男女双方

男子不育、女子不孕，古多分而论之，且多责于女方。《医统》卷八十四《螽斯广育·原始要终论》认为，男女在体分别为精气、阴血，父精母血是受孕之本，生育之要在于父精母血，生育之事在于阴阳和合，精血相成，所谓"男女媾精，万物化生"。男性气足精充，女性经调血盛，配合中时，乃受孕得子。一方不及，多不能孕，所谓"独阳不生，独阴不成"。只有男方排除了精气不足之证，"然后可以独责乎妇"。故不育不孕当责乎男女双方精血亏欠，或责男子精气不足，或责女子血气不调，或责男女配合不时。当然，男女有不足之病而孕者亦有之，徐春甫通过长期的临床考证指出："（男女抱患）虽孕多堕也，虽产多难也，虽子多病也。"优育优生的认识虽早有记载，但在450年前尚未深入人心，徐春甫的重申十分必要。

2. 男子养精益肾当温润补阴

螽斯之道，除男女配合中时外，最主要的就在于男子养精益肾，使之精充气足；妇人调补气血，使之经调血盛。男子养肾重在益精，"必按证施药而补益之"，《螽斯广育·阴虚论》又承朱丹溪"阳常有余，阴常不足"之养生说，认为男子不育多为阴亏火旺，灼伤精血津液所致，治疗责其无水，当以"补阴之剂，与夫养血调中，滋阴降火之属"，如补阴丸等方，而且"补阴一方，人人之所必用，自壮至老，而不可缺焉者也"。徐春甫反对世人滥用辛燥助阳之品治疗不育，阴精益损而适得其反，指出："夫何人多不察，妄信轻侬，顿服辛热香燥助阳之药。适与以火济火，援石拯溺，抱薪救焚，斯何异矣！"

必须指出的是，明初医家往往偏执于朱丹溪滋阴之说，不少虚损及纵欲求嗣者，也多习用知母、黄柏为君的补阴方药。对此流弊，徐春甫强调不可拘泥于"知柏补阴"，不可"苦寒伤胃"，脾胃受伤则真阳暗损，强肾之阴当"以温养之"，宜多服健干圆、斑龙丸等温润之剂。

3. 女子养血调经须兼顾脾胃

女子养血调经，重在养血，以四物汤为养血调经之主剂。徐春甫进而认为，养血首重心脾，心属阳而主血，脾裹血以行气，养心则血生，健脾则气布，调经当气血并重；四物治血虽工，但多用损害脾胃，脾胃已伤者，用之则脾胃益虚，饮食衰减，元气渐衰，而血无以资生，故须兼顾脾胃调经之方，以免虚虚之害。所以，凡用四物汤治疗血证，应察脾胃，先用六君子、补中益气之类以养胃，然后用之，万无一失。他还创制有八珍益母丸，以益母调经为君，佐以八珍滋补气血，专治气血两亏、脾胃并弱之月经不调，"曾不终剂而经正且孕矣"，疗效十分明显。

4. 补精养血宜丸丹缓图

男子以精为本，女子以血为要，然精血有形之物不能骤生，不孕不育多由精血亏损，补精血宜用丸丹缓图。《螽斯广育》广泛采集古今有关调经、广嗣诸方，如在《男子别类经验诸方》《妇人别类经验方》《广嗣方》中共辑17方，除鸡头粥为食疗方外，余均为丸丹。精能生血，血能化精，书中所附广嗣方大造丸，以紫河车、龟板、生地黄、黄柏、人参、天门冬同治男女精血亏虚不育。先天之精源于后天之精，徐春甫补精血妙取中焦，认为"专理脾胃则土旺，能生万物，精气神皆由脾土而生，未有脾土弱而精独盛也。土旺精盛，自然有子"。其推荐的鸡头粥，以芡实肉、白粱米、莲子肉、薏苡仁、怀山药专理脾胃以治不育，每日代早粥不间断，半年后即可显效。此方看似平常，其实诸方俱不能及，"须至老服之，精神愈健"。徐春甫重视补男女精血的思路与方法，既是其重嗣续思想的体现，也是其养生理论与实践的重要内容。

（七）凝集养生治未病精华

中医早在 2000 多年前就提出了治未病思想，认为医学的最高境界是"圣人不治已病治未病，不治已乱治未乱"（《素问·四气调神大论》）。治未病的本义就是养生摄生、延年益寿，扩而言之则包括未病先防、防微杜渐、既病防变和瘥后防复四个方面，内涵十分丰富。徐春甫尊奉《内经》，他在《医统·凡例》中就提出防患于未然的观点："论养生导引，诚古人治未病之方。今人惟待病而求药，殊不知善摄生者，譬犹曲突徙薪，自无焚燎之患矣。"在其著述中，将养生思想贯穿于疾病的预防、诊断、治疗、调养的全过程，各科病证治疗也注重先补后攻以防病变，或瘥后补养以促进康复，防、调、治、固四者中，治未病之治占居其三；并单列《老老余编》《养生余录》2 篇 4 卷，选录古籍之精要实用、致意深远的养生内容，从节饮食、摄起居、保元气、养神体，护持惜精、节欲保精、怡情悦志、堤疾节宣等方面推衍阐发，内容十分丰富。

1. 慎疾慎医，防微杜渐

儒家经典著作《论语》有曰："子之所慎，斋、战、疾。"斋祭敬奉祖先神灵，战争涉及国家存亡，疾病与人的生死相关，这是古人认为应当慎重对待的三件大事；又云："康子馈药，拜而受之。曰：丘未达，不敢尝。"孔子拜受季康子馈赠的药物后，说自己不懂药性，不敢尝。《医统》卷三《翼医通考·补遗》在引述这两个典故之后，得出一个结论"可见圣人慎疾慎医之心至且尽矣",由此引出了"慎疾慎医"的命题。

徐春甫"慎疾慎医"的命题,主要包括两个方面的内容,一曰"慎疾",二曰"慎医"。所谓"慎疾"也就是治未病,他在卷三《翼医通考·补遗》中解释说:"圣人治未病不治已病,非谓已病而不治,亦非谓已病而不能治也。盖谓治未病,在谨厥始、防厥微以治之,则成功多而受害少也。"所谓"治未病不治已病",并不是说有病不治疗,也不是说有病不能治,而是在得病前谨慎小心地预防,趁病情轻微时抓紧治疗,成功的把握大而受害的程度小。在病情轻微的早期加以诊治,不要等到病情严重时才去救治,亦就无所谓"已病而后治"的情况了。分析其内涵,这里着重强调了二点,一是治未发之前,防微杜渐,重视先兆,防止发病;治未盛之时,见微知著,早治重防,及时而治。他批评当时的人们不明白这个道理,疾病隐而未显的时候不谨慎防范,"病形未著,不加慎防,直待病势已著,而后求医以治之",由轻微小病到病势危重,常有所见。他还具体阐述治未病的方法,认为"圣人"起居活动,无不摄精养气,自有法度,即使偶然有细微隐晦的病情,一定十分在意地加以预防,及时用药物去医治。卷九十九《养生余录·总论养生》篇又提到"堤疾"概念。作为"养生三术"之一,"堤疾"顾名思义就是提防疾病,"饮食适时,温凉合度,出处无犯于八邪,寝寐不可以勉强,则身自安矣",这里着重强调的是治未病之先,防患于未然。

所谓"慎医",就是指生命至贵,素在养和,医药人人所必需,亦当留心,认真谨慎地对待,一旦患疾,就医有备无患。徐春甫指出:"医药人人所必用,虽圣人有所不免。顾在平昔讲求,稔知其为明医,偶有微疾,则速求之以药,治如反掌";他批评世人"平日慢不究心于医",不仅不明白治未病的道理,以至已经得病后还不知道小心谨慎,病情初始轻微时仍然不在意,放任自己,无所顾忌,"酿成大患,方急而求医",平时不注意,有病乱投医，风闻遥传，"委之狂愚"，任凭庸医自吹自荐，任其所为，终至病情发展，难以为治。结合其良医、时医之论，此说与张仲景"委付凡医"之论相一致。

徐春甫不仅提出"慎疾慎医"论，而且践行"慎疾慎医"论。其在卷三十二《蛊证·叙论》中就说道："知命者是必慎其将坏之初，而必谨其履霜之戒，当于痞满肿胀之时，求良医以图治安，则无终蛊坚冰之患也。甫见今病蛊者皆弗究其将坏之初，而惟求治于既坏之后。"他不仅观察和认识到蛊证早期征兆和及时求治的重要性，而且在医疗实践中积累了一套行之有效的方法，制备了不少治未病的成方制剂，以备平日百姓不时之需，收到了防病治病的实效。

徐春甫治未病论又是与其脾胃观相结合、相联系的。他在《医学捷径》卷之六《三十六方》中就说，脾胃健则恒无病，即使六气七情少侵而有微恙，也可以不用药而愈，其保元堂凭借大健脾养胃丸等自制成药起家，何以闻名海内，"缘治未病养生之要药也"，可见该药在未病、微病、小病时服用，能起到未病先防、防微杜渐的作用。在对髭发衰白的治法中，他指出今人不能如上古之人那样，"法于阴阳，和于术数，饮食有节，起居有常，不妄作劳"，又不知资生供给的养生之道，年轻时就很少有不掉发白发者。《医统》卷之六十六《髭发门》曰："愚见今人七情六欲，内外交侵，若不袭方药以资之，鲜有能存其形神者也。必于四八之年（引者注：32岁，但亦非实指）先备滋益之药，不待于既衰之后用之。"也是很重要的。

特别是针对老年患者，他提出"治年高之人疾患，不能将同年少"，治疗更须谨慎。人到老年，形态与机体功能均出现退行性变化，脏腑、经络、气血等生理功能衰退，机体调控阴阳协和的稳定性降低，各方面功能与年轻时相比均有所下降。"气逐神消，荣卫告衰"，精、气、血、津液化源匮乏，导致脏腑虚衰，诸如皮肤与毛发的改变，气化减弱，形体衰败，心脉变化，脾胃虚弱，诸窍不利，保健治病用药自当慎之又慎。徐春甫认为，老年病与青壮年自有不同，"凡老人有患，宜先以食治，食治未愈，然后命药。此养老人大要之法也"。而且要顺势用平和之药扶持治疗，切忌乱投虎狼之药，调理治愈后还要再行食疗善后，药食并举。他在《医统》卷八十六《老老余编（上）》中有针对性地指出：常见世人治年高之人疾患，视同年、轻年一样，乱投汤药，妄行针灸，以攻邪祛，务求速愈。殊不知上寿之人，血气已衰，精神减耗，危如风烛，百病易于上身。至于视力、听力不及，手足举动不便，身体劳倦，头目昏眩，风气不顺则宿疾时发，或便秘或腹泻，或冷或热，这都是老人的常态。不顺从其生命规律治疗，紧紧相逼地用针药，务求痊愈，往往因此而导致危殆。而且攻病之药，或吐或汗，或解或利，年轻人真气壮盛，虽汗吐转利，不至于危困，衰老之人不同年少之时，汗之则阳气泄，吐之则胃气逆，泻之则阳气脱，很快就会出现难以预料之情，此养老之大忌。

大抵老人用药，只用扶持之法，只可用温平顺气之法，进食补虚之品，采用中和之药，切不可随意服用不知药性功用及狼虎之药，若有宿疾，或时发动，则随疾病趋势而用中和汤药调治，三朝五日，自然无事，然后调停饮食，依食疗之法，随食性变馔，最为良法。其《老老余编》186首方中，药饵食疗方达100首，占60%，其中有粥方44首，药饼方8首。如治上气喘逆的苏子粥，肝虚目暗的乌鸡肝粥，益下元、壮气海的雌鸡粥，血燥便秘的地黄粥，补肺止嗽的百合粥，健脾扶虚的山药粥，主治胃膈痞塞、饮食不下的羊肉索饼，健脾充饥的茯苓煎等，巧妙地将药疗与食疗相结合，各尽其用，切中老年证治。宋代文豪苏东坡擅制茯苓饼，系以胡麻、茯苓配白蜜制成，以为"长生要诀"；而徐春甫茯苓煎系以白茯苓蒸熟与牛乳精制而成。此即晚清时期京都名点"茯苓霜"的雏形，至今北京名点尚有茯苓饼。书中同时提出，老人肾虚足痿，膀胱气弱，夜多尿频尿少，乃心火上乘之故，不宜峻补；老人脏腑气结，大便秘结，可频吃猪羊血或葵菜血脏羹，以疏利肠道，平常可服芝麻汤及杏仁汤以润利。从《老老余编》所选诸方来看，扶正重在滋补脾肾，兼顾其他；也包括有一些祛邪方，但祛邪不求专攻，而泻中寓补，攻补兼施。

至于其他各科病证治疗中，事先防止病情加重和治后调理的方药方法，则始终贯穿于他的两部巨著之中。譬如针对积聚证，强调攻邪补正先后有序，攻补之间以不伤正气为要。《医统》卷三十三《积聚门》曰："凡正气实而积固不能为殃，正如小人潜以伺其君子之隙，而遂乘以侮之，惟积亦然。但正气稍虚，积必为害，所以不可不攻也。既攻之后，尤当扶养正气，而不致扰乱之虞。正气不足，必先养正以自固，正既固，然后由渐而攻邪，积自渐削而不能留也，故曰攻补有序。"就积证而言，凡正气实则不致造成殃害，但凡正气一虚，潜伏的邪气必伺机乘虚而侵袭，积聚乃作，所以不可不攻积祛邪，但无论是攻法治疗前后，都应扶养正气，攻后养正以防伤，攻前养正以先固体质，以能承受攻伐则积自消散。所谓"攻补有序"，体现他时刻预防伤正、顾护正气、保全生命的观念。詹事许国在为《医统》所作序言中评价说："徐君为人，诚一长者，操术慎而用志精。其为医，先调护而后攻伐，不捷出以为奇，不亟效以为快。遨游诸公卿间，虽绵痾沉痼，能终任之，迄以无害。"而有所谓"牛山人"者，用利药、毒药以劫病，表面上见证不疑、果决用药，实则置人于死地。徐春甫认为，"草泽下工"用药不明道理，甚为不耻。

徐春甫"慎疾慎医"命题的提出，既体现了中医"上工救其萌芽"（《素问·八正神明论》）的防微杜渐思想，又体现了防患于未然的未雨绸缪思想，是《内经》"治未病"思想的倡扬和发挥，在今天仍然具有重要现实意义。对很多疾患诸如癌症患者的早期发现、早期治疗，提高疗效、延缓生命，以及医者诊疗水平的提高，都有很强的指导意义。

2. 节制饮食，调摄起居

徐春甫重视后天脾胃的作用，强调食疗以养脾胃，认为饮食不节，饥饱失常，则损伤脾胃，脾胃虚弱则气血化生乏源，元气匮乏，疾病丛生，把饮食养生防病放在十分突出的位置。卷九十九《养生余录》指出："百病横夭，多由饮食。饮食之患，过于声色。声色可绝而逾，饮食不可废一日。为益亦多，为患亦多。"

关于饮食养生古代多有精辟论述，《内经》"五谷为养，五果为助，五畜为益，五菜为充"可谓经典。徐春甫精研历代饮食著作，将有关饮食的名言警句加以辑录、评论和介绍，并提出自己的见解。如"五味入口，不宜偏多。多则随其脏腑，各有所损"，酸多伤脾，苦多伤肺，辛多伤肝，咸多伤心，甘多伤肾，"五味伤五脏"，"五味偏多不益人"，"五味偏多痰饮盛"（《痰饮歌》）；"养老之道，食必忌杂，杂则五味相挠，食之作患"，显然乱食杂投，损伤脾胃，导致元气不足，变生疾患；而"男子宜少食酸则长寿"，"西北人食不耐咸多寿，东南之人因多食咸而少寿"，则涉及现代体质学与地理学理论。

他认为，饮食有节可以养脾气，脾气得补而健运，即可祛病延年增寿，所以要"勿饥勿饱"，尤其夜间不宜进食，"夜食不消损胃"；认为"淡泊中和，饮食之大节也"，所以饮食宜温暖，忌生冷及冷热相杂、相激，少食忌食生煎炙煿、腥腻、辛辣之品；认为"食后要将息"，或食后缓行，或常以手摩腹，或"调身按摩，摇动肢节，导引行气"，不宜食后便卧、终日稳坐，食饱不得速步、走马、登高、涉险；认为"酒少益人"，少饮酒，酒后忌冷水、冷茶，勿当风操扇等。这些观点和看法都是符合现代科学要求的。譬如食后摩腹，现代研究表明，按摩推揉腹部可以牵拉腹内脏器，使肠胃蠕动增强，刺激胃肠和肠系膜上的神经感受器，引起迷走神经兴奋，加快平滑肌的蠕动，促进胃液、胆汁、胰腺和小肠液的分泌，有增加胃肠消化吸收的辅助效果。

针对老人饮食养生宜忌，徐春甫更强调饮食要温暖软烂，宜少食多顿，忌食生冷酸硬，"常不饥不饱，不寒不热"。希望老人"常学淡食"，食用易消化吸收、生物价值高的营养物质，大酢大咸均非所宜，酒肉肉鲙之物也宜戒断，"好酒腻肉、湿面肉汁、烧炙煨爆、辛辣甜滑皆在所慎"。因为"老人肠胃皮薄，多则不消"。有所区别的是，"人年五十始衰，脾胃虚薄，食饮不多，易饥易饱，不得日限三餐"，"人年七十以后，血气虚惫，全赖饮食扶持，且脾胃渐弱，容受渐少，随饱又饥，故须夜间饮食，亦不可缺，若干糕、熟枣、面粟之类，常置卧侧，砂铫铜罐常在炉边，庶不有失"。

食疗养生的目的在于调整脏腑阴阳气血，使机体"阴平阳秘"，达到平衡。老年人气血亏损，脏腑俱虚，食疗以补虚为主。由于各人身体素质不同，生活习惯各异，故应因时、因地、因人制宜，根据虚证情况的不同，分别选用温补、滋补、清补、平补等食方。卷八十六《老老余编》记载有药饵食疗方达百首，如猪肝羹、羊肝粥、乌鸡肝粥、莲子粥、鲤鱼粥、雀粥、鸡子索饼、羊肉饼、黄鸡馄饨、粟米粥等，品种繁多，易为老人所接受，符合现代科学提出的全面、均衡、优质的原则。

适时起居，应天而作，"随时加摄，使阴阳中度"，以致中和，也是日常生活养生的重要内容。起居失常，不应四时，则人体的阴阳之气无以与天地之气相应，脏腑气机失调，易生他病。正如卷九十九《养生余录》所云："无劳尔形，无摇尔精，乃可以生长。起居不节，用力过度，则脉络伤，伤阳则衄，伤阴则下。"徐春甫所归纳总结的食疗起居之道，全面具体，精辟科学，符合人体生理需要和养生原理。

3. 形神兼养，精气互保

（1）导引吐纳以健身

导引之术是呼吸运动和躯体运动相结合的一种健身运动，由来已久，方法"无虑数百"。明代十三科中的养生科，即"导引按摩咽纳是也"。《老老余编》曰："导引按摩以通彻滞固，漱津咽液以灌溉焦枯"。《养生余录》按《老子导引二十四势》《婆罗门导引十二势》《赤松子导引法十八势》《钟离导引法十八势》《胡见素五脏导引法十二势》，撮其切要归为十六条，对其方法做了详细介绍，认为"学者能日行一二遍，久久体健身轻，百邪皆除，走及奔马，不复疲之矣"。《医统》全书中还记载，导引可缓关节、柔筋骨、除痹痿，用于治疗气滞痿厥、劳形伤筋、寒气客于经脉、息积滞痛等证。《老老余编》则专门介绍了一种"六字气诀"的功法，以治因"五味熏灼不和、六欲七情积久生疾"所致的五脏六腑之病。"六字诀"最早出自梁代陶弘景的《养生延命录》，宋代邹朴庵著《太上玉轴六字诀》，注解极为详细。徐春甫所释也有自己的理解，其方法是"以呵字治心气，以呼字治脾气，以呬字治肺气，以嘘字治肝气，以嘻字治胆气，以吹字治肾气"，即吐纳法，通过呼吸导引，强化人体内部的组织功能，充分诱发和调动脏腑的潜在能力，来抵抗疾病的侵袭，防止随着年龄的增长而出现过早衰老。此外，还有"右手掌擦左手心，左手掌擦右手心"等诸多简便易行的自我按摩方式方法。徐春甫强调"发宜多梳，齿宜多叩，液宜常咽，气宜精炼，手宜在面"，指出劳胜于逸，不一而足，均值得借鉴。

（2）养形悦志调内外

虽然劳胜于逸，然"劳者伤于神气，伤者伤于形容"，"倦而不息，筋骨疲竭"，"形大劳则毙也"，所谓"过犹不及也"。形者神之宅、生之具也，形与神犹如烛与火、堤与水的关系，《养生余录》比喻说："火之于烛，烛靡则火不居；水之于堤，堤坏则水不存。"皮肉、筋骨、精髓、血脉、四肢、九窍、毛发、齿牙、唇舌总而成体，无形则神与气无以附，命无以续。"夫草木无知，尤假灌溉，矧人为万物之灵，岂不资以保养？"草林尤需要灌溉，何况人更应加以滋养。其《地元之寿起居有常者得之》篇，又将人体形象地比喻为屋宇，眼耳口鼻乃窗户，手足肢节乃栋梁、榱桷，毛发体肤乃壁牖垣墙，"今夫屋或为暴风疾雨之所飘摇，虫蚁蠹之所侵蚀，或又为鼠窃狗盗之所损坏，苟听其自如而不知检，则日积月累，东倾西颓，而不可处矣"。人就如同房屋一样，房屋受风雨虫蠹所损坏，如果听其自然，不及时修缮修理，日积月累就会倒塌、不可居住了。

人体受损之情，饥饱过度则伤脾，思虑过度则伤心，色欲过度则伤肾，起居过度则伤肝，喜怒悲愁过度则伤肺。《养生余录·养生总论》篇分析说，伤形有内外因两种情况，或"外则气血循环，流注经络，喜伤六淫；内则精神魂魄志意思，喜伤七情"；或"风、寒、暑、湿则伤于外，饥饱、劳役败于内"，指出"若护持得宜，怡然安泰。役冒非理，百疴生焉"，养形既要调内又要适外，形体和精神调养并举，正如《素问·上古天真论》所言："外不劳形于事，内无思想之患，以恬愉为务，以自得为功，形体不蔽，精神不散，可寿百数矣。"

徐春甫将养生延命的原则概括为莫伤、顺之、守中、养内。而在内外伤二者中，徐春甫更重视七情内伤。他认为悲哀伤魂魄而胁痛，思虑伤神则可郁而生涎，为噎为膈，忧怒气逆可成积，惊则气乱，情志伤气，脏腑气机逆乱，满脉去形，真气大失，肌肉大削，变生他病，所谓"喜怒不节，生乃不固"。治当"悦志"，即条畅情志，无扰乎神，无伤乎心。心者形之主也，"盖身者屋也，心者居屋之主人也。主人能常为之主，则所为窗户、栋榱、垣壁皆完且固"。

（3）忘情去智以啬神

形者神之具，反过来说，"神者生之本也"。《养生余录》认为："神以形用，形以神生，神去则形毙，神全形可延。"神强必多寿，心神健全才能主宰人体的生命活动，使脏腑功能正常、肢体运动协调，人才能延年长寿。所以在养形与养神之间更重养神，认为"太上养神，其次养形"，还提出了"养神""爱神""啬神"等多种说法。他解释说:"忘情去智,恬憺虚无,离事全真,内外无寄。如是则神不内耗,境不外惑,真一不杂,神自宁矣。此养神也。"也就是说,使自己的身体与心理处于平静状态,少私寡欲、心胸坦荡,抑目静耳、闲情逸致,和畅情态、调摄七情,顺应四时,以保持精神和体力,"形与神俱,而尽终其天年"。针对时人只知养形、不知养神,只爱其身、不知爱神的情况,书中又形象地比喻说:"殊不知形者载神之车也,神去则人死,车散则马奔,自然之至理也。"

徐春甫还进一步结合精与气敷畅解说道:"修身之法,保身之道,因气养精,因精养神,神不离身,乃常健。""专精养神,不为物杂,谓之清;反神服气,安而不动,谓之静。割念以定志,静身以安神,保气以存精,思虑兼亡,瞑想内视,则身神并一。身神并一,则近真矣。"不为事物所烦扰为清,心平气和而安宁为静,清静以养生、保气、存精、安神,无思无虑,内向反视,则形神合一。精、气、神都是人体生命活动的重要物质基础与功能形式,但精与气最终均化为神。徐春甫从不同角度和层面,强调养神是养生的核心和关键。

(4)固摄护惜以保气

由"神"由"精"说到"气",《养生余录》曰"神养于气,气会于神""神为气之子,气为神之母""神能御气,气能留形";《老老余篇》指出:"人由气生,气由神主,养气全神,可得真道。"人禀天地之气而生,徐春甫在《养生余录》中提出了"惜气""爱气""保元气""护元气"等说法,他解释说:"抱一元之本根,固归真之精气,三焦定位,六贼忘形,识界既空,大同斯契,则气自定矣。此惜气也。"也就是说,养生以养护元气为重点,要采用各种方法保护人体元气,以使体内正气充沛、气机条畅,做到"正气存内,邪不可干",避免"神疲心易役,气弱病来侵"。

《养生余录》还把气与身体比喻为水和鱼的关系:"气者身之根也。鱼离水必死，人失道岂存？是以保生者务修于气，受气者务保于精，精气两存，是名保真。"进而又把气分为四类，一是与精、神相生的"乾元之气"，二是气血相生的"坤元之气"，三是气津相生以滋润形体的"庶气"，四是"众气"（即谷气）。正如徐春甫所言："身有四气，人多不明。四气之中，各主生死：一曰'乾元之气'。气化为精，精反为气，精者连于神，精益则神明，精固则神畅，神畅则生健。若精散则神疲，精竭则神去，神去则死。二曰'坤元之气'。气化为血，血复为气。气血者，通为内外，血壮则体丰，血固则颜盛，颜盛则生合。若血衰则发变，血败则脑空，脑空则死。三曰'庶气'。庶气者，一元交气，气化为津，津复为气，气运于生，生托于气，阴阳动息，滋润形体，气通则生，气乏则死。四曰'众气'。众气者，谷气也。谷济于生，终误于命。食谷虽生，蕴谷气还死。精能附血，气能附生，当使循环，即身永固。"这里调护元气贯穿到精气神，气血津液，形体、精神、饮食等养生的各个层面。又以树的荣枯为喻，指出"树衰培土，阳衰阴补。含育元气，慎莫失度"，"木至衰朽，即尘土培之，尚得再荣"，强调充养元气的重要性。元气有限，人欲无涯，固摄护惜元气，既是养生的出发点，又是养生的最后归宿。

（5）节制房欲以惜精

精、气、神被喻为人之"三宝"，人欲延年百岁，就要敛气保精，以养其内在精神。"神者，精之成也"，精可化血、精可化气、精可生神，故养精、惜精、保精十分重要，徐春甫十分赞同前人"我命在我，保精爱气，寿无极也"的观点。精有先后天之分，先天之精藏于肾，禀赋于父母；后天之精来源于水谷精微，由水谷精气化生，并不断充养先天之精。《养生余录》提出："摄生者观于肾之神理，则夭寿之消息，亦思过半矣。"强调肾为藏精之脏，内蕴真阴真阳，养生有法，应注重"肾之神理"，保养肾精。天地氤氲，万物化醇，男女媾精，万物化生，此造化之源，性命之根本也。

"食色性也"，适度则有益，过度则有害。虽美色在前，也不过悦目畅志而已，决不可恣其情欲，以伐性命。徐春甫指出："人之可畏者，衽席之间不知戒者，过也。"故养精、惜精、保精重在保养肾精，以节制房事为要点。

他还在《医统》卷五十八《腰痛门》中现身说法地说，自己年少时常有腰痛及闪挫之病，不知房室之害，后游学行医各地，"欲渐稀而腰痛亦稀"，至编集著作时欲益寡，"腰觉强健而绝无痛作之因"，得出"寡欲之功而优于补剂多矣"的结论；指出："举世之人，每每醉以入房，欲竭其精，耗散其真，务快其心，恬不知养，其不虚者几希！予见房室劳伤肾气，腰脊兼痛，久则髓减骨枯，发为骨痿者有矣，岂直腰痛已哉！养生君子，不可以不慎于斯也。"所以他认为"阴阳之道，精液为宝"，"长生之要，其在房中"，告诫人们"房事不宜早、性欲不可纵、春药切勿用、性欲不必禁、行房应有忌、同房有所避"，在《养生余录》中明确提出了节欲保精的五项原则和注意事项。

一是欲不可绝，性不必禁，独阳不生，孤阴不成，男女居室，人之大伦，人道有不可废者。性是人的本能，人类生活的内容之一，适度性生活有益身心健康，而绝欲则会造成阴阳偏盛，所谓节欲养生，当节而不禁。

二是欲不可早，破阳太早伤精气，破阴太早伤血脉，不宜早婚，"精未通而御女，以通其精，则五体有不满之处，异日有难状之疾"，婚配应在气血肾气盛壮之时。

三是欲不可纵，纵欲伤身，损年折寿，蚕食精魄。常言道"纵欲催人老""房劳促短命"，《养生余录》认为："欲多则损精"，"恣其情，则命同朝露"，并引经据典指出纵欲的危害，把"淫声美色"比喻为"破骨之斧锯"，"姿意极情，不知自惜，虚损生也，譬如枯朽之木，遇风则拆将溃之岩，值水先颓。苟能爱情节性，得长寿矣"。指出节欲保精是长寿的一个重要环节。节制性欲，施泄有度，如何把握这个"度"，徐春甫还陈列出了各年龄段的房事规律，即所谓"二十以前二日复，二十以后三日复，三十以后十日复，四十以后月复，五十以后三月复，六十以后七月复，又六十闭户"，可供参考。

四是欲不可强，性生活不能勉强，强力入房则耗精伤肾，髓气内枯，寿不可长；尤其春药切勿使用，不可图一时之快乐，借药助性，助阳焚身，肾精亏损，肾水枯竭，脏躁消渴，会导致全身性疾病，促使早衰早亡。

五是欲有所忌，醉酒饱食、远行疲乏、喜怒未定、女人月潮、金疮未愈、冲冒寒暑、时疾未复以及大小便讫、新沐浴后、犯毕出行、无情强为，均不可为。嗜不知禁，则"侵克年龄"，缩短寿命。另外同房还有所避忌，大风大雨、雷电霹雳、大暑大寒应避免性交。

徐春甫归纳的保养肾精、节制房欲之法，是符合养生要求的，具有积极的现实意义。

4. 重视老年养生

老人形羸气弱，气血精力衰退，养生保健方法相对青壮年来说，自当更为谨慎。历朝历代均把颐养天年列为养生的重点。《老老余编》除了重视食疗以养元气、健脾胃为主外，还要求老年人要学会养生之道。

一是要学会自戒，改变"率多骄恣，不循轨度"的不良个性。《老老余编》还归纳出了"养老四无"，即"耳无妄听，口无妄言，身无妄动，心无妄念"；"养老三字经"，即"老人之道，常念善，无念恶；常念生，无念杀；常念信，无念欺。无作博戏，强用气力，无举重，无疾行，无喜怒；无极视，无极听；无大用意，无大思虑；无吁嗟，无叫唤；无歌啸，无啼泣；无悲愁，无哀恸；无庆吊，无接对宾客"。还有"六戒""二十一不可"等禁忌内容。

二是要学会调养，注意日常起居注意起卧的规律性，及时适调寒热，顺应气候的变化。《老老余编》曰："老人所居之室，必须大周密，无致风隙也。""老人常避大风、大雨、大寒、大暑、大雾、霜、霰、雪、旋风、恶气，能不触冒者，是大吉祥也。"提倡真人七法，即少言语，养内气；戒色欲，养精气；薄滋味，养血气；咽津液，养脏气；莫嗔怒，养肝气；美饮食，养胃气；少思虑，养心气。

三是要爱惜精气神，老人要选择适合自己锻炼的气功、导引方法，"服食将息，调身按摩，摇动肢节，导引行气"，并推荐和介绍了六字诀功法。反对靠补药延天年，认为"幸补药者，如油尽剔灯，焰高而速灭"。

徐春甫在阅读大量有关老年人养生医籍的基础上，结合自己的实践归纳总结出许多摄养箴言，强调身心调养，突出情志的作用，基本符合老年人的生理心理特点。

5. 提炼阐发养生命题

徐春甫养生之论散在于《老老余编》《养生余录》等卷中，他于"养生万计"之中，提取、精选出"养神、惜气、堤疾"的保养三术，"啬神、爱气、养形、导引、言语、饮食、房室、反俗、医药、禁忌"十大养生要点，"体欲常劳，食欲常少。劳无过极，少无过虚。去肥浓，节咸酸，减思虑，损怒气，除驰逐，慎房室"之武氏养生法。还包括避邪、惜精、悦志、起居、少言、服饵、存想、形景等养生要术。在论述这些养生大计中，他或者提出很多富有价值的命题，或者进一步阐明了养生的微言大义。

其一，《养生余录》曰"愚智贵贱则别，养生惜命则同"，提出无论贫富愚智，养生惜命之理则是同一的，要在通达其理，体现出了生命平等的意识和医者仁心仁术的价值观念。

其二，《养生余录》对晋代葛洪提出的"养生以不伤为本"的观点做了进一步的阐发，指出不应强求自己过度作为，主张人的言行举止、存思计虑都不应超出正常的生理限度，书中还分析了种种"伤本"之行动："才所不逮而困思之，力所不胜而强举之"，以及悲哀憔悴，喜乐过过，汲汲所欲，戚戚所患，久谈言笑，寝息失时，挽弓引弩，沉醉呕吐，饱食即卧，跳走喘乏，欢呼笑泣，阴阳不交，皆所伤也。这里的"伤"是指人们衣、食、行、住、坐、卧等不按大自然和人体生命规律进行，"伤"在不知不觉中积累，到了一定程度便会引起疾病。养生必须去"伤"，"不伤"就是要顺应自然，和谐适度，保持旺盛生机。"是以养性之方，唾不及远，行不疾步，耳不极听，目不极视，坐不至久，卧不及疲"，食不过饱，饮不过多，"不欲起晚，不欲汗流，不欲多睡，不欲奔车走马，不欲极目远望，不欲多食生冷，不欲饮酒当风"等。

在此基础上，他进一步提出养生也不可为过，"然养生之具，譬如水火，不可缺，过反为害"，养之得理，即可"常寿一百二十岁"。保持情绪中和、睡眠酣畅、形劳而不倦，使体内阴阳平衡，守其中正，保其冲和，则能永葆健康长寿。

其三，"养生以不伤为本"并非是消极不作为，道家认为"天人合一"，但并不是一味消极顺从自然，《养生余录》就引用了道家《仙经》"我命在我，不在于天"的观点，强调命运自主，延生有术，养生之道完全掌握在自己手中。这显然与"生死有命，富贵在天"的消极思想大不相同。反对把精神寄托于来世，提倡通过炼养元气等手段，以延缓衰老、竟其天年，显然是一种积极进取的生命自主观。徐春甫倡导此说，把命运自主与对规律的把握联系在一起，旨在提倡"知自然之道"来获得生命的自由。这种尊重规律基础上获得的自由，是一种理性的自由，体现出了三个基本价值理念，即以人为贵、"生为第一"的乐观精神，"性命由己，操之在我"的命运自主的观念和超越生命思想、延生有术的生命实践思想。

其四，养生延年是每个人的期盼，但并不是人人都能做到的，早在汉魏时期，"竹林七贤"的精神领袖嵇康就发出了"养生五难"的感叹："名利不灭，此一难也；喜怒不除，此二难也；声色不去，此三难也；滋味不绝，此四难也；神虑精散，此五难也。"徐春甫赞同稽康的观点，认为"五难"不除，虽口诵至言，但口惠心不诚，不论是吃药进补还是采用其他养生方法，都难以避免疾病。尖锐地指出"人自谓难行，而不肯行"，说养生难行，实质是托辞而不愿意实行，可谓洞察秋毫，人事之练达也令人钦佩。其所论寓意深刻，发人深省。

在"五难"基础上，徐春甫进而提出了"将收情欲，先敛五关"之说。这里的"欲"和"关"，包括了伐性之斧（色）、攻心之鼓（声）、腐脏之药（味）、熏喉之烟（芳馨）、召蹶之机（舆驷）。欲是人的本能，"此五者所以养生，亦以伤生"，过度欲望损人身心健康，导致行为越轨。徐春甫比喻说："身之有欲，如树之有蝎。树抱蝎则还自凿，人抱欲而反自害。故蝎盛则木枯，欲炽而身亡。"强调了过度欲望的危害性及控制自身自欲望的重要性，提出这一命题的目的就是要预防"抱欲自害"，节欲养生。

医道相融，预防养生所由兴也。徐春甫《医统》全书分福、寿、康、宁4集，以"富贵荣华客，清闲自在仙；鹏程九万里，鹤算八千年；玉质成飞步，朱颜永驻延；平安无量劫，静默有真玄"一诗之40字作为40帙之序号。此诗不用细玩，仙风道骨扑面而来。他在《医统》自序中说"其于养生，不无小补"，可见在他的心目中，养生是一个包括防病治病、保健康的大概念，也表明养生治未病是中医学的精髓所在。在《老老余编》《养生余录》等养生专著中，他议论纵横，洞察秋毫，既有微观具体的养生方法，又有宏观精神层面的养生大要，对于养生的难点、要点等多有创见，引古发新，观点鲜明，富有哲理，深化了中医养生学说，丰富和发展了中医"治未病"思想。

徐春甫

临证经验

据《医统·沈序》记载:"徐君所治病有妙巧,病已辄自纪,所以治满几阁矣。"《医统·汤序》在赞佩徐春甫学识医术玄妙时也曾说"《医统》又其绪余也",《医统·王序》又云其"特籍方书以为筌蹄",方书只不过是作为其临床运用的工具罢了。但目前尚未发现这些临床诊治的原始资料。或因诊务、编务、公务繁忙,也未有后人帮助整理,年湮代远,岁月沧桑,岁淹兵燹而佚,也未为可知,尚有待新的考证发现来进一步充实。所幸的是,好在百卷《医统》记载和保留了大量前人及徐春甫本人在临床各科的创新实践,尤其徐春甫"保元堂"积久频验的成药制剂,由他本人编入《医学捷径》卷之六《评秘济世三十六方》中并公开出版,从而被保存流传下来,一定程度上代表了徐春甫的临床诊疗特色和学术水平。

一、临证阐发

徐春甫勤于实践,学验俱丰,内、外、妇、儿各科,方药本草、养生养老无不精通,其尊奉《内经》、重视脉诊、力主脾胃元气、倡导养生治未病等学术思想,是贯穿于临床各科病证的实际运用之中的,同时在各领域还多有创新发明,完善和丰富了中医临床学科的内容。

(一)辨分内伤外感

徐春甫私淑李东垣,临证重视脾胃内伤之治,论伤寒每每强调外感、内外之辨别,《医学捷径》卷三《病机歌·伤寒证歌》中曰"内外之伤须细参,虚实殊途莫倚偏"。他认为,人之生以脾胃为本,必赖饮食滋养,如果饮食失节、劳倦过度,调养失宜、失其所养,则脾胃气虚,不能升达,陷郁为热，亦与外感发热相似。但世俗不知，举世之医每多误以内伤混作外感处治，将元气不足之证认作伤寒客邪有余、外感表实之证，反泻肺绝表，使荣卫之气外绝，虚虚之误，往往其死只在旬日之间，所谓差之毫厘、谬之千里。在《医统》卷二十三《内伤门》中，他从病机、诊断、治疗等方面做了全面的辨析。

李东垣以饮食劳倦为内伤不足之病，徐春甫认为包括饮食失节、寒温不适、起居不时、劳倦劳役、房劳过用、思虑恼怒等所致脾胃损伤、元气耗损是其根本。病机上，外感内伤有阴阳虚实之不同：饮食劳倦内伤，阴乃受之，入于五脏，阴虚而生内热，而为飧泄、肠澼；外感乃邪气侵袭，阳乃受之，入于六腑，而致身热、发为喘呼。内伤气少不足，外感邪气盛而有余。徐春甫具体分析说，元气虚则火胜，脾胃元气不足，无以滋养心肺，心火独盛，致心不主令，相火取而代之。心火、相火乃阴火，相火更为元气之贼。火与元气不两立，一胜则一负。阴火上冲，乘其土位，上乘阳分，则气高而喘，身热而烦，脉洪大而头痛，或渴不止。内伤饮食亦恶风寒，系荣卫失守，皮肤间无阳以滋养，不能任风寒。脾胃之气下流，谷气不得升浮，春升之令不行，无阳以护其荣卫，乃生寒热。劳倦伤脾，不能为胃行其津液，饮食不磨，故有心腹痞满、兀兀欲吐而恶食，口不知味，或飧泄、肠澼，四肢倦怠，发热憎寒。饥饱不调，劳倦过伤，元气不足，津液不行，故汗下时出，小便数。在《外科理例》一则劳倦致耳下肿的病案后，他还加案语辨析说：大抵内伤，荣卫失守，皮肤间无元气滋养，经不住风寒侵袭，胃气下陷，则阳火上冲，气喘发热，头痛脉大，属于不足之证，如误作外感表实之证而反泻之，难免虚虚之祸。

诊断上，徐春甫从九个方面辨别外感内伤。

一辨寒热。外伤寒邪，发热恶寒，寒热并作；内伤饮食劳役，躁热发于胃间，浑身蒸蒸，如恶寒则不间断，避寒以温暖则解。内虚躁热，因吸入风寒，躁热发寒亦间有，但躁作寒已、寒作躁已，并非如外感寒热那样，寒热齐作而无间断。有内伤重者二三日，与伤风相似，但区别也不难：外感风邪，恶风自汗、头痛、鼻流清涕，语声重浊，能饮食、腹中和、知口味，大小便如常；内伤恶风、自汗、鼻流清涕、头痛间而有之，但妨碍饮食，腹中不和，口不知五谷味，小便频数而不渴，大便常难，甚则热伤元气，四肢不收，无力以动，懒倦嗜卧。

二辨口鼻以分内外。内伤劳倦饮食必显于口，腹中不和，口不知五谷味，不欲言语，纵然勉强对答，声必怯弱，口沃腴而沫多，鼻中清涕或有或无；外感其证则必显于鼻，口中知味而和，鼻不利，声浊不清，伤寒则面赤、鼻壅塞而干，伤风则鼻流清涕。

三是脉诊辨别。除了"人迎脉大于气口为外伤，气口脉大于人迎为内伤"的相互参诊外，也可就寸口处两关之脉加以分辨。内伤元气，内应脾胃，右关脾胃以主内伤；外伤风寒，内应肝木，左关肝木以主外伤。

四辨手背手心。内伤手心热而手背不热，外感手背热而手心不热，内伤兼外感则手心手背俱热。

五辨气少气盛。内伤者气先损，四肢无力，口鼻皆短气，少气不足以息，少言懒语，人问十句不想回答一句，即言亦困弱无力，其声低微；外感风寒者，心肺元气初无减损，鼻气壅塞不利，气不能出，并从口出，但发一言，必前轻而后重，高厉而有力，其声如从瓮中出。

六辨头痛。内伤头痛时作时止，外伤头痛常常有之，直至传里。

七辨筋骨四肢。内伤劳倦，气不卫外，怠惰嗜卧，四肢沉困不收，热伤气而骨消筋缓也；外伤风寒，郁于体内，筋骨疼痛，不能摇动，乃形质之伤。

八辨渴与不渴。内伤劳役，初病伤重者必渴，病久必不渴；外感风寒三日以外，谷消水化，邪气传里，始有渴也。

九辨恶食与不恶食。内伤劳役、饮食失节、寒温不适，三者俱恶食，口不知五味五谷；外感伤寒中风俱能食而不恶食，口中和。

《医学捷径》卷二《雷公四要纲领发微·临证审表里》补充说："表证系外感风寒，头痛发热，看有汗无汗。脉浮紧而有力，无汗，则为表实，宜汗而发之。脉浮而无力，有汗者，则为表虚，宜和而解之。里证：系内伤，劳倦、饥饱、思虑、恼怒所致，亦头痛发热，但头不甚痛，或痛或不痛，热亦有时退息，间而作之，此皆内伤证也。或有汗，或无汗。沉脉而有力为邪盛，脉沉而无力为正气虚。"

治疗上，外伤风寒，六淫客邪，皆有余之病，当泻不当补；饮食失节，中气不足之病，当补不当泻。表虚之人劳役受病，为寒凉所遏，初与中外邪有余之证相似，不可作表实治之。凡内外伤兼证，内伤重而外感轻，为内伤夹外感，宜先补益而后散邪，或补中益气汤为主，加散邪药；外感重而内伤轻，为外感夹内伤，宜先散邪而后补益，解散药为君，人参、白术等为臣。

外感、内伤也多交集，李东垣有"伤寒挟内伤者甚多"。徐春甫强调，外感总归因于内伤，认为形气俱虚，乃受外邪，"不因虚邪不能独伤人"，正所谓"邪之所凑，其气必虚"。所谓邪气伤人，内伤正气在先，然后邪气乘虚而入。风为百病之长，邪之大者莫若中风，以中风为例，无虚邪则风寒不能独伤人，如气虚厥逆之中风，无论形盛之厥还是体弱之痿，原本因于体虚气衰，贼邪乃得以入中。他认为，因七情、饮食、劳役所致者，宜李东垣主气法，尤其脾虚四肢不举，不可一概以外感风邪治之。徐春甫还以元气内伤解读"变化百病"之经旨，百病其源皆由喜怒过度，饮食失节，寒温不适，劳役所伤而致。

（二）倡用"白术参芪"补元阳

徐春甫是新安医学家汪机的再传弟子。从元代延至明代初中期，时医胶于滋阴降火、"专事苦寒以伐真阳"，戕伤脾胃元气，汪机不得不用"参、芪、白术"以救护脾胃元气，并针对王纶戒用人参之说，针锋相对地提出

"病用参芪论"，创立了"营卫一气说"和"参芪双补说"，形成重用人参、黄芪、白术以固本培元的特色治法。徐春甫是传扬汪机以"参、芪、白术"固本培元治法的佼佼者，他在著作中，不仅有对王纶"血证不可用参、芪"的批驳，还进一步对世医滥用四物汤、补阴丸之害大加挞伐，其固后天之本、培"脾胃元气"之治用，较之先师有过之而无不及。现结合《医统》《医学捷径》两书，将其"白术、参、芪"之运用加以归纳总结。因《医统》百卷繁复，故阐述中不再说明具体出处。

徐春甫认为，百病皆由脾胃衰而生，补中益气"为王道之本，而实为医家之宗主"，力荐重用活用白术、人参、黄芪等补益元气。脾胃不足，宜以白术为君，人参、黄芪为臣，专精而效速。肥人倦怠、气虚有痰，宜四君子汤；瘦人倦怠属热，更少不了白术。嗜卧懒语、洒淅恶寒，宜补中益气汤。他认为，李东垣补中益气汤的立方本旨在于，脾胃素虚之人，因饮食劳倦，心火亢盛而乘其土位，脾胃一虚，肺气先绝，须重用黄芪，以益皮毛而闭腠理，人参补元气次之，白术、甘草除胃中热。治脾胃病兼治各经，由脾胃不足不能生肺，肺金受邪，而咳嗽、气短、气上，宜人参为君，黄芪等为臣，白术等为佐。治有声无痰之嗽，久咳干咳，劳嗽肺虚，也可用人参补之，如九仙散、琼玉膏。治肺痿，宜用人参、黄芪，如白及散。然久病痰嗽，肺中伏火，又当守朱丹溪之诫，忌用人参、黄芪。凡肺喘，气虚短气而促，不能相续，以及喘愈后肺虚吐痰，均宜人参、黄芪补之。咳逆之证，虚者乃胃弱而阴火乘机而作，宜用补中益气汤。内伤呃逆，"白术、参、芪"当用；吐法治咳逆后作呃，虚弱者也宜加人参、黄芪。虚火可补，人参、白术、生甘草之类是以用也；升阳散火汤、火郁汤均用人参，"大虚参、术同姜、桂"。若饮食劳倦，内伤元气，火不两立，阳虚之病，以甘温之剂以除热，黄芪、人参、甘草之属。胸中烦热虚热，用人参、黄芪；阴虚兼气虚发热，加人参、黄芪、白术；潮热、身有寒，加人参、黄芪、白术；脾虚不运、中焦郁热、虚烦，须用人参、白术补药。

虚劳一证，经曰"形不足者，温之以气；精不足者，补之以味"，但徐春甫更重前者，认为"元气虚分参术主，脾胃调和气血融"，强调补肾滋阴要识养脾之功。如治老人虚损、小便短少，推荐朱丹溪之法，以人参、白术为君，牛膝、芍药为臣，陈皮、茯苓为佐。春加川芎，夏加黄芩、麦冬，秋冬加当归、倍生姜，以为老人养生之捷法。又如壮年时备用滋益药以益寿乌须，加人参、白术、茯苓尤有神效。徐春甫宗李东垣王道之法，除补中益气汤外，书中常用的补益名剂如四君子汤、六君子汤、八珍汤、十全大补汤、调中益气汤、升阳顺气汤、升阳益胃汤、参苓白术散、参术调中汤、谷神丸、八仙糕、人参养胃汤、人参启脾汤、固本人参丸、固本六味丸、天王补心丹、加味虚潜丸等，均以白术、人参、黄芪为君或为主药。"用劳伤药，先煎黄芪"，则是其经验之谈。

徐春甫以自制健脾保元的"王道之方"起家，其"保元堂"起家之成药秘方《评秘济世三十六方》，和脾胃、补脾肾、从脾肾论治之剂多达18方，专治脾胃者8方；白术、人参、黄芪三味中两味组合使用或单用一味者，共计11方，其中此三药为君药或主药者有8方，其中第一方大健脾养胃丸、第四方参苓散中白术、人参均为君药，第二方保和丸、第三方香砂枳术丸中白术均为主药。尤其是其自创自制的大健脾养胃丸，重用、倍用白术，治病"随试辄效"，引以为豪；强调胃气虚则"主气不能行药力"，未病培元、已病保元、愈后复元时，应"多服大健脾丸"，自荐其为"医家之主药，人生之根本""治未病养生之要药"。可以看出，不仅在自制自用制剂中含"白术、参、芪"三药的方剂所占比例较高，而且在使用频率和使用量上含"白术、参、芪"之方比重也大，表明白术、人参、黄芪是其临床使用的大宗药材。

徐春甫十分注重内外伤之辨，强调脾胃内伤切不可混作外感处治，对于内伤夹外感，宜补中益气汤为主。譬如体弱之人，内损元气，外感风寒，或汗下过伤，阳虚烦恶，如复用寒凉，则脾胃受伤而愈虚，宜以独参汤和平益气，次用人参黄芪汤调下，虚烦即可止息。外感夹内伤，也宜以人参、白术等为臣。邪之所凑、其气必虚，即使外感伤寒用药，他还以引用小柴胡汤等伤寒经方的组成，说明"未尝不用人参以治外感"的情况。如伤风感冒和剂参苏饮、人参败毒散，均以人参为君；邪在少阳，半表半里，脉弱无力，和解之剂小柴胡汤用人参，防邪气侵入三阴；阳明清里的竹叶石膏汤用人参。表虚证自汗、四肢发热，宜黄芪建中汤；治诸虚自汗，牡蛎黄芪桂枝汤、玉屏风散均用黄芪、白术为主药；治感冒呕吐的霍香正气丸，用白术。发表清里的大羌活汤，也用白术。一般表虚自汗加黄芪，内外湿困用白术。伤寒太阴病，脾胃虚寒，理中汤以人参、白术为主药；里寒水停，真武汤也少不了白术；寒邪伤胃呕吐，安胃汤主以白术、人参，温中补气。总之，黄芪甘温泻火，补气实表止汗；人参甘温泻火，补中益气；白术除湿补中，无论外感内伤，三药均为徐春甫临床必备必用之药。

外感中邪，大之者莫若中风。中风有外有内，东南之人，湿土生痰，气虚内发，四肢不举有虚有实，李东垣主以气虚之论。徐春甫认为，不仅"气虚卒倒用参、芪"，而且中风均宜先调其气，八味顺气散、人参顺气散均用人参、白术，常用的愈风汤、续命汤也要用人参或黄芪。

治暑风，徐春甫指出"预却必须元气壮，四君生脉是为然"，治暑宜补元气为主，清暑益气汤以人参、黄芪、甘草为君，苍术、白术健脾除湿；伤暑用人参白虎汤；治伤暑及霍乱吐泻，桂苓甘露饮用到四君子汤；治伏暑十味香薷饮用人参、白术、黄芪。

治疟疾，清脾饮用白术，四兽饮有四君子汤，加减柴苓汤用人参。治瘟疫，若脉浮而大、按无力，"补中带表随时宁"，人参也多用。

治痢疾，气虚湿热下痢要用黄芪建中汤；久痢体虚，元气下陷，脾元虚弱，不可骤下，须用白术、人参、黄芪健运脾胃、升提补气，戊己丸、大安丸、真人养脏汤可用之；噤口痢也需用人参以加开降。即使"通因通用"后，也当以白术、人参调和胃气，下痢后力倦、气少，夹虚证者，当用四君子汤。下痢，白术为必用药；痢后腹中作痛，白术煎服自安。

治泄泻，"气虚参术芍升麻"，气虚久泻治宜以白术为君，方如术茯车前子汤、参苓白术散、黄芪建中汤等，可随证运用。泻痢腹痛，黄芩芍药甘草汤用到人参；即使采用张子和"通因通用"法，治后也宜以白术为主，调理脾胃而止，如白术散、胃风汤可用于调养。

治腹痛，木克土者，小建中汤；水侮土者，理中汤；湿胜、自利不化者，平胃散，总离不了白术；饮食倦怠、小儿食积，保和丸、五疳丸中必用白术。

治胀满，清六丸、温六丸治气滞须用白术，流气饮子治气滞用到黄芪；中满腹胀，气短小便利者，四君子汤加黄芪，以增强补气之力；实脾散、禹粮丸治疗肿胀痞满用白术，消痞丸、失笑丸用人参、白术。

内科杂证，头痛常见。徐春甫认为，头痛大法分内外因，气血虚者宜补，崇李东垣之法，"补中兼益气"。"肠胃所生"之气虚头痛，九窍不利，当以人参、黄芪为主，方有升气和中汤、调中益气汤、人参顺气散。气血俱虚头痛，当用黄芪、当归。痰厥头痛，用半夏白术天麻汤，白术、人参、黄芪也不可少。

治惊悸，归脾汤用"参、芪、白术"，妙香散、定志丸用人参、黄芪。治疸证，茯苓渗湿汤用白术。治胁痛，木香流气饮用人参、白术；治腰痛、身痛，独活寄生汤用人参，肾着汤、东垣健步丸用白术，当归拈痛汤用人参、白术。治痹证，五痹汤用白术，三痹汤用人参、黄芪。治消渴，地黄饮子、麦门冬饮用人参、黄芪；治淋浊，清心莲子饮用人参、黄芪；治膈噎，大法以人参、黄芪补元气为要，因证增损，无不愈。

除内科杂证外，在妇科及外科方药运用上，徐春甫也重视"白术、参、芪"补气之用。如治血崩证，他认为"参芪四物补收功"，强调血证甘温可用、"参、芪"可用，虚火体弱气虚者必须用。指出运用四物汤养血调经，脾胃虚者必须先用六君子汤、补中益气汤之类以养胃。妇人胎前产后，动产下血，安胎，声称白术加黄芩为圣药，"白术止泻行湿，佐黄芩为安孕良图"，其固胎饮和自创方泰山磐石方以"白术、参、芪"为主加黄芩，安胎饮加白术、人参加黄芩，此为其特色治疗经验。产后大虚，他强调"一经产后体便虚，必须大补其气血"，其还元丹用人参、白术、黄芪，玉烛散、束胎饮用白术，达生散用人参。

外科方面，徐春甫遵汪机之旨，以治疗疮疡见长，认为"溃久不收虚旨甚，十全大补莫都迟"，溃疡宜"参、芪、白术"大补阳气为大法。内托散用了"参、芪、白术"；黄连消毒散托毒排脓，用了黄芪、人参。

徐春甫在京城编撰《医统》《医学捷径》之时，其家乡同出一门、同为汪机再传弟子的孙一奎，也在默默地进行临床探索，编撰了一部同样伟大的巨著《赤水玄珠》，他们三位构成了新安固本培元派的三驾马车。相对而言，徐春甫更以脾胃元气为本，孙一奎擅用"参、芪、白术"合附子、干姜等用治，固先后天之本，培脾肾元气，并举并治，偏以温补下元为重。徐春甫也主张对内伤气虚、阳虚恶寒甚者，用补中益气治疗并少加附子，但他认为，加附子的目的在于"行参、芪之功"，助人参、黄芪温补元阳。

《医学捷径》卷三《病机药性歌赋》对"白术、参、芪"三味药做了如下归纳："人参：益元气以补三焦，肺火颇忌；生津液而止烦渴，热嗽休求"；"黄芪：补元气而卫表虚，并收虚汗；退火热而实腠理，内托须谋"；"白术：健脾补胃，君枳实乃消膨妙药；止泻行湿，佐黄芩为安孕良图"。三药之中，从其行文论述来看，徐春甫更看重白术，使用最为广泛。《医统》《医学捷径》两书中白术在其方药中出现频率相对较高，而且《医学捷径》卷六《评秘济世三十六方》第一方至第四方均以白术为君药，尤其大健脾养胃丸的广泛运用，表明白术在其日常运用中使用量最大。歙术、祁术是徐春甫的家乡徽州盛产的地道药材，这为其运用白术、积累固本培元治法的学术经验，提供了得天独厚的物质条件。

现代运用计算机挖掘技术归纳新安固本培元派的用药规律，人参、白术、黄芪用药频次最高、剂量最重，而且人参、白术关联度高于人参、黄芪，表明新安固本培元派重黄芪更重白术，这与徐春甫的观点是完全一致的。黄芪大补元气是"授人以鱼"，而白术健脾、培后天之元是"授人以渔"，更为紧要。现代通过计算机筛选出以人参、黄芪、白术为主组成的固本培元优选方，药理实验证明，能改善消化系统功能低下，提高机体免疫力，具有良好的治疗脾气虚的作用。

养元、培元、护元、保元，对于维护人体生机、强固生命根基、抵御外邪侵袭、促进疾病康复、延缓衰老，具有重要作用，以白术、人参、黄芪温煦全身，鼓舞气血，助脾健运，扶正祛邪，用之于临床每有效验。元气是生命的动力，就阴阳而言，本当阳刚阴柔、阳强阴弱，以"白术、参、芪"助推生命动力，激发生命活力，以增强体质、治病保健，也是中医学的基本理念和特色优势之所在。

（三）驳论辨误，探析病证概念内涵

徐春甫通儒博经，能言善辩，主李东垣之说，针对当时拘泥于滋阴降火致伤元气之弊，在《医统》《医学捷径》中均明确指出"丹溪滋阴特一端"。以消渴一证治疗为例，上消之证大渴引饮，宜降火清金治疗，《医统》卷五十二《消渴门》在说明之一情况后，补充说："春甫意谓：降火润燥而不效者，宜升清气。"清热润燥治疗上消证无效者，宜改从助脾升清以养肺论治。

朱丹溪《格致余论》有"气有余便是火"的命题，其意是说，阳气偏盛能导致各种火证。而所谓气有余之火，指的是病态之火，如不分清红皂

白地把元气、胃气也一棍子打入囚牢之中，就与李东垣"火为元气之贼"的命题相矛盾、相冲突了。徐春甫认为，真气、元气系生命的原始动力，与病理的火气不同，他在《医学捷径》卷之三《病机药性歌赋》中明确地说"此朱丹溪之谬说也"，《医统》卷之二十《火证门》注解说，此"非真气之有余，乃火邪之为气"，从而撇清了元气与火邪的关系，否定了两者的相关性，从而根本上否定了元气有余的病机说。其百病源自脾胃元气内伤的病因病机观点，临床注重培补脾胃、惜护元气的医疗主张，都是建立在这一辩驳基础之上的。就火证而言，徐春甫指出，火邪系指君相二火而已，五志七情不遂，肝肾相火妄动，导致火证，而且即使是火证，"久则脾虚泻愈燔，虚宜从治求其弊"，久之脾胃元气虚弱，滋阴泻火愈泻愈旺，虚证应当采用塞因塞用的从治之法，以纠正一味滋阴降火戕伤元气的弊端。

徐春甫除了在火证的分辨上，有别于朱丹溪外，在痰饮为病上也多持有不同的观点。《医统》卷二十三《脾胃门》针对李东垣"饮者无形之气也""食者物也，有形之血也"，指出："饮亦不可谓无形也，伤饮者当利小便也。""食亦不必谓血也，消导之使不停也。"卷二十四《噫气证》中，针对朱丹溪"噫气为胃中有痰有火"之说，首先明确噫气乃胃气不和而作，"春甫谓噫气多是胃气不和，窒塞不通，则噫气。何以见之？凡人食饱后多有噫气，由饮食饱则胃不舒畅而致然也。噫气，若非食后，则为胃虚而不和。丹溪谓痰与火，特一端耳，医者察之。"有理有据，说服力强，证之临床，符合客观实际。但他并不全盘否定朱丹溪的观点，《医学捷径》卷三《病机药性歌赋·噫气嘈杂吞酸恶心》曰"噫因痰火郁中焦""嘈杂乃火动其痰""吞酸为热为痰火""恶心只为痰凝胃"，仍然十分重视痰火之论，体现了实事求是、客观公正的学术立场。

痰饮为病，多数医家都笼统看待，没有仔细地区分开来、分别对待，其实两者病因病机是有所不同的。《医统》卷四十三《痰饮门》开宗明义地指出："稠浊者为痰，清稀者为饮。一为火燥，一为寒湿，今医不分，混同出治，所以鲜能取效。"明代徐用诚《玉机微义》在阐述血气壅滞、津液凝积、郁而成热生痰的病机后，又补上一句"间有寒痰为病者，亦千百中之一二也"，而徐春甫则干脆利落地说，"甫谓：寒痰之说非也。饮则有寒、有热不同，痰则一因于热而已，加之寒字，不得所以。痰脉多滑大，明知停冷成痰，亦遂郁而为热。药惟以橘皮、半夏、神曲之辛以散之行之，亦不敢用热药也。"至于世论痰清白者为寒、黄浊者为热，实则"清痰则饮是也，间亦有因于寒，浊痰则不可言寒也"。从明确概念入手，继以脉象表现印证，又加停冷成痰之因在于郁热的病机分析，说明稠浊为痰、病因在热，清稀为饮、病因有寒有热，概念清晰，观点鲜明，一目了然。

其实元代王隐君也认识到"清痰为寒、浊者为热"之误，他认为"始则清白，久则黄浊"，"总是湿热为源，而云寒因热用，乃大误也"，但由于没有抓住痰与饮本身的区别，其痰清痰浊、因热因寒之辨，就显得含混不清，区分不够透彻，逻辑上存在漏洞，说服力不强。

在淋浊寒热病性的辨分上，徐春甫也有与众不同的看法。《医统》卷之七十一《淋证门》明确指出："或谓淋证为寒，误也。"他分析说，溲下淋沥，疼痛忍之，身必战栗而憎寒，有似乎冷，不明其理就可能会以为是寒证；亢则害、承乃制，战栗似寒，但经属于火，而反兼水化之象，是热甚而郁结不开之故，或有热出沙石者，或有如脂膏者，亦并非冷凝所致。是皆热在膀胱，煎熬日积，轻则凝如脂膏，甚则结如沙石。"甫见间有寒者，不过为淋之变证也。始初因热或服寒凉通利之药过多，以致脾气下陷，膀胱之气因而凝滞不清，变成白浊，并无痛楚，此用温暖升提，如缩泉丸、补药升阳汤之属是也。非此而言寒者误也。"

白浊乃淋之变证，其寒象也系用药寒凉太过所致，其病机在于脾气下陷，仍当以温暖升提之药治疗。卷七十二《便浊门》，针对朱丹溪所言"白浊肾虚有寒"，指出："白浊主气分有热，谓肾虚寒，恐误也。"淋浊之证俱为热结之候，《医学捷径》卷三《病机药性歌赋·淋浊证歌》归纳为"热结膀胱小便膏"。

徐春甫之辩驳，其中又以针对朱丹溪者为最多，包括针对朱丹溪具体用药上的不精确、不完善之处。朱丹溪有"二陈汤总治一身之痰"说，《医统》卷之四十三《痰饮门》二陈汤方载，"丹溪谓一身之痰都管治，如要下行，加引下药；要上行，加引上行药"，徐春甫认为"斯言过矣"，加按语指出："二陈不过治轻小饮食之湿痰耳，痰势甚者，宜各从其门户。如火炎上者用流金膏、滚痰丸；胶固者，老痰丸；饮积者，小胃丹之类是也。如此对证，尚有不去，况二陈乎？"他指出，"世人泥用二陈汤治痰，不论风、寒、湿、热，一概施治。凡兼痰字，坚执二陈，虽弥年不效，亦不敢更变"，甚至佐以天南星，不察新久寒热，每每用之，以致痰火结郁成胶，老痰结成黏块，凝滞喉间，声不清、咳不出，这都是没有及早及时地加以分辨，执泥朱丹溪之说，过用半夏、天南星的缘故。

再如在卷二十七《膈噎门》中，他对朱丹溪"凡治膈噎反胃，悉当用二陈汤加姜汁之类为主"的治法用方，不以为然，指出："半夏用之豁痰，其性甚燥，膈噎证多因燥气所成，为津液干槁所致，半夏必是痰盛者少用之，无痰不可用。"膈噎病因在燥，半夏性燥，应尽量少用，无痰不用。

在卷四十六《痨瘵门》，针对朱丹溪"痨瘵寒热交攻，久嗽咯血，日见赢瘦，先与三拗汤与莲心散煎，万一不失"之言，他特别提醒说："三拗汤、莲心散，似难为痨瘵要药，特治其初而浅者可矣。"其严谨较真，明察秋毫，曲直是非分明，一定要见出个分晓。医关性命，徐春甫之使命感亦可见一斑。

中医名词术语多有立意，知其立名，思过半矣。徐春甫善于通过辨明病名之义进行鉴别，最典型的就是前文已提到的咳（有痰无声）嗽（有声无痰）二字之辨。他不仅善于辨病证理法方药之迥异，而且更善于识别其微殊。如癫与狂，他在卷四十九《癫狂门》中指出：癫与狂总为心火所乘，神不守舍，狂发大言，乘阳火之上炎，弃衣登高，由狂而癫，此圣人命名之义，同中之异耳。又癫狂病俗名心风，"盖谓心神坏乱而有风邪故也"，两者其实大异，徐春甫在《心风门》中辨析道："春甫考心风病，诸书鲜有载之，而多附癫痫门候混同论治。心风虽出于世俗之称，深中病情，诚为切当。古人谓：风善行而数变，风痹为不仁。此曰心风者，非若外风入中，甚言其变常无定，恍惚不仁，而心之病诚若风之魔也。此皆七情五志久逆所生，而与癫痫则又不同矣。癫、狂、痫证主于火炽，风痰之盛，而浸淫及于心，属实者多。心风则由七情五志久逆不遂，戴人（引者注：金元医家张子和）所谓'肝屡谋，胆屡不决，屈无所伸，怒无所泄'，心之官则思，甚则心血日涸，脾液不行，痰迷心窍，则成心风，属虚者多。治法须以七情相胜，五志遂心，养血豁痰，引神归舍，标本兼治，此疾可愈矣。致若混同癫痫攻治，是谓虚虚，而速其死也。"由病名的含义入手，采用鉴别诊断的方法指导临床运用，在此前的中医文献中尚未出现过。

在治疗上，徐春甫同样注意治疗方法内在含义的深究。如伤寒有所谓刺血法：伤寒七八日不解，自胸至头上，面目俱带紫黑，壅肿，将衄而不能出，用箬叶或茅刺于两鼻中弹刺之，出血一二升而安。《易经》所谓"血去惕出，有自来矣"。但西北方人却于两尺泽刺出血，如喷射状，称之为打寒，这是受宋代许叔微的启发。徐春甫在卷十三《伤寒门》"发热"中对滥用伤寒刺血法提出批评，认为北方之人不明就里，不谙此道，凡一切杂病内伤，动辄胡乱刺血，亦谓之打寒。"甫见气血俱虚而病者又行此法，是犯虚虚之戒，而遂致于不可救者，何限哉？"从明确中医名词术语的特定内涵出发，指明法不对证、滥用胡用的危害性，体现了他在治学上严谨求真的一贯作风。

（四）临证各科发明举要

1. 妇人病重在健脾调气血

徐春甫主张，妇科治疗应注重健脾固本、调养气血。如在《医统》卷八十二《妇科心镜》中论及崩漏一证，中年以上及高年嫠妇，多忧思过度，气血俱虚，"必须大补气血，养脾升固"，早为治疗，"养脾升胃固血乃其大法"；又如治"妇人梦与鬼交候"，徐春甫特加按语说：《良方》多用僻邪之药，非治本之法；既云气血、脏腑、元神俱虚，则神不守舍，故有梦交，实非邪魅所干，就如同男子梦遗的机理是一样的，妇人患此甚多，但不肯直言。"诊其脉沉弦无力，乍疏乍数，面带桃红，四肢无力，倦怠嗜卧，饮食少进，静躁不常，月经不调，皆血虚也。法当健脾胃，养气血，以固其本，兼之安神气，清痰火，以治其标，早为治之，庶几存济。失调理者，三年之后，气血浸衰，脉必紧数，肉脱身不起者定死矣。"清晰明了地描述了临床症状、特征、机理、治法、预后，便于临床参照运用。

《医统》卷八十五《胎产须知》载有"助气顺易"的方剂枳壳散（枳壳、粉甘草、香附子组成），在介绍后不忘谆谆告诫道："愚意此皆耗气之药，若服过多，恐损真气。但于临产之月，间日服之，可以降气破气而已，庶几胎气顺而易产也。"对于习惯性流产，徐春甫认为，凡妇人怀胎二三个月，惯要堕落，系由体弱气血两虚、脏腑火多、血分受热所致，医家安胎多用艾叶、附子、砂仁热补，尤增祸患而加速其堕矣。他分析说："殊不知血气清和，无火煎烁，则胎自安而固。气虚则提不住，血热则溢妄行，欲其不堕，得乎？香附虽云快气开郁，多用则损正气；砂仁快脾气，多用亦耗真气。况香燥之性，气血两伤，求以安胎，适又损胎而反堕也。"《医统》所载的治疗气虚崩漏的龙骨散、治疗月经不调的八珍益母丸、安胎防坠的千金保孕丸、养血安胎的泰山磐石方等，用药均注意气血调固，传承至今仍是妇科常用中成药，确如徐春甫所说的那样"能夺化工之妙"，疗效可靠。

2. 小儿养育听声探其微

徐春甫在《医统》卷八十八《幼幼汇集》中虽多引录，但在育儿和诊断上也有其精到之处。如引北宋陈文中提出的"养子十法"，即背暖以护肺；肚暖以助消谷；足暖以防寒从下起；头宜凉，以防阳热升泄；心胸宜凉，以防心火之证；精神安静，以防惊啼；温养脾胃，不致内伤受损；悲啼未定，勿予乳食，以防气食蓄结；不轻用轻粉、朱砂之类毒物，以防损心伤神；不轻易频繁沐浴，以防伤寒外感，或湿热郁蒸不散。又引用有元代曾世荣《活幼心书》的口诀："四时欲得小儿安，常须一分饥与寒。"认为"吃热、吃软、吃少则不病，吃冷、吃硬、吃多则多病。忍三分寒，吃七分饱，频揉肚，少洗澡"。大抵小儿之疾，"大半胎毒，而少半伤于食也"，外感风寒之证则十分之一而已。

徐春甫重脉诊，但在小儿疾病的诊断上，则认为听声最关键。《医统》卷八十八《幼幼汇集（上）·小儿诸病状》篇有听声验病之发明，譬如"无故啼哭不已，或夜间啼哭之甚，多是腹痛之故，大都不外寒热二因""心中积热夜惊啼""小儿惊哭，声沉不响者，是病重，医难得效。声浮者轻，调治便瘥""叫呼冷汗因虫痛"。其原理为"盖人病蕴于内，声音显应于外，乐声乱则五音不和，人声乱则五脏不和，所以听声音，验人疾病也"。

治疗上，如惊风强调以解热、豁痰、利惊、截风为大法；积滞强调消导要兼行气，切忌消导伤正；遗尿不能一味固摄，而应先调和荣卫以治本，再以涩药收之。另外，痘疹（天花）是危急重症，古代小儿出痘如临大敌，故著有《痘疹泄密》一卷，详细记载了痘疹诊治的各种方法。

《医学捷径》卷三《病机药性歌赋·小儿证歌》归纳说："小儿之病最难医，口不能言辨是非。惟在揣摩而推测，听声察色探其微。虎口脉纹定凶吉，三关通度曷能为。紫脉为风红感热，青为惊证白疳推。若有黑纹为中恶，应知黄色属脾虚。大都脾与肝经病，吐泻惊疳四者医。少见多病是惊风，急慢须分治不同。若是忽然惊证至，斯为疾热实堪攻。脾虚泻久而惊至，是知虚寒慢证风。急则可施金枣类，慢惊须补四君逢（乌蝎四君子汤）。"这些具体的经验和方法，对今日儿童保健和儿科疾病的诊治，仍有一定的指导价值。

3. 五官科创意发明为最多

眼、耳、口、鼻、舌、齿、咽喉等五官科病证，虽属小病种，但徐春甫巨细不遗，同样重视，且多创见和发明。《医统》卷六十一《眼科·原机启微论》中，对刘河间"目病悉因于火而为病，治火之法，药用咸寒，吐之下之"之论，不以为然，认为目病属火不假，但这属于表象，其内在本质则在于七情郁结、气血凝滞，治疗的关键在于发散风火，导气血之滞，开七情之郁，热壅则当于苦寒剂中加以辛温之药，故特加按语分析说："目病属火，固其理也。病之始起，可以峻用寒凉。或兼七情郁滞，气血停凝，以致热壅而为目病者，则当于苦寒剂中，而加之以辛温之药，而发散之，导滞开郁，而气血风火，岂不从而发散者乎？甫故曰：散热为要，亦表里之意也。"

《医统》卷六十一～六十六为五官科内容，所记载小发明也最多。书中创泻南补北法（泻心火、补肾虚）治耳聋耳鸣，心虚用《局方》平补镇心丹，肾虚用肉苁蓉丸；又有选气味俱厚的生药、香药贴涌泉穴治耳聋，采用磁石、麝香、驼鹤油塞耳的复合磁疗法，外治耳聋耳闭、"久不闻声"等；还创用芍药散治脓耳风热证，以大黄为君用下法治疗耳眩晕，滚痰丸治鼻衄，羊肺散和辛夷膏治鼻息肉，先洗鼻、后涂蜜再敷地龙散治疗鼻息肉，瓜蒂散吹鼻治风湿感冒鼻窒，百草霜治鼻疳，秘效方外治口糜，凉膈散治实火口疮，通关散吹喉治咽喉肿痛，白芷散治大寒犯脑牙痛，甘露饮治脾胃湿热牙宣，壮阳固齿散早晚擦牙治牙龈肿痛，还睛丸、泻肝散治夜盲内障，均有特色。重视外治法也是其特色，其中洗鼻法是最早的文献记载，有利于外治药物的吸收。

徐春甫用通下法治疗头目眩晕，上病下治，塞者通之，显然不同于
"无风不作眩""无痰不作眩""无虚不作眩"的经典论述，历代本草文献也
未有记载。以大黄、荆芥穗、防风各等分，水煎，"以利为度"，用药剂量、
服用频度和药效以产生轻度腹泻为标准。从现代医学来看，眩晕最常见的
是梅尼埃病、前庭神经炎和良性阵发性位置性眩晕，西医采用脱水剂治疗，
而大黄以利为度产生的轻度腹泻，与脱水作用相同，但对肾功能无影响；
西医采用抗病毒治疗，而大黄、防风药理研究证明均有抗病毒作用。微循
环障碍也是形成眩晕的基础和诱因，而大黄有活血化瘀作用，药理证明有
消除动脉硬化、抗凝、降脂、降黏等作用。该法既是对眩晕治疗法则的创
新，也扩充了大黄的临床应用范围。

4. 外治强调内治之理

外治之理即内治之理，《医统》卷八十《外科理例》集明代医家薛己和
汪机要领之余，也有独到串解阐发。如疔疮之治，当时世俗有说"是疮不
是疮，且服五香连翘汤"，但实际效果或中或不中，致误者多。徐春甫指
出："盖不审形气虚实、疮毒浅深，发表攻里，所因不同故也。"他认为，该
药善于驱逐，以五般香窜之药佐之，与漏芦相间，大黄为佐，大黄入阳明、
太阳，性能走而不守，泻诸实热，以其峻捷，故号将军，如不分虚实浅深，
即使各有人参、漏芦、甘草之补药，也难免驱逐之药带来的伤害。言之有
据，切合临床实际。

再如用蜞针一法治疗疮痈，方法是以二寸高竹筒围住疮头，少少注一
点水，将蚂蟥放于竹筒中，任其吮吸疮血，疮去恶血遂渐轻松而愈，然后
用药治疗。有人认为只可用于轻浅之症，如积毒已入脏腑，白白耗竭其血
于外，也无益。针对此说，徐春甫加按语说："愚谓虽用蜞针，仍须按证施
药，则内外兼治亦可已矣。若云徒竭其血于无益，斯言过矣。毒为积血而

成，今吮去其恶血，亦驱其毒之一端也。"认为蜞针法需要内外兼治，辨证施药，外治吮吸恶血，是驱毒的方法之一，外治之法即内治之理，并非无益。

5. 针灸因病而施，尤崇灸法

徐春甫是一位擅用方药治病的临床医家，但并不排斥针灸，强调针药并用、针药并重，主张医生应兼通针灸和药物，尽量多地掌握各种医疗技术。他在《医统》卷三《翼医通考》中，还现身说法地说，过去其错误地认为"活人之术止于药"，所以"弃针与灸而莫之讲"，每每遇到伤寒热入血室及闪挫诸疾，非药饵所能治愈，必须刺灸治疗时，往往束手无策，自愧技穷。从此认识到"针、灸、药因病而施治"，三者俱备方是良医。"扁鹊有言：疾在腠理，熨焫之所及；疾在血脉，针石之所及；其在肠胃，酒醪之所及，是针、灸、药三者得兼，而后可与言医"。其所谓"可与言医者"，也就是《周礼·天官》所记载的医官通过考核达"十全"水平者，要求当然是很高的。卷七《针灸直指》中，就有《古人有不行针要知针理》专篇，并引明代高武、汪机之论而附录《或问十五条》篇，仿黄帝、岐伯圣贤问对的形式，阐述针灸治疗的原理、方法、适应证和注意事项等内容，强调用针"必先察其经络之虚实"。

关于临证如何运用针灸，他主张因病而施，或针或灸，或针药兼用，通变化裁。《医统》临床各卷，如卷八《中风门》、卷十三《伤寒门》、卷二十七《咳逆门》等各病证中，药、针、灸和导引各疗法均囊括无遗。如治咳嗽，《咳逆门》载针灸膻中、中脘、气海、足三里以降火顺气。再如《针灸直指》载针灸天井、尺泽、阳辅、少海、委中治风痹；针灸肩髃、曲池治疗肩臂痛；灸刺颊车、合谷、内庭、浮白、三间、阳白、肩髃、阳溪治牙齿痛、有风寒湿热；刺腕骨、京骨和灸风池治头痛，有风、有热、有痰。针药兼用者，如治中风证，《针灸直指》指出："大卒气血、虚火与痰，凡中风必口眼㖞斜，中腑则四肢不收，中脏则九窍不利，昏危不语，虽有续命汤之类，须灸刺可获全功。"再如治胁痛，《医统》卷十三《伤寒门上集》载"胁痛，刺关元，仍服小柴胡汤"。诸如此类，不胜枚举。

唐代医学家王焘谓"针能杀人，而不能生人，故取灸而不取针"，唐宋以后针药并重已逐渐为方药为主所取代，《医统》记载的针灸治疗就远远少于方药治疗，而针与灸比较，用针治疗又远远少于灸法治疗。对此，《或问十五条》的回答是，经曰"针刺治其外，汤液治其内"，而"今世之人"病多内生而外邪易中，不同于古人。明代新安医家汪机的《针灸问对》对当时的各种针灸方法进行了批评，并持"针泻灸补"的观点。作为汪机的再传弟子，徐春甫重补而忌泻，是受其影响。其《针灸指直》中载有禁针歌、禁灸歌，还有水肿禁针、冬三月禁针等记述，而《医学捷径》卷二《雷公四要纲领发微》又有禁针穴歌、禁灸穴歌，卷三《病机歌》75 首病证歌诀中，仅有疝气灸三阴交的记述，表明徐春甫对针灸治疗还是比较谨慎的。

相对而言，他比较推崇灸法，认为灸能养生防病，其《医统》一书所列病证，用灸者比比皆是，如《针灸直指》载灸气海治虚劳羸弱，灸上星、百会、百劳治鼻衄，灸中庭治疗疝气、脐下冷痛，灸太溪治泻痢，灸阴谷治妇人带下、小腹急痛，灸百会、龟尾治小儿脱肛。仅以足太阳膀胱经穴为例，63 个经穴中涉及灸法的达 60 穴。对灸法的处方配穴、体位选择、壮数多少、艾炷大小、施灸顺序以及灸后保养调理等，都有论述。《医统》卷三《翼医通考》还提倡从头到脚进行全身按摩，通过按摩对应的经络和穴位，以行血脉、宣壅滞、泻邪气，调和五脏、畅通气血，达到保健养生、防治疾病的目的。

6. 本草制方求真求精

徐春甫对本草药性也十分重视，其《医学捷径》卷三《病机药性歌赋》中的"药性赋"十分简练精当，如黄连"泻心火，治肠癖与目疼，兼枳实而痞满自释"，黄芩"清肺金，凉大肠而退热；佐白术则安孕宜求"，木香

"调气和中，止腹痛最为至速"，半夏"除湿痰以开胃，妊娠禁多服。和脾土止呕吐，诸饮喜相逢"，可以看出完全是从临床实践中提炼出来的精华。

《医统》收录的《本草集要》，记录了李东垣用药凡例，治气、治血、治火药论，治痰、治湿、治燥药例等，对各中药的疗效注解，也颇有特色。其中徐春甫还对草豆蔻做了本草考证，认定"草豆蔻即今之草果是也"，"今之好事者，又于别集新添草果之条，妄意混注，更不考草豆蔻即其真"。草豆蔻、草果同物异名，并无实质区别，已为现代《中药学》教材所采纳，其考证梳理之劳功不可没。

在方药运用上，《医统》每于此节之内，采集百家，如蜂酿蜜，经其筛选，所取之方均为《伤寒论》以来疗效肯定者。如卷八《中风门》所用的表里双解之防风通圣散（刘河间《宣明方论》）、攻里泻下之凉膈散（《局方》）、发表治风之大续命汤及小续命汤（《千金方》）、开窍醒脑之苏合香丸（《局方》），至今仍载于高等中医药院校教材中风证中，对临床极具指导意义。各方主治病证、药物组成、剂量比例、用药煎药方法、药物服用频度标准和药效标准，或言简意赅，或详略得当。在阐介诸科病证的治疗方剂时，徐春甫选辑甚当，多有评价，所论分析到位，颇中肯綮。

徐春甫在京城长安街设有"保元堂"居药应需，深知制药之难，认为良医当从容制炼，以备仓卒之需。他强调方不在多而在精，多而滥不如少而精，这个精就包括制备上的精良。从其《医统》各病证中的药方和《医学捷径》卷六《三十六方》对制备要求的详细记载，可以见其制炼之精。古方用材和炮制都很讲究，徐春甫代表名方大健脾丸以白术为主药，其保元堂三十六方中也有五方用了白术，而歙术、祁术都是其故里徽州的道地药材，可以推测其方中白术采用的就是品质优良的歙术、祁术。

《医统》卷九十七《制法备录》记载的诸多制剂的炮制生产方法，今天来看都可以说是"非物质文化遗产"。其中《煎药则例》中煎中药的方法与众不同，颇有特色："凡煎汤药，必先以主治之为君药先煮数沸，然后余药文火缓缓熬之得所，勿揭盖，连罐取起坐凉水中，候温热服之，庶气味不泄。若据乘热揭封倾出，则气泄而性不全矣。煎时不宜烈火，其汤腾沸耗蚀而速涸，药性未尽出，而气味不纯。"论及煎法，人们往往会就"文火武火""先煎后下"等等而高谈阔论，其实煎药不必过于繁杂，就通常而言，依照上述方法就非常简单有效。从以水为溶媒的角度分析，中药成分无非是水溶性、脂溶性和挥发性三类成分，主药先煮、余药缓熬，无论是水溶性还是脂溶性成分，绝大多数都能通过助溶互溶、化合反应而煎煮出来；煎后勿揭盖并连罐坐凉水中，可保证挥发性成分不散失，并凝结而重新流回汤液中。煎时烈火易促使汤液迅速干涸，其所含成分不仅未能煎出，而且可能变性变味，失去药性。这些都是从实践中得出的切身体验和经验之谈，切合实用，难能可贵。

未雨绸缪，还在于日常生活中药品要有备无患。徐春甫认为，有志于养生的君子，既不可不知药性，也当随而收藏储备之，"以应仓卒之索"。所以其《医统》卷之九十八《通用诸方》，不仅记载了与日常生活密切相关的一些方便、易行、有效的单验方，而且还提倡家园之中多植药品花卉，譬如催生止痢的葵花、明目清心的菊花、消毒溃坚的芙蓉等，一则可以清玩，二则仓卒可以救人，济人利物。

更为重要的是，书中提出了"盈天地间无物而非药，亦无适而非医"的思想，他认为："故药者，非徒泥药之为药，亦非徒泥于市肆而求之，家园玩植、花卉、菜果，莫不为之药焉。《素问》曰'静则神全'，《史记》曰'苦，言药也'，即起居言语，亦莫不为之药焉。予故图花药园亭，及集仁道、杂著之类，以辅《医统》，庶为一隅之举，而有见于医药之佐者，又所以却病养生，则无适而非医药，随在而各充其用也。"并举一反三地例举说："园亭玩适，则有花卉之药也；饥饱适宜者，则有饮食之药也；嗜欲中节，则有起居之药也；寒温通所，则有衣服之药也；至论清谈，则有言语之药也；人事交接，则有杂著之药也。"

西域印度有"万物无一物而非药"的思想，印度医学随东汉时期佛学东传而输入我国，唐代孙思邈的《千金翼方》中有记载和论述，对中药种类数量的增加产生了重要的促进作用。而徐春甫则更进一步、更深一层，不仅仅局限在物质层面，而是推而论之，赋予其更深的中华文化人文内涵。论药及医，"无物而非药，无适而非医"，由治病延伸到养生，由物质推衍至精神，休养生息，饮食起居，言语清谈，人事交接，均可怡情移性、陶冶性灵，也无一不为之药也，充实、丰富和发展了"万物皆药"的思想，体现了中华文化中促进人与自然和谐发展的理念。

二、医案医话

徐春甫医案传世虽少，但他少通儒学，博综群籍，探讨医理孜孜不倦，善于阐发经旨，辩驳发明，在《医统》中留下不少脍炙人口的医话。这些医论医话，观点鲜明，思维缜密，论证透彻，说理周全，起到了提纲挈领的作用，也是其学术思想的集中体现，为我们了解和把握其学术观点提供了客观依据。

（一）医案举隅

文献虽有徐春甫诊疗资料"治满几阁"的记载，但目前还没有发现。仅在《医统·王序》、卷四十三《痰饮门》、卷四十九《邪祟门》、卷五十三《眩运门》等留有数则徐春甫疑难急诊病案，着墨不多，虽难以准确全面地反映其诊疗上的学术特色和经验，但确切可靠。今录五则，聊以窥斑。

1. 郁证痹眩

往岁吾乡侍御少泉郝公疾，予过而问焉。其仆为予言：昨朝出无恙，比暮之客所，与客语未竟，忽自仆地。及持归，即患左臂不和，又时时作眩状，疾呼弗省也。予私心危之。嘱医数辈至治，皆弗验，乃往迎徐君。徐君视诸医所为治，则笑曰："夫此病郁也。烦懑而不宣，其发必遽。缠缘于阳络，为臂痹；逆攻于上，必作眩。诸君以风治之，左矣！"乃为清痰发郁之剂。饮之有顷，少泉公目微瞬，嘘唏服膺，泪浰浰承睫，呼儿以泣。众惊问其故，有客曰：少泉公性至孝，即京邸，宁独居，不以携家，曰：留侍太夫人尔。以故公子卒，且数月不及闻。既闻，意其拊掰忉怛，顾避左右，无以尽哀，则含悲贮恸而止；兼为太夫人虑，恐以其孙毁，奈何不郁而为疾！徐君言是也。于是众皆抏舌相视，奇徐君术为神！不数日，少泉公愈。(《医统·王家屏序》)

按语：此为翰林王家屏为《古今医统大全》作序时，记述的一则徐春甫诊治侍御郝少泉郁证的病案。郝少泉在京为官，独居一人，不携家眷，将妻儿留在家乡山西侍奉母亲大人，以尽孝道，不料其子去世，且数月后方才得知，其忧伤、悲痛、思念之情可想而知。且其赴任的是十三道监察御史之一的侍御之职，作为天子的耳目风纪之司，负有稽察、举劾、纠弹百官之责，权势颇重，职责要求性格沉静稳重，喜怒不形于色，故其含悲贮恸、退避左右，无以表达和发泄哀痛的情绪；又担心自己的母亲因失去孙子而悲伤过度，恐有不测，为此而又忧愁焦虑，食不甘味，昼夜思虑，怎能不郁而为病？诸医从风论治，当然不对证。郁者滞结不通也，郁证有广义、狭义之分，广义包括五行之"五郁"、气湿痰热血食"六郁"和"七情之郁"之分，狭义即指情志致郁。徐春甫认为"百病中多有兼痰"，"郁为七情之病，故病郁者十有八九"，患者无征兆地忽然仆地，左臂不和，时时作眩，徐君断为郁证，故从郁而治，以一剂清痰发郁，郝公即呼儿痛泣，郁之证情得以宣泄，故很快痊愈。这则医案体现了徐春甫临床阅历之深、学术经验之丰富。

2. 咳逆痰盛

春甫治一妇人，年二十，身颇肥，性急，因气恼后得痰咳、呕逆，用二陈加顺气降火、开郁利痰之剂，如水投石，渐次咳逆，怪声哈哈，日夜不绝如缕。昔人所谓"咳逆"，连连五七十声方已，或三五十声而已者，此之谓"咳逆"也。兹日夜连声不息，无乃死证欤？脉浮而微洪，沉按小滑，复以滚痰丸下之，亦如故。予意痰郁滞胃脘胸膈之间，而气不得宣通，咳逆而后能出，非吐之不可。遂以瓜蒂散，酸浆水调，鹅翎探吐，得痰碗许，而咳逆遂止，寂然无声，而其效若神也。逾二日，因食面及肉汁，又复咳逆。与清痰顺气药，不效。予意前日吐痰不多，尚有未尽。再吐之，又得痰半碗许，即愈。(《医统》卷之四十三《痰饮门·医案》)

按语：咳嗽本意，"咳乃有痰而无声，嗽乃有声而无痰"，"咳逆"乃以痰盛为主要矛盾。肥人多痰，痰因脾湿郁热、气滞而生，故徐春甫先予二陈汤加顺气降火、开郁利痰之剂；患者脉浮洪小滑，实热老痰之征，复用滚痰丸下之。奈何痰涎壅盛，郁滞胸膈，影响呼吸，咳痰连连，日夜不绝，终不能止。有形痰涎难以化解降除，病情急迫，非吐不可，徐春甫果断采用吐法，以迅速催吐出停蓄在咽喉、胸膈、胃脘间的痰涎，其效立见。吐法尤其是运用瓜蒂散催吐痰涎，现代已不常用，但清痰化痰之后，祛除有形痰涎乃临床必须，此其理也。

3. 痰火郁积

治一丈夫，年四十余，身肥，素耽劳神，有痰火。一日，先恶寒后发热，头微痛，眩多，如不胜其重，躁热不退。自用参苏饮发汗，不愈，请予治。诊其脉沉洪而滑。予谓：痰火郁积无疑矣。以二陈加芩、连、天麻、神曲之类，复以滚痰丸下之，三逾日反躁热不退，咳唾痰涎不止。此正丹溪云：痰在膈上，非吐不可，泻之亦不去。复用瓜蒂散探吐之，得痰半碗许，彼畏苦而止。予意痰少不能效，躁热如旧，但以人参白虎汤、五苓散合服，亦不愈。予谓：郁滞重，吐难得出，分利亦不去，宜以散郁之剂。仍用二陈加前胡、柴胡、葛根、桔梗、苍术、川芎、姜汁炒芩、栀，三剂遂愈。(《医统》卷之四十三《痰饮门·医案》)

按语：此又为徐春甫运用吐法治疗痰证之一案，所不同的是，本案痰火郁积，郁滞重，吐后还须继续以消散痰郁为治。药用对证，奏效也速。

4. 中邪妄言

戊午秋，甫在杭城过，遇饭店一妇，年三十，颇姿，因往神庙烧香，被热，途中饮凉水一碗，归而腹胀不食，渐觉昏闷，遂至妄言妄见，皆云附邪，巫祷不效。余带有八毒赤丸，因与七粒令服之，遂下黑汁一桶，其妇遂软而伏卧不言，复进四君子汤，一剂而愈。(《医统》卷之四十九《邪祟门·医方》)

按语：此为徐春甫为说明李豫八赤毒丸的药效而附的病案。据《医统》记载，八毒赤丸由雄黄、朱砂、矾石、附子（炮）、藜芦、牡丹皮、巴豆各一两，蜈蚣1条组成，研为末，炼蜜丸，如小豆大，治一切邪祟鬼疰，服之即愈。所谓邪祟鬼疰，《医统》认为"非若世俗所谓鬼神之妖怪也"，"非妖邪祟之所迷也"。从病案来分析，患者遇热饮凉，胃不受纳，脾不健运，水液停滞，故腹胀不食，冷热相激，故渐觉昏闷，且烧香拜佛而多有思虑，故有妄言妄见之症。以八毒赤丸助阳杀毒、逐瘀通下，泻下停滞脘腹之中的"黑汁一桶"，其腹胀、昏闷之症一除，断其妄虑之根，故"软而伏卧不言"。复进四君子汤健脾益气，体现了徐春甫重视脾胃元气和善后补养的一贯思想。本则医案也证明了徐春甫反对迷信、不信邪说的立场。

李豫指晋代豫州（今河南汝南）名医李子豫，据晋代陶渊明《续搜神记》记载，曾以八赤毒丸治愈豫州刺史许永弟弟"心腹疼痛十余年"之症。

5. 风痰眩运

春甫治一妇人，忽眩倒不能动，诊其脉，两寸浮大而滑，知风痰眩

运而兼火也，以半夏白术天麻汤下滚痰丸一百粒，即愈。(《医统》卷之五十三《眩运门·治法》)

按语："无痰不作眩"，患者脉两寸浮大而滑，风痰热郁而上壅，闭塞清阳，故痰厥眩倒，故以治痰为主，兼以补气，李东垣半夏白术天麻汤祛风化痰，滚痰丸泻火逐痰，药证合拍，故取效甚捷。

（二）医话举隅

徐春甫在《医统》《医学捷径》《会录》中，或夹叙夹议发其微义，或专立篇目辨论阐发，或开篇引言叙论立旨，或文中注解附加己见，内容包罗万象，涉及医学观、养生观、疾病观，病因病机、理法方药、为医之道、医事制度，内外妇儿、本草、针灸各个学科，留下很多精彩的医论医话。《脉诀辨妄》、《神门命门人迎辨》、"脉大病进邪盛论"等，充分展示了他在脉学研究上的深厚造诣；《望闻问切订》阐明了四诊合参而总切于脉诊的重要性；"治病不察脾胃虚实不足为太医""五脏脾胃论""内伤本乎脾胃"等议论，充分体现了他重视脾胃元气、百病从脾胃气虚论治的思想；《慎疾慎医》体现了对养生治未病的高度重视；"执古方谓泥，舍古方谓凿"之论，体现他灵活变通的临证思路。就具体病证而言，还有病机上的"郁为七情之病""浊痰不可言寒"之论，治疗上的"治痰饮以实脾燥湿为本""久病当解郁"，方药上的"四物汤论"等。除了这些已在学术思想和临证阐发已有阐述的内容外，这里再补充 10 则具体的医话药论，以弥补未及之处、未尽之意。

1. 太阴阳明篇解

《太阴阳明》篇曰：阳者，天气也，主外；阴者，地气也，主内。故阳道实，阴道虚。故犯贼风虚邪者，阳受之；饮食不节、起居不时者，阴受之。阳受之则入六腑，阴受之则入五脏。入六腑则身热不时卧，上为喘呼；入五脏则腹满闭塞，下为飧泄，久为肠澼。

此言贼风虚邪，阳受之，入六腑；饮食起居，阴受之，入五脏。《阴阳应象论》"天之邪气害人五脏，水谷寒热害人六腑"，两说相反，其理安在？此谓虚邪外伤有余，饮食内伤不足，二者之伤，互有所受，不可执一而言伤也。惟湿从外伤，故及皮肤；湿从内成，亦伤脏腑。此又不可一途而云然也。（《医统》卷之二《内经要旨（上）》）

按语：《素问·太阴阳明论》主要从阴阳相对的角度，按阴阳、表里、内外的划分，讨论足阳明胃经和足太阴脾经受邪的性质和规律。太阴、阳明一属阴一属阳，一属表一属里，一以上行为主，一以下行为主。《素问·五脏别论》曰"腑，其气象天"，胃经、胃腑属六腑，六腑为阳，故"阳明其气象天而主外"；脾经脾脏属五脏，五脏系地气所生，属于阴，主内。阳性旺盛、充实、兴奋，阴性柔弱、不足、安静，阳道实、阴道虚，故胃多实、脾多虚。病邪伤人，同气相求。阳在表主外，阴在里主内，外来之邪阳受之则入六腑，内生之邪阴受之则入五脏。具体就阳明、太阴二经而言，贼风虚邪是外来之邪，阳受之而入足阳明胃经；饮食劳倦，起居不时，生活规律失调，病从内生，阴受之则入太阴脾经。六腑为阳，六淫外邪属阳，阳道实，故出现身热、发热、烦躁不安、不得卧的症状；热邪上扰，肺气不能正常宣畅，其病在上在外，故为喘呼。阴邪侵入五脏，或者饮食不节、起居不时，伤及五脏，腹胀腹满、大小便闭塞不通；脾虚不能运化，其病在下在阴，而为飧泄，完谷不化，滞下不爽。然而，《素问·阴阳应象大论》又有"天之邪气害人五脏，水谷寒热害人六腑"之论，似乎自相矛盾。

徐春甫重视脾胃，这两段涉及脾胃而又"自相矛盾"的经文，自然会引起他的重视和关注。他解释说，"天之邪气害人五脏，水谷寒热害人六腑"是言此而及彼，指虚邪外伤有余而侵及五脏，饮食内伤不足而波及六腑，外伤、内伤五脏六腑均互相承受。阳邪伤阳，但久而久之也可伤及阴；

阴邪伤阴，久而久之也不是不伤阳。病邪伤人初则同气相类，终必互有所受，不能执一端而言。又如湿从外伤，仅伤皮肤；湿从内成，脏腑均伤，非一言可尽、一途而拘。

后有清代医家张琦著《素问释义》，从病邪角度注曰："邪气无形故入脏，水谷有形故入腑"，认为两个命题看问题的角度不同，相反相成，似乎完满地解决了《内经》自相矛盾的问题。但仔细分析，其实反不如徐春甫的解说更符合客观实际。临床上病情万变，错综复杂，不同的人、感受不同的病邪、出现不同的病情，应具体情况具体分析，内外受邪虽有其规律性，但不可一概而论，更不可执迷一点而不悟。

2. 评三承气汤

或问曰：承气汤既有三等之殊，治之必有浅深缓急次第，可得闻乎？曰：太阳传于阳明者，自表之里，无形传至有形，故用大承气汤急下之，以其硝黄猛烈故也。少阳传于阳明，为逆传来者，阳明居太、少之中，故从乎中，治宜小承气汤之缓也。若夫正阳、阳明为本经传于有形，故用调胃承气汤之缓剂。无太、少二气之传，故不用厚朴、枳实燥药，所谓有缓急次第之用者，此也。大承气汤，下药之最急者；大柴胡汤，下药之最缓者；调胃承气汤，急之次者；小承气汤，缓之次者。

甫按：大承气汤，治三焦俱实，痞、满、燥、坚全，故用厚朴、枳实苦寒泻满，芒硝咸以除坚，大黄之苦以泻实热。此为胃实不大便，发热狂言谵语，三焦俱实，而用之者也。小承气汤，治上焦积热而成痞实，以厚朴、枳实去痞，大黄泻实热。不用芒硝则不伤下焦血分之真阴，此为上焦实热而用之者也。调胃承气汤，治邪在中焦则有燥、实、坚三证，故用甘草调胃和中，芒硝润燥，大黄泻实，不用朴、实以伤上焦之元气也。桃仁承气汤，治中焦于血积热。经曰：中焦如沤，血之源也。中焦热甚，则血瘀凝，故有腹痛不可按。又有谵语，则以调胃承气加桃仁、肉桂以破之，亦不用朴、实以伤上焦。此则诸承气因证立方，而不容以不易名也。上文谓无形、有形、缓急、次第，惟见其大略焉耳，岂若直以三焦证治而论，不亦深切著明也哉！《伤寒论》"潮热"条云：设当行大承气汤，亦须先与小承气汤，不转矢气者，不可攻也。仲景云：阳明病，不大便六七日，恐有燥粪，欲行攻法，少与小承气汤，腹中转矢气者，此有燥粪也，乃可以大承气攻之。若不转矢者，此先硬后溏也，切不可攻之，攻之必腹胀不能食。凡伤寒攻热邪，皆用汤液涤荡热积，不可用圆子药攻，不可不知也。（《医统》卷之十四《伤寒门上集·伤寒药方》）

按语：承气汤乃为阳明腑实之证而设，张仲景创六经辨证，大承气汤、调胃承气汤、小承气汤等方深浅缓急之用，以太阳、阳明、少阳辨之，太阳传阳明以大承气汤急下，少阳逆传阳明小承气汤缓之，阳明本经者用调胃承气汤。徐春甫则另辟蹊径，以三焦辨证辨分，认为承气汤系治疗三焦实热壅闭之方，三焦痞、满、燥、坚俱实用大承气汤，上焦积热成痞用小承气汤，中焦燥、实、坚用调胃承气汤，认为以阳明经顺逆传变，无形、有形、缓急、次第仅仅见其大概，不如直接以三焦论治，更加符合实际而且简单明了。

徐春甫的三焦辨证又是与其脾胃元气结合在一起的。《内经》有百病均由三焦元气虚惫所生之说，李东垣进一步发挥为脾胃不足不能充实三焦而生百病，徐春甫深以为然。在分析诸承气汤的区别时，他强调指出，小承气汤不用芒硝的目的，在于不伤下焦血分之真阴；调胃承气汤加用甘草调胃和中，不用厚朴、枳实的目的，在于不伤上焦之元气；桃仁承气汤治中焦血瘀积热，中焦乃血之源，故以调胃承气汤加桃仁、肉桂逐瘀，亦不用厚朴、枳实，以免伤上焦。

《评三承气汤》是徐春甫的《伤寒诸方评》之一，其他尚有《评麻黄桂枝汤》《评桂枝石膏汤》《评白虎汤》《评小柴胡汤》《评大柴胡汤》《评大青龙汤》《评十枣汤》《评九味羌活汤》，多综合前人之说折中评述，唯《评三承气汤》特加了按语。徐春甫多以脾胃内伤立论，论治伤寒往往也强调外感内伤之别，但并不意味着他忽视外感病证的诊治。《医统》全书中《伤寒门》占两卷，在所有病证病候中篇幅最大，而在《妇科心镜》《幼幼汇集》两卷中伤寒证候同样如此，体现了对伤寒的高度重视，绝未以偏盖全。如《幼幼汇集》明确记载了他对麻黄汤、桂枝汤、大青龙汤、羌活冲和汤、解肌汤、升麻汤、败毒散和三承气汤临床运用的归纳总结。但他在《伤寒门》中强调："麻黄、桂枝、承气者，死生之系，业医者可不慎哉！"指出"伤寒过经，正气多虚，恐麻黄、承气，其汤太峻。误用麻黄，令人亡阳；误用承气，令人不禁"，"麻黄汤皆用于即病之伤寒，过时亦不用也"，并解释说："阳盛者内热而邪在里，故当下也。设投桂枝发汗，是阳盛即毙也。""阴盛者恶寒而邪在表，故当汗也。误投承气攻下，是阴盛而亡也。"再如白虎汤，虚弱之人、老人也不可用。《幼幼汇集》中伤寒方总结，同样有类似的告诫，如麻黄汤取汗"至手心足心而止"时不复再汗，桂枝汤证"为表虚"不可再汗而设，小柴胡汤为"治伤寒要药""在小儿尤为平剂"，羌活冲和汤治非冬季时或有暴寒伤人、如伤寒证，"以此治之万全"，并推荐"此方代麻黄汤，且极平稳无害"。再从《伤寒门·伤寒诸方评》"慎之""戒之""不可不察"等用词用语来看，其字里行间仍然透露并贯穿着不伤元气、保存元气的思想。

3. 膈噎无寒，不可辛热耗气

愚谓膈噎始因酒色过度，继以七情所伤，气血日亏，相火渐炽，几何不致于膈噎？夫血液渐亏则火益甚，而脾胃皆失其传化，饮食津液凝聚而成。痰积于胃口，渐而致于妨碍道路，食斯不能入，而成五膈、五噎者是也。经曰：三阳结，谓之膈。三阳者，少阳相火也；结者，凝积而不降散也。今夫火积而痰凝，是故膈噎因之而作也。故经曰："少阳所至，为呕涌、噎食不下。"亦深切也。古方多以热剂治膈噎，不亦误耶？或者以热治翻胃，尤可也。殊不知膈噎之证断乎无寒。或云膈噎因气郁，故用辛热以散之，所以不得不用热剂也。予曰：夫气郁者，气虚而郁者也，非实也。兹因气虚而郁热，若用辛热耗气，则是虚者益虚，热者益热，其何以为救治之道哉？病之初作，每见悉用辛香燥热热劫之，愈而复作，愈劫愈深，至于危困。(《医统》卷之二十七《膈噎门》)

按语： 膈噎一证，古方多以热剂治疗，或有认为因气郁，不得已用辛热散郁法，此文就是徐春甫针对这两种错误观点所作的评论。他采用以经注经的方法，以《内经》"三阳结，谓之膈"之论为依据，说明"三阳结"结在少阳相火，认为膈噎病因为酒色过度，七情所伤，病机在于气血日亏，火积痰凝，系脾胃内虚，气郁不运，饮食津液凝聚而成，根本不涉及寒邪，指明了以热剂治疗膈噎的错误性。同时指出，膈噎气郁乃气虚而郁，并非实证，以辛香燥热之药，徒耗脾胃之阴，耗劫气血，使虚者更虚，热者加热，必然是越治越重，难以救治。后文书中还提到，气虚气滞者，当补中气以助运；血虚便结者，当补血；因火逆上、痰饮阻滞者，当清痰退热；唯脾胃阳气大衰时，方以辛热之药温其气，总以顺气化痰为原则。在膈噎一证的具体分析中，我们仍能看到徐春甫重脾胃思想的影子。

4. 身体痛病机叙论

春甫云：身体痛者，种种不同，风、寒、湿、痰者多。风寒痛明知得于寒邪，而脉浮紧；湿痰留滞关节，一身尽痛；有风湿相搏，肢体重痛；有阴毒伤寒，身如被杖之痛者；有湿郁而周身作痛；有伤食滞而身作痛；痰滞经络而作块痛。致于骨节酸疼，或寒或热，皆宜随证审其病机，素昔所感寒热虚实而施治之，无不中也。(《医统》卷五十四《身体痛》)

按语： 身痛为临床常见症状，病因不同，病情不一，徐春甫分析了风寒、湿痰、风湿、阴毒伤寒、湿郁、食滞、痰滞经络引起身体痛的不同情况，或至骨节酸疼之重症，提出要在以往所感寒热虚实的基础上辨证施治。

书中指出，外感只需相应地发散风寒、驱除风湿，身痛自愈；伤食者宜消导之；湿痰风痛，周身不已，可用威灵仙丸；劳倦身痛可用沉香鳖甲散、十全大补汤；病后或汗后体虚身痛，气血不足，宜六君子汤加当归、川芎之类，其痛自除。

5. 不寐之因

春甫谓：痰火扰乱，心神不宁，思虑过伤，火炽痰郁而致不眠者多矣。有因肾水不足，真阴不升，而心阳独亢，亦不得眠。有脾倦火郁，夜卧遂不疏散，每至五更，随气上升而发燥，便不成寐。此宜快脾发郁、清痰抑火之法也。(《医统》卷之七十《不寐候》)

按语：此系徐春甫在引述《内经》不寐的病机后所作的补充说明。《内经》认为，卫气昼行于阳，夜行于阴，常从足少阴之分间，行于五脏六腑，如因功能失调、气血逆乱、痰浊食积等病变，引导厥气客于脏腑，卫气独卫其外，行于阳而不得入于阴，阴气虚而阳气盛，故目不瞑，治当"补其不足，泻其有余，调其虚实，以通其道"。失眠的具体病因还有很多，阳不入阴、阴虚阳盛只是总的病因病机，临证还应具体分析。

就具体病因而言，徐春甫认为，痰火扰乱心神，思虑过多，郁而化火，火炽痰郁而致者较多；又有因肾阴亏虚，肾水不足不能上济于心，水不济火，心肾不交，心火独亢，扰动神明，而不得眠者；还有脾胃气虚不运，火郁于内，不得疏散，每至五更阳气升发之时，随气上升而发燥，而不成寐者。验于临床，符合实际。不过他最为关心的还是脾倦火郁之因，并针对此因特别提出"快脾发郁、清痰抑火"的治疗方法。其后文还列有对证方药：痰火实证宜先用滚痰丸，次用安神丸之类；思虑过多之虚证，用茯苓补心汤；心肾不交用天王补心丹；心脾两虚用归脾汤。

6. "五劳六极七伤"解

愚谓五劳者，心、肝、脾、肺、肾也。劳于心者，则神耗而血衰，惊悸之疾亦因之而作矣。劳于心者，则神耗而血衰，惊悸之疾亦因之而作矣。劳于肝者，则怒多而火盛，泪外泄而目昏，或胁刺痛，筋愈不能久立远行。劳于肺者，因过忧而耗气，则燥胜而液枯，干咳声哑，二便秘涩，皆由此而作也。劳于脾者，劳倦伤脾，发热、恶寒、呕吐不食、四肢无力、好卧倦言，渐而致于肾愈阴虚则成怯证。劳于肾者，色欲过度，淋浊遗精，阴不上升，阳不下降，肾水既不升荣，心肺皆无所荫，咳嗽吐红，咯血之证作也。今世之所谓劳者，皆无出于此。六极者，风、寒、暑、湿、燥、火靡不冒触，极甚而即病之，重而不可救者有矣。或有医之愈而终为淫气所伤，元气有损，莫之能完复也，致为终身之损者盖多矣。七伤者，喜、怒、忧、思、悲、恐、惊七情过伤是也。惟过于思者，寝成痨瘵。今之痨瘵而多起于脾肾之劳，忧思之过者也。先哲所谓五劳、六极、七伤，盖因证而言也。(《医统》卷之四十六《痨瘵门》)

按语："五劳、七伤、六极"出自《金匮要略·脏腑经络先后病脉证第一》，但并未具体说明，究竟何指，后世理解不一。在其前，《素问·宣明五气》篇有曰："久视伤血，久卧伤气，久坐伤肉，久立伤骨，久行伤筋，是谓五劳所伤。"故后世有以此解说"五劳"者。而其后，隋代巢元方的《诸病源候论·虚劳病诸候》中具体提出了"五劳、六极、七伤"的含义：五劳为志劳、思劳、心劳、忧劳、瘦劳；又有肺劳、肝劳、心劳、脾劳、肾劳之五脏虚劳说。六极为气极、血极、筋极、骨极、肌极、精极，实与五脏之劳相合，虚损而至于极处之谓精极，肾多一精极。七伤一指男子肾气亏损的七种表现，即阴寒，阴痿，里急，精不固，精少、阴下湿，精连连，小便苦数、临事不举；又指伤脾、伤肝、伤肾、伤肺、伤心、伤形、伤志，源自《难经》，亦合于五脏，多出形与志两项。宋代严用和《济生方》五劳，指心劳血损、肝劳神损、脾劳食损、肺劳气损、肾劳精损，大概而言，系将《诸病源候论》五脏虚劳与六极结合起来、变通论述；另其六极，谓筋、脉、肉、皮、毛、骨痿损。

徐春甫之解与前代均有所不同，其"五劳"指劳于心、劳于肝、劳于肺、劳于脾、劳于肾，较之于《诸病源候论》五脏虚劳，内涵更大、外延更广；六极指冒触外感六淫极至而患重病者，甚至有不可救治者；七伤指七情过疾。前代"五劳、六极、七伤"系因证而言，没有形成一定的体系，而徐春甫之说涵盖面更广，也更为简便明了，易于掌握。现代"五劳、七伤、六极"泛指各种疾病和致病因素。

至于痨瘵一证，也兼杂虚与损的证候，常常是在"五劳、六极、七伤"基础上发展而成。徐春甫认为，痨瘵多起于脾肾之劳，忧思之过，仍不离防伤元、重补益的思想。痨瘵由《丹溪心法》首先提出，而在金元之前并无此病名，痨与瘵混而不别，其病因（痨虫）、病机（阴亏火伤）、病性（具传染性）与虚劳、虚损有所区别，《医统》已将其从虚劳门中独立出来，并对其传染性等有相应的论述。

7. 备药滋益，养生髭发之资助

岐伯曰：上古之人，其知道者，法于阴阳，和于术数，饮食有节，起居有常，不妄作劳，故能形与神俱，而尽终其天年，度百岁乃去。

甫谓：果能如古人之知道，则不须药，其髭发必能与形神俱而不衰白也。今人不能如古人，又不知资给之养，其不早岁堕白者几希。愚见今人七情六欲，内外交侵，若不袭方药以资之，鲜有能存其形神者也。必于四八之年先备滋益之药，不待于既衰之后用之，亦是追及古人之十一也，较之自弃者，不亦伟哉！此则所谓虽不尽其自然之天，是亦其次，曲而存之者也。（《医统》卷之六十六《髭发门》）

按语： 发为血之余，肾藏精，其华在发，气血盛则髭发美，气血衰则髭发白，须发堕白是人体生命形神衰老的重要标志。徐春甫认为，"凡事止于未动之先，则易为矣"，指出时人不能如古人那样法人则地，生活中多饮食失节，起居无常，房屋无度，名利劳作，七情六欲，内外交侵，又不知道滋补给养，很少不须发早白或堕落的。他虽然不赞同朱丹溪养阴说，尤其反对临床上滥用滋阴药戕伤元气，但对其"阳常有余，阴常不足"在养生中的重要意义，则是非常肯定的。他提出，人年三十之后（四八之），常服补肾滋阴之药，保和气血，必能益寿乌须，至老头须不白，虽然不能尽自然之天，但用药于即将衰老之前，也不失为一种有效的弥补方法。这里徐春甫实质上是借乌黑发须之治，解说养生治未病的重要意义。

书中特别推荐了神仙六子丸、七珍至宝丹两种滋阴妙剂，认为人于须发未白之前，预备制作这两种药，常常相间吞服不息，即可乌发延年，所谓"黑发乌须当知六子，延龄益寿须重七珍"。神仙六子丸组成：菟丝子（细末浸酒）、川楝子、覆盆子、五味子、枸杞子、蛇床子（炒）各一两，何首乌（酒浸一宿，焙）、牛膝（酒浸一宿，焙）、地骨皮、熟地黄（酒浸）各三两，舶上茴香（盐炒）、川木瓜各二两。上十二味为细末，用菟丝子浸酒澄清，作糊为丸，泛如梧桐子大，每服五十丸，空心食前温酒送下。一方加人参、白术、茯苓各一两，尤有神效。七珍至宝丹（又名七宝美髯丹）组成：赤白何首乌一斤（酒浸，同牛膝蒸），补骨脂半斤（炒香，为末），菟丝子半斤（细末浸酒），川牛膝半斤（用何首乌、黑豆三升，入甑蒸熟，去豆共捣如泥），当归四两（酒浸，焙干），赤茯苓一斤（用牛乳五升，煮，乳干为度），白茯苓一斤（人乳五升，煮干为度），枸杞子四两。上药为细末，同炼蜜、和匀，捣极熟，丸如鸡头子大，每服一丸，日进三服，三个月大见奇效。

8. 痔漏治法

春甫每用治漏之法，无出湿热之方。病机诚如东垣、丹溪之论，大抵轻浅者，泻火流湿、润燥疏风，悉可以愈，致于成漏、穿肠、串臀，支分节派，中有鹅管，年久深远者，卒未可以易窥也。虽有三品锭子溃烂生肌，亦皆治其近浅之漏耳。其深远者，必是《永类钤方》挂线治法，庶可通达而除根矣。予郡程复斋，深得此法之妙，诚所谓拔本塞源，治无不愈。兹并求其方法之详，附录以公天下，庶患斯疾者之有拔也。(《医统》卷之七十四《痔漏门》)

按语：病有百端，医有百科，纵使医术高明的太医，也不能穷其术。痔漏虽为小科之证，但为患令人痛苦不堪，徐春甫同样十分重视，也常运用清解湿热之方治疗，但对年久成漏、穿肠、串臀、鹅管者却无办法，并如实相告；认为痔漏深远者，必须采用《永类钤方》挂线疗法方可根除。《永类钤方》是元代新安医家李仲南所著，以骨伤科内容为多。因同郡一位名程复斋的医家，擅长运用挂线疗法，治无不愈，徐春甫特意附录于后，详细描写了芫根煮线挂线治疗肛瘘的方法和过程。所谓《古今医统大全》，确实做到了巨细不遗，只要是好的方法均加收录，难能可贵。今有认为挂线疗法首次记载于《医统》，不当，从现在文献来看应是元代《永类钤方》，《医统》一书也记叙得很清楚。

9. 痘难疹亦不可言易

甫按："痘难疹易"之说，此则自其世俗常情而言之。其有所感入深，胃气原弱，又或因泻痢而出之不快，或发之未透而随现随隐，久之，邪气渐入于胃，必泻不已而复发，加之喘促，为必死矣！若此者，亦不可以易易言之耳。所以疹证又何可以轻视之耶？凡觉出疹，略见虚弱，当先补养脾胃。欲出不出，急宜托里发表以助之。首尾俱不可泻，一如痘证同也。支氏曰：疹证之发多在天行疠气传染之时，沿门比屋相传，轻重相等。发热之间，或咳嗽、喷嚏、鼻流清涕，眼胞浮肿，面肿腮赤，或觉泪汪汪，或恶心呕哕，即是疹候。便宜用解毒发散之药，依时令轻重催发出外，不使停留于中，自无后患。然其所发，但以六时即收为度，乃阳生阴成、阴生阳成，造化自然之妙。如午后出者，子后收之类。若一出即收者，失之太速。或出之后，连延三四日不收者，此毒太甚，外发未尽，内有余邪所致。须与化斑解毒等汤，如玄参、石膏之属。又有疹既收回，余毒未尽，三日之外又复发出，至五六次不已者，此因发热之时，不避风寒，邪气郁于肌肉之间，留连不散，虽得前解发之剂，终不舒畅。若出疹之际有杂证，亦当随证而治之。凡疹证发热之时，或呕吐，或自利，或滞下者，皆火邪内迫，毒气所行之地而随病也。吐者，竹茹石膏汤；自利者，升麻泽泻汤；滞下者，黄芩芍药汤加黄连、枳壳；实者，少加大黄微下之；虚者，通加人参以佐之。(《医统》卷之九十一《痘疹泄秘·病机》)

按语：徐春甫著有《痘疹泄秘》一书，后编入《医统》卷九十一中。此系其开篇为痘疹二证病机论述而作的按语。中医自古就有"痘难疹易"之说，认为痘疹虽皆中于胎毒，但痘自里而出于脏，受毒深，稍有失治，毒陷而不能救；而疹自表而出于腑，受毒浅，随热发散而不难治。但徐春甫却不这样认为，提出只要一见到出疹略有虚弱之象，就应当先予补养脾胃，自始至终都不可采用泻法，就如同痘证的治疗一样。这一出疹也不可轻视的观点，再次体现了他"百病源自脾胃"的一贯思想。

书中还引用晋代医僧支法存关于疹发于疫疠传发之时、证情相同的论述，证明其难，并论述了出疹的种种变化和针对性的治疗方法，丝毫马虎不得。支法存，广州人，治疗脚弱症的高手。适永嘉之际北方大族南渡，多有患脚弱症者，且多凶险，支法存治之，存活者不计其数，著有《申苏方》5卷，已佚，佚文散见于《千金要方》等书中。

10. 疮疡发渴，补养气血甚稳当

丹溪曰：疽后发渴，此时气血两虚，当用参、芪补气，归、地补血，渴者当止，何必泽泻、茯苓，佐以肉桂，以导水耶？若忍冬丸、黄芪六一汤，亦为切当，忍冬养血，黄芪补气，渴何由作？

甫按：丹溪此论，疽后发渴，气血两虚，治以参、芪补气，归、芎养

血，则渴自止，何必以桂导水，此诚确论。东垣谓：疽后作渴，非八味丸莫能止。盖肾水虚而然，非八味丸诚不能止，故其理也。至于概用八味丸，不论疽后之虚，而云未疽作渴，悉能服之，疽亦不作，恐非通论。夫何？痈疽多因积热而成，经云：脉数不退，必作疮疡。可见火积之久，而后疽作也。予意未疽先渴，此火之象，当以解热败毒、凉血生津，则渴自止，而疽或不作。若遽用八味丸，似非切当。且附子性悍，惟用于疽后虚热，以其从治之法，为宜。世人不知其虚，而惟以清热解渴之剂，所以东垣特激而进之之意云耳。甫恐后之医者，执辞害意，虽于未疽之先作渴，概用附子，岂不误耶？大抵疽后作渴，还用丹溪，补养气血甚稳当，而用之或不能效，再用八味丸以后治之，庶无剽悍之误也。[《医统》卷之八十《外科理例（上）》]

按语： 对于疽后作渴的病因病机和治疗，金元两位大医家李东垣和朱丹溪有截然不同的看法。李东垣谓"非八味丸莫能止"，此八味丸指桂附八味丸，由肉桂、附子、熟地黄、山药、山茱萸、泽泻、茯苓、牡丹皮8味药组成，主治肾阳不足之证，可用于肾阳虚之消渴；朱丹溪则不以为然，认为系肾水虚使然，气血两虚当补气补血，如是则作渴自止，没有必要以泽泻、茯苓佐配肉桂温肾利水。一向服膺李东垣而不主朱丹溪之说的徐春甫，这一次却认为，不论疽后阳虚阴虚，一概用八味丸服用恐怕不妥。他分析说，肾水虚、疽后虚热，用八味丸虽然在理，但痈疽多因积热，未疽先渴为火之象，当以解热败毒、凉血生津为治，不可仓猝使用八味丸；何况附子热性悍烈，难免有剽悍之误。李东垣只不过是针对世人滥用清热之弊，所做出的纠偏之词。徐春甫兼取两家之长，提出了未疽先渴治疗原则：疽后作渴还用朱丹溪的补养气血法，比较稳当，用之有的不能取效，再用八味丸治疗。这是他结合临床实际灵活运用的体现，可谓熔李东垣、朱丹溪于一炉。

文中"芐"字，据《诗经·尔雅·释草》，芐即地黄。

三、方药特色

组方遣药是中医治病的主要途径和方法之一，所谓"知证知脉而不善为方，非医也"。徐春甫十分重视方药的运用，《古今医统大全》以临床各科内容为主，在各病证中"药方"与病机、脉候、治法四者为必设之项，内容包括功效主治、组成方药、加减运用、服用方法、制备方法等，而且他临证阅历丰富，创制了许多功效卓著的方剂。到了晚年，还将自己五十余载临床积累和验证的秘验"二十四方""三十六方"，正式刊行公布。"二十四方"与四时二十四节气相对应，"三十六方"是其凭此起家的秘验成方，特色十分明显。

（一）方药运用发挥

徐春甫在《医学捷径六书》卷之五《二十四方》中提出了二十四字治法，按治法分出二十四剂，即"宣、通、补、泻、轻、重、滑、涩、燥、湿、调、和、解、利、寒、温、暑、火、平、夺、安、缓、淡、清"，其二十四剂治法解说中，举有具体方药，并以此类推说明。但书中主要介绍了二十四剂的代表方，每剂实为一方（仅宣剂为三方），共26首代表方。二十四剂每方分别详细列出其功效、证候、组方、加减、剂量及煎服方法，特别是介绍每一方的加减运用变化，通过代表方的加减，可以达到治疗不同疾病的目的，所谓"学者由此而扩充之，或有以胜其用也"。他非常重视配伍，认为药各有其性，而一药难治诸证，必须配伍得当，才能发挥作用。运用主方加减以适应基本病因相同、兼症不同的各种病证，也是明代及其以后常见的方法。故其"二十四方"既是指方剂不同主治的分类，又特指这一分类的代表方（26首），对于今天指导临床遣方用药仍有较高的实用价值。

徐春甫"二十四方"是根据四季分类的，与二十四节气对应起来，其中以参苏饮、五苓散、正气散、十神汤四方为纲，分别调理春、夏、秋、冬四时之"违和"，符合"四时大意"。中医认为，人的生理病理与自然界昼夜寒暑运转、气象物候变化等生态环境密切相关，非常重视疾病与外部环境特别是气候变化的关系，《医学捷径》卷二《雷公四要纲领发微》就有"春伤于风，夏生飧泄；夏伤于湿，秋必痎疟；秋伤于湿，冬生咳嗽；冬伤于寒，春必病温"的归纳，《医统》卷五《运气易览门》还有"六十年交气日刻"的具体推演。治疗上主要着眼于人与生态环境、时节气候的协调，用方遣药要在不失时宜。徐春甫在《医学捷径》卷三《病机药性歌赋·痢疾证歌》强调，"必以岁气为之先，气运脉状须同参"；《泄泻证歌》中也有"夏月桂苓甘露奇"之叮嘱；在《医统》卷二十三《脾胃门》中，引用有李东垣"冬不用白虎，夏不用青龙；春夏不服桂枝，秋冬不服麻黄"之说。《医统》在病证的方药运用中，也多有因时加减用药的内容。譬如"桂枝汤治太阳中风"，徐春甫注解曰："夏至前加黄芩，夏至后加知母、石膏。"再如气郁、血郁、痰郁、食郁、湿郁、热郁诸郁用药，有"春加防风、紫苏，夏加苦参、黄连，秋冬加吴茱萸"之用。又如分时令之治，如治有声无痰之嗽，夏月热嗽，小柴胡汤加石膏、知母之类；冬月寒嗽，以小青龙汤加杏仁、款冬花之类；春升之气，宜二陈汤加杏仁、知母、五味子之类润肺；秋嗽，陈皮、杏仁、天冬、桑白皮、山栀之类清肺。又载有朱丹溪根据季节加减用方的内容，如其以人参、白术为君治老人虚损，春加川芎，夏加黄芩、麦门冬，秋、冬加当归；经产之剂达生散，妊娠八九个月宜扶正气，可用之，春加川芎、防风，夏加黄芩、五味子，秋加泽泻，冬加砂仁。其他如补中益气汤、小柴胡汤、白虎汤，因时加减用药可见于下文各方内容中。

《医统》作为全书，多引用有他人观点和方药，既然收录并加以阐说和运用，应该视为作者认可的观点和方法。卷九十七《制法备录·因时用药例》则详细例证指出："凡用药须看时令，如常用调理药，春加川芎，夏加黄芩，秋加茯苓，冬加干姜。如解肌发表，春温月用辛凉药，川芎、防风、荆芥、柴胡、紫苏、薄荷之类；夏暑月用甘辛寒药，干葛、石膏、甘草、薄荷、升麻、柴胡之类；秋凉月用辛温药，羌活、防风、苍术、荆芥之类；冬寒月用辛热药，麻黄、桂枝、干姜、附子之类。若病与时违，勿拘此例。如温暑月治热病、疫疠病，不可用辛温热药，宜温凉辛甘苦寒之药，升麻、柴胡、干葛、薄荷、石膏、黄芩、黄连、甘草、芍药之类。治咳嗽，春多上升之气，用川芎、芍药、半夏、黄芩之类；夏多火炎逼肺，用黄芩、山栀、桑白皮、石膏、知母之类；秋多湿热伤肺，用苍术、桑白皮、黄芩、防风之类；冬多风寒外来，用麻黄、桂枝、干姜、半夏、防风、羌活之类。若病与时违，不拘此例。如治泄泻，冬寒月用辛苦温药，干姜、砂仁、陈皮、厚朴之类；夏暑月暴注水泻，用苦寒酸寒药，黄连、山栀、茵陈、芍药之类。若病与时违，不拘此例。如伤冷食腹痛，或霍乱吐泻，虽夏暑月，可用辛热温中药，干姜、茱萸、砂仁、厚朴之类。如酒客病，或素有热证，虽在寒凉月，可用清凉药，芩、连、干葛之类。"

通过比较不难发现，《医学捷径》卷五《二十四方》之论约以赅博，可以视作《医统》方药运用精华的高度概括和凝练。故在此，特以《二十四方》治法例说为基础，结合《医统》的方药运用，同时补录《医统》记载的徐春甫创方和其他具有一定代表性的方剂，共计31方（其中斑龙百补方将在"特色成药制剂"一节中介绍，本节不再重出），溯其源头，梳其头绪，重新编次整理，并参考其他相关文献资料，分析用药组方治证的中医机理，力图归纳和总结出徐春甫方药运用的特色经验。从总体来说，重脾胃内伤之本，从顾护脾胃元气、补虚治本论治，用前预防、用后调理以免病情加重，是贯穿于方药运用之中的一条主线，也是其极其鲜明的一个学术特色。这在 31 方的运用中也有所体现。

由于系综合了《医统》《医学捷径》两书内容，尤其分散在百卷《医统》各门各证、内外妇儿各科中的内容十分浩繁，重新归纳提炼后已难以一一点明具体运用的具体出处。其中组方用药仍采用原制计量，按照元、明、清度量衡制度（库平制），如质量单位 1 斤≈596.82 克、一两≈37.30 克、一钱≈3.73 克、1 分≈0.373 克，可供使用时参考；而容量单位 1 盅、1 碗、1 盏等约在 150～300 毫升不等。用法中，"煎几分"指用水煎药至几成，以药液容量煎煮减至几成为度；"食远服"即餐后时间较远时服药，一般应有 1 个时辰，即餐后 2 个小时服药。以上用量用法不再每方出注，其他特殊情况则随文注解。

1. 参苏饮（《医学捷径》卷之五《二十四方》）

宋代《局方》，治病为主兼具防病保健功能，是宋代日常生活常用的防治结合制剂。徐春甫将其列为顺应四时大纲的春时之剂，春时违和，主以参苏饮加味而调和；并列为二十四剂第一剂宣剂的代表方，宣通壅滞，升散结郁，发越郁滞。春时快郁，发散宽中，宣畅清阳，调达壅滞。又能宽中快膈行滞，保和脾胃。用治四时感冒兼内伤证，头痛发热，咳嗽声重，呕吐痰沫，涕唾稠黏，中脘痞满，呕吐痰饮。属伤寒六法（汗、吐、下、利、温、和）中辛平发散之剂，外感风寒，伤风发热、咳嗽痰涎，宜先以之发散其表。此药大解肌热，疟疾初作、时疫瘴气、劳瘵伤寒、痰饮停积、痰气中人，往来寒热，胸膈不利，状如伤寒，虚实疑似之际，也均可用之先行散解。一切内外所感，大人小儿、室女孕妇并皆可治。常用治小儿痘疹热。小儿发热，憎寒咳嗽，或遇天时，或感风寒异气，伤寒疑似之间，最宜服此发散。痘疹始作，乍寒乍热，咳嗽嚏喷，足冷面赤，呵欠烦闷，与伤寒相似，必于红点未见之前，以参苏饮解表发散为要，微解以助出疹；或痘疹不快，被风寒隐蔽，憎寒壮热，鼻流清涕，咳嗽痰涎，宜以参苏饮化下紫草膏，以表散寒邪。痘疮用药，惟以中和，不可孟浪，用药深重，真气受弊。即使发热壮盛，邪毒重，也宜用参苏饮送服败毒散、调服三酥饼之类治疗。治疟用药后热多者，也宜以参苏饮调表发散。

处方：人参、紫苏叶各一钱，陈皮、半夏、茯苓、桔梗、前胡、枳壳、干葛根各八分，炙甘草八分。水二盅，生姜五片，大枣二枚（《局方》中还有磨木香一分），煎八分，食远服。渣再煎。小儿用量减服。

加减：漱多，加桑白皮、杏仁；热甚，加黄芩、柴胡；五心烦热、手足掌心热甚，加黄芩、麦冬；头疼甚者，加川芎、细辛；泄泻，加莲子肉、干山药；汗多，加黄芪、桂枝；胃脘痛，加广木香；心悸健忘，加茯神、石菖蒲；烦躁不寐，加山栀、酸枣仁；鼻衄，加山栀、茅根；不思饮食，加白术、砂仁。加黄芩名黄芩参苏饮（《良方》），用治寡妇、室女思欲不遂，以致伤脾，饮食少思，寒热如疟，恶寒发热，似疟非疟，面上或红或黄。

歌曰：参苏饮内二陈汤，桔梗前胡枳壳香，干葛枣姜煎热服，春宣之剂实为良。

2. 六郁汤（《医学捷径》卷之五《二十四方》）

朱丹溪方，又名越鞠丸（不同于朱丹溪"一药治一郁"之越鞠丸），徐春甫将其列为二十四剂第一剂宣剂的代表方。能解诸郁，春夏秋冬四时皆可用治。六郁即气、血、痰、火、食、湿六郁。经曰"气行即愈，着者为病"，此即郁之病因。一气冲和，百病不生，稍有郁怫，诸病丛生。郁病郁方，诚属为医首务，不可不熟知。古方以宣剂为首剂，确实如此。有脾郁者，中脘微满，生涎少食，倦怠嗜卧，四肢无力，宜用六郁汤加减治疗。徐春甫治腹中窄狭证，配合使用六郁汤，最为有效。痰与火被郁，则胃腹狭窄，所以开郁之药多效。

处方：香附子一钱，砂仁五分，陈皮、半夏、赤茯苓各一钱，炙甘草五分，抚芎（注：作川芎入药）、苍术、山栀仁各八分。上为一剂，水二盅，姜三片，枣一枚，煎八分，食远服。渣再煎。

加减：气郁者，加木香、紫苏、青皮、槟榔，倍香附、砂仁；血郁者，加当归、丹皮、桂枝、桃仁、红花；痰郁者，加瓜蒌、天南星、神曲、枳壳、小皂荚；湿郁，加白术、倍苍术；热郁，加黄芩、倍山栀子，山栀子能屈曲下行以降火，善开郁热；食郁，加山楂、神曲、麦芽、白豆蔻，倍砂仁；气虚者，加人参；女人经秘，加桃仁、红花、延胡索。腹中窄狭，多系肥人湿痰流灌，脏腑不升降，宜燥湿开郁，此方即可；若为瘦人，热气熏蒸脏腑，宜加黄连、倍山栀子。春月加升麻、葛根；夏月加木通、姜炒黄连；秋月加旋覆花、香薷、荆芥穗；冬月加羌活、防风、细辛、白芷。

歌曰：六郁香砂赤二陈，抚芎苍术及栀仁，苍栀芎附兼神曲，越鞠丸为宣郁名。

3. 五积散（《医学捷径》卷之五《二十四方》）

出自宋代《局方》，是在二陈汤的基础上发展起来的，徐春甫将其列为二十四剂第一剂宣剂的代表方。《内经》曰"其高者，因而越之"，相应则有宣剂。调中顺气，除风冷，化痰饮，可以探吐。治四时感冒，头痛发热恶寒。内伤呕吐腹胀。感冒寒邪，寒湿客于经络，郁为湿热，湿盛身重，头疼身痛，项背肩背拘急，肢体怠惰，四肢浮肿，腰膝疼痛，腰脚酸疼，感寒脚气；脾胃宿食，胸膈停塞，脐腹胀满，心腹疼痛，气积不消，或胸膈停痰，痰饮不行，呕逆恶心，饮聚膈上；内伤生冷，外冒风寒，心腹痞闷，头目昏痛，食积呕吐，饮食不进，妇人血气不调，经事不通，中气中风，心腹撮痛，以及痢后痛脚风，均可用之。

无病之人，猝然而呕吐，定是邪客胃腑，如在秋冬，必为风寒所犯，可予之宣通。脾胃失于健运，气积、食积不疏导，惟养脾胃正气，而滞积自疏。中风中气，皆能令人涎潮昏塞，疑惑之间，可先以五积散治疗。妇人中风，角弓反张，要先明其大体，察脉之虚实，辨证之冷热，相人之强弱，入脏入腑，在络在经，先以《局方》调治，不可孟浪处施。今之治法，先宜顺气，然后治风，万不失一。感受阴寒，无汗恶寒，先寒后热，挛痛面惨，转而寒疟，可以之发散寒邪。伤寒劳役，小儿痘疮，蕴毒热盛，渴则饮冷，热则当风，致被风寒所伏，寒热相搏，面青发热，心烦自利，也宜先予此药，散其内外寒毒。寒湿流注经络，脚膝肿满疼痛，或蕴毒为害，致筋挛骨痛，腰脚酸疼，身体拘急重痛，当用以宣解。汪机治一臀痛，以五积散二剂，病减半。至阴之地，关节之间，湿气滞凝，且水性下流，脾气既虚，非辛温之药开通腠理、行经活血，不能发散邪气。

外感风寒，内伤饮食，久而延之，留滞不去，遂成五积。食积加重，心腹满痛，类似伤寒，还可用五积散吞下木香槟榔丸。治风寒凝滞经络致鹤膝风，加味小续命汤服数十帖后，也可用五积散同煎，善后调理。即使疥毒疮疡，也还可以五积散同人参败毒散煎服，以调中顺气，以助发散。

处方：陈橘皮、干姜、半夏、茯苓、枳壳、麻黄、桔梗、官桂（肉桂）各一钱，厚朴、苍术各八分，白芷、川芎各六分，当归、芍药各八分，炙甘草五分。水二盅，姜三五片，枣一枚，煎八分，食远服。

加减：腰疼，加杜仲、小茴香；脾胃气蔽、寒湿腰痛，加桃仁；身体痛，加羌活、柴胡；手足风缓，加乌药、防风；手足拘挛，加秦艽、牛膝；脚跟痛、有痰唾，加木瓜；痢后痛脚风，去麻黄，加酒煮；咳嗽，加杏仁、桑白皮；大便秘甚，加大黄；小便不利，加木通、滑石；两胁痛胀，加青皮、柴胡；呕逆作酸，加黄连、吴茱萸；表虚自汗，去麻黄，加桂枝；口燥渴，去干姜，加干葛根、天花粉；寒中少阴、脐腹疼痛，加吴茱萸；肠疝气、痛不可忍，加盐炒吴茱萸、小茴香、姜与葱白。产妇冬月天寒之时，稽停劳动之久，风冷乘虚，入于胞胎，使气血凝滞而不下，可用五积散三钱，黄蜀葵子半合，煎汤催生。

歌曰：五积散中桔梗多，麻黄苍芍二陈和，芎归芷朴干姜桂，枳壳春宜重者科。

4.疏凿饮子（《医学捷径》卷之五《二十四方》）

出自宋代《严氏济生方》，别名疏凿散，徐春甫将其列为二十四剂第二剂通剂的代表方。《内经》曰"中满者，泻之于内"，相应则有通剂，疏凿饮子即是。留滞不行，宜通利其滞。治留滞不行，水气遍身，浮肿，喘呼，气急，胸满，口干，烦渴不宁，大小便不利。以遍身浮肿、二便不利、脉滑为要点。朱丹溪治阳水实证重者，遍身肿，烦渴，小便赤涩，大便秘，以此方逐水消肿。该方攻里疏表，内消外散，有如疏江凿河，分消泛溢之水势，故取"疏凿"之名。

处方：泽泻、商陆、赤小豆、羌活、大腹皮、木通、茯苓皮各一钱，槟榔、秦艽、花椒目、防己（原方并无防己，《医统》载有）各八分，水二盅，姜五片，煎八分，食远服。

加减：发热，加柴胡、山栀；胸膈痞满，加白术、枳实；喘咳甚者，加葶苈子、萝卜子；有痰，加半夏、陈皮；喉痹作痛，加桔梗、射干；小便秘者，加肉桂；大便燥结，加枳壳、桃仁；足肿，加木瓜、防己。

歌曰：疏凿饮子利水功，秦艽羌泽豆商同，槟榔大腹川椒目，更有苓皮与木通。

5.四君子汤（《医学捷径》卷之五《二十四方》）

出自宋代《局方》，徐春甫将其列为二十四剂第三剂补剂的代表方。《内经》曰"形不足者，补之以气"，虚弱不足，宜用补剂以充实，主以四君子汤之类。调理脾胃之主药。补虚进食，人之根本。经曰："脾胃虚，则五脏六腑、十二经十五络、四肢百骸皆不得营运元气，而百病生焉。"一切脾胃虚弱、饮食减少、诸虚不足、气虚、气短无力、脉弱迟缓，无问内伤外感，不论病之新久，诸病服药无效，均宜用此剂。诸如内伤虚损、倦怠虚热、泄泻便血、久疸虚甚、久泻久痢、久疫久疟、小儿虚热、霍乱吐泻、慢惊吐乳、痘疹发热、饱闷膈噎、中蛊腹胀、久血久嗽、痨瘵伤寒、中风中气、发厥致痿等，凡属脾虚气虚之证时，皆可使用。脾胃渐充，诸病皆愈。

处方：人参二钱，白术三钱，白茯苓一钱，炙甘草五分。水一盏半，姜五片，枣一枚，煎七分，食远服。

加减：血虚，加当归、川芎；气虚、表不固，加黄芪、桂枝；泄泻气虚，加芍药、升麻；有痰，加陈皮、半夏；心虚，加茯神、酸枣仁、益智仁；心气虚致白浊，加远志；痿证，加黄芩、黄柏；呕吐，加砂仁、藿香；泄泻，加山药、白扁豆；虚寒久泻，加肉豆蔻、干姜；咳嗽，加麦门冬、五味子；心烦不寐，加麦门冬、酸枣仁；口渴，加干葛根、五味子；胸腹胀满，加枳实、白豆蔻；潮热，加软柴胡；身体肿满，加大腹皮、厚朴；腹胁疼，加吴茱萸、广木香；大便秘结，加枳壳、桃仁、槟榔；小便不利，加泽泻、木通；遍身酸疼，加羌活、紫苏；走气痛，加延胡索、木香；小儿痘疹不出，加升麻、葛根；女人腹疼，加香附、延胡索。

四君子汤合四物汤即为八珍汤，调和阴阳，用治虚损，气血两虚。妇人脾胃虚弱，气不营运，以致经血不调，不可纯用四物汤，宜以四君子汤配合治疗。如果血病、血虚重，则单用四君子汤以健脾，脾稍健，方可合四物汤服用，庶不偏误。治气血俱虚而夹寒，加吴茱萸煎服。又虚甚，八珍汤再加黄芪、肉桂，名十全大补汤。又大补之方癸字十珍丹（一名补髓丹），治久虚劳惫、髓干精竭、血枯气少之证，方中也用四君子汤研末制备。《拔萃方》加陈皮一味，名异功散，快脾利气，最妙。加黄芪、白扁豆，名加味四君子汤，用治脾胃虚弱，四肢乏力，治痨嗽，尤妙；也治中气下陷，痔漏便血。加山药、黄柏、粟米配姜、枣，名七珍汤，治痨瘵咯血。以四君子汤加陈皮、半夏各一钱，名六君子汤，肥人倦怠、气虚有痰，宜进用；脾胃不和，不进饮食，上燥下寒，服热药不效者，用此最为恰当。加炒扁豆、藿香、甘草、炙黄芪，名加减四君子汤，小儿霍乱，吐泻身凉，吐沫青白，闷乱不渴，气肿露睛，以之补脾调胃，增进饮食。加川乌、全蝎，名乌蝎四君子汤，治小儿慢惊风，昏迷痰搐；春月吐泻，脾胃俱虚，欲作慢惊，以之调下苏合香丸，亦妙。

四君子汤补气健脾，用途广泛，可随证加减，用治不同病证。兼寒、热、痰、火者，又当攻补兼施，治后调理也多使用。内伤似伤寒，寒战后劳乏，烦躁昏倦，宜加当归、黄芪、知母、麦门冬、五味子。久疟所伤，微邪潮热，柴葛二陈汤发散，加用四君子汤；日久虚疟，邪气已无，寒热不多，或无寒、但微热，只用四君子汤合四物汤，加柴胡、黄芩、黄芪、陈皮，以滋补气血。痨瘵邪在脾者，面色萎黄，唇吻焦燥，饮食无味，腹痛、肠鸣、泻痢，四肢倦怠，脉虚濡而数，宜加酒炒白芍药、莲子肉、薏苡仁、白扁豆、干山药、猪苓、泽泻之类。疽证解利，久而不愈而虚甚，不可强服凉药，宜四君子汤吞用八味丸；通利以致脾气虚弱，必至危笃。

朱丹溪治气虚耳聋，以四君子汤煎汤，送下黄柏一味（即大补阴丸）。朱丹溪治中风，半身不遂，属痰热气虚者，以二陈汤、四君子汤等加竹沥、姜汁；初昏倒，急捏人中至醒，然后以二陈汤、四君子汤、四物汤加减用。

脾虚水泻，腹不痛，四君子汤倍用白术，加黄芪、升麻、柴胡、防风。中蛊，腹痛胀，米汤调下郁金，泻后当以四君子汤，服二三剂调理。春月伤风、痰嗽、发热、泄泻，先服人参羌活散，发表解散，后服加味四君子汤以止泻。久泻，谷道不合或脱肛，元气下陷，大肠不行收令，用白术、芍药、神曲、陈皮、肉豆蔻、诃子肉、五倍子、乌梅为丸，以四君子汤加防风、升麻，煎汤送下。泻痢夹虚，力倦气少，脾胃虚而恶食，加当归、芍药补虚，虚回而痢自止；下痢久而气血大虚，腹痛频作，后重不食，或产后得痢，加当归、陈皮、糯米煎服。

小儿食后泻重，量其虚实，先取其积尽，后以四君子汤调理。婴儿冷吐，冬月多有感冒风寒，乳母感受寒气，乳儿承寒，冷气入儿胃中，以丁香丸、藿香正气散等温中之药，与四君子汤同煎，以止泄泻。小儿吐泻后虚弱、惊悸并粪青，宜以四君子汤加辰砂、麝香末等，调下朱君散。霍乱吐泻、脉沉细，加芍药、生姜；吐利转筋，腹中痛，身体重，脉沉而细，四君子汤加白芍、高良姜；霍乱阳明证，脉浮自汗加肉桂，脉浮无汗加麻黄；少阴霍乱吐利，四肢拘急，脉沉而迟，加干姜、附子、厚朴。

痘疹脾胃虚弱，不思饮食，气弱顶陷，宜用四君子汤。出痘后作泻，或无故泄泻，属胃气弱，宜随证加减，急服。痘疮养胃，养其正而固其本，人参、茯苓、白术、甘草均为痘药正品。痘疹脾胃虚弱，泄泻不食，治宜六君子汤。痘疹气血两虚，不能载毒，内陷不起，或枯涩不润，或不灌浆，或不结靥，多是气血不足，宜服八珍汤，不拘日期。出痘十四五日，痘疹余毒，痂落少食，口渴烦热，宜用四君子加黄连、鼠黏子、连翘解毒汤之属。大抵调脾胃，节饮食，中气足则邪气消。所谓"养正能避诸邪"，此之谓也。

歌曰：四君补剂保元功，参术甘温君子同，炙草茯苓为佐助，补天赞育化无穷。

6. 补中益气汤（《医统》卷二十三《内伤门》）

李东垣方，徐春甫将其列为二十四剂第三剂补剂的代表方。《内经》曰"气虚者，宜制掣引之"，脾胃不足，正气下陷，而用升提之药，相应则有补剂、宣剂。李东垣谓病因脾胃所生者良多，认为内虚则诸邪并入，著《脾胃论》、创补中益气汤等方，为王道之本，实为医家之宗主。治内伤劳倦，劳役伤脾，胃气伤损，元气下陷，发热不退，气虚中满，时疫劳淋，一切内虚，口不知味，不思饮食，四肢无力，言语懒发，倦怠嗜卧，蒸蒸发热，服一二剂，气利微汗而愈。徐春甫创制大健脾丸，其本意就是辅助李东垣补中益气汤，自言出入服之，万无一损。元气不足，脾胃下陷为热，内虚伤寒发热、五心烦热，食复消导后热不退。

内伤悉因饮食劳倦，故脾胃之证始得则热中，补中益气汤可除中热。经曰"劳者温之，损者益之"，又云"温能除大热"，大忌苦寒之药损其脾胃。肺金受邪，由脾胃虚弱，不能生肺，嗜卧懒语，洒淅恶寒，宜补中益气汤。《内经》曰"从内之外者，调其内"，内伤元气，不能外卫腠理，而为汗泄等证，宜用补中益气汤之类，以调其内，则外证自除，是谓治其本。

补中益气汤还可用于治痢补虚，治一切男妇痢疾，虚甚，脉沉微而细弱；或泄泻痢疾，久则下陷，及产后气虚下脱、肛出，以补中益气汤举而升之。脱肛翻疮愈后，也须服用。可治大病后元气未复，胸满气短。可治疟因劳役忧思而作，汗多、食少、倦怠。可治胃气虚弱、下陷，便浊久而不愈。阴阳不调，水火不济，遗溺不禁，必先用该方治本，以调荣卫。可治中气不足，卫气不舒，以致瘙痒。可治肠风虚损，血不得升。

外治之理即内治之理，补中益气汤用于外科，可治疮疡不发热、不渴，或脉数无力而渴，或口干发热，或劳倦身烦。疮痛不可忍，禀赋素薄，宜补中益气汤加苦寒药，生肌止痛。溃疡发热，脉浮或弱，热或恶寒；或溃疡不作脓，或熟而不溃，属阳气虚，宜补中益气汤补托。瘰疬、流注、疮疡、痈疽、痞气胁痛、妇人乳肿，辛散溃坚外，间服补中益气汤，两全而无伤。

妇人血证，凡用四物治，须审其脾胃，虚者必先用补中益气汤之类以养胃，然后合用四物汤，万无一失。产后用力太过，气虚发热、眩晕，宜用补中益气汤。气虚阴挺，也宜使用。妇人子脏虚寒，冷气下冲，导致阴户脱出，或因产时努力而脱，久不愈，补中益气汤倍加升麻、柴胡，借以升举。女子赤白带下，延患既久，脾胃渐弱，至于月经不调，甚则淋沥崩中，须补中益气汤为主，加升固之药。

补中益气汤治痘疹，寒热得中，发热难出，或脾胃虚陷、发热，及陷附倒靥，内托十分稳当，而无太过、不及之弊。内有人参以补元气，有当归可以生血，有白术、陈皮以健脾，有升麻、柴胡以发表托毒，不致内陷，此正所谓痘疹正药。徐春甫认为，补中益气汤为托里药，百发百中；热毒深者加黄连、牛蒡子，虚寒者加姜、桂。只用此一法左右加减，无不适宜，这就是王道之常法。徐春甫的老师汪宦说：人身之中，阴气虚损为热。盖因劳倦伤脾，胃气因虚下陷，重压下脘气道之分，而上焦之气因之而不行，少火郁为壮火，而为内热伤气等证。治疗当以李东垣补中益气方为宜。

处方：黄芪一钱，人参一钱，白术、当归各七分，陈皮、甘草（炙）各五分，升麻、柴胡各二分。上㕮咀，水二盏，煎为一盏，去渣温服。伤重者二服而愈。

方解：按李东垣立方本旨，脾胃虚者，因饮食劳倦，心火亢甚而乘其土位，次而肺气受邪，须用黄芪最多，人参、甘草次之。脾胃一虚，肺气先绝，故用黄芪以益皮毛、闭腠理，不令自汗、上喘气短。因损元气，故用人参补之。心火乘脾，炙甘草甘温以泻火热，补脾胃中元气；如果脾胃急痛，腹中急缩，宜多用甘草，经所谓"急者缓之"之义。白术、甘草甘温除胃中热，利腰脐间血。胃中清气在下，升麻、柴胡引以升提。升麻、柴胡二味苦平，属味之薄者，阴中之阳，可引清气上升。黄芪、甘草甘温，气味上升，能补卫气散解、固实其表，又能缓解带脉缩急。气乱于胸中，为清浊相干，用去白陈皮既可理气，又能助阳气上升，以散滞气，助诸甘辛之药发挥作用。脾胃气虚，不能升浮，为阴火伤其生发之气；荣血大亏，营气不荣，阴火炽盛，是血中伏火，日渐煎熬，血气日减。心主血，血减则心无所养，致使心乱而烦，病名曰悗。悗者，心惑而烦闷不安也。故加辛甘微温之剂，以生阳气，阳旺则能生阴血。更以当归调和，少加黄柏以救肾水，能泻阴中伏火。如心烦不止，少加生地黄补肾水，水旺而心火自降；气虚甚者，少加附子，以行人参之功。

加减：凡内外兼证，或内伤重而外感轻，为内伤夹外感证，治宜先补益而后散邪，或以补中益气汤为主治，加散邪药，当以六经脉证为依据，加本经药治疗。内伤烦躁，似伤寒，烦躁不绝声，汗后复热，脉细数，五七日不睡，倍用人参，用竹叶同煎。似伤寒，至五七日，汗后烦躁、多饮，加附子。夹痰，加半夏，更以竹沥、姜汁传送。

头痛，加蔓荆子；痛甚，加川芎；顶痛脑痛，加藁本、细辛；诸头痛加用以上四味，足以止头痛。两太阳穴痛甚，似伤寒，发热汗出，此相火自下冲上，宜加川芎、当归。头痛有痰，沉重惰倦者，系太阴痰厥头痛，加半夏、生姜。产后多日，头痛不可忍，加川芎、细辛、藁本、蔓荆子，立止。耳鸣目黄，颊颔肿，颈、肩、肘臂外后痛，面赤、脉洪大，以羌活、防风、藁本、甘草，益元气、泻火邪。若更烦乱，譬如腹中或周身有刺痛，皆血涩不足，加当归身。

精神短少，加人参、五味子。嗌痛项肿，脉洪大、面赤，加黄芩、甘草、桔梗。口干、咽干，加干葛根，升引胃气，上行以润之。夏月咳嗽，加五味子、麦门冬；冬月及秋凉咳嗽，加不去根节的麻黄；夏月天温咳嗽，加佛耳草、款冬花。久病痰嗽，肺中伏火，去人参、黄芪，以防痰嗽加重。食不下，属胸中胃上有痰，或气涩，加青皮、木香、陈皮，以此三味为大法。冬月加益智仁、草豆蔻；夏月加黄芩、黄连；春初犹寒，少加辛热之剂，以补春气之不足，为风药之佐，益智仁、草豆蔻之类。

心下痞闷而能食，加枳实、黄连（如不能食不可加，只根据本方服）；腹中痞，加枳实、木香、砂仁、厚朴，如天寒，少加干姜或肉桂；脉缓有痰而痞，加半夏、黄连；脉弦、四肢满硬、便难而心下痞，加黄连、柴胡、甘草；大便秘燥，加黄连、桃仁，少加大黄、当归身；心下痞、脘闷，加白芍、黄连；心下痞、腹胀，加五味子、白芍、砂仁，如天寒少加干姜或肉桂；心下痞、中寒，加附子、黄连；心下痞、呕逆，加黄连、生姜、陈皮，如天寒加黄连，并少入丁香、藿香。

腹中痛，加白芍药、甘草。如恶寒冷痛，加肉桂。夏月腹痛，不恶寒而恶热，加黄芩、甘草、芍药，以治时热。如腹痛在寒凉时，加半夏、益智仁、草豆蔻之类。胁下痛或胁下急缩，俱加柴胡、甘草；脐下痛，加熟地黄。如不已，属大寒，加肉桂。气虚下泄，加肉豆蔻、诃子。胃间热、虚重，加干姜。内伤发热不食，胃口作痛加草豆蔻，热痛加山栀子。内伤呃逆，加丁香。滞下、通利消导后久不愈，此为气虚滑脱，倍加升麻、固肠丸之类，以升提固涩。"下者举之，滑者涩之"，无不速效。

歌曰：补中益气芪术陈，升柴参草当归身，升阳举陷功独擅，气虚发热亦堪珍。

7. 十全大补汤（《医统》卷四十八《虚损门》）

出自宋代《局方》，又名十全饮，在宋代是治疗与保健相结合的补益汤药。虚弱不足，宜补剂以实之，主以十全大补汤之类。徐春甫将其列为二十四剂第三剂补剂的代表方。治诸虚百损，气血俱虚，内伤虚热，不足夹寒，头眩晕痛，虚劳咳嗽，疮疡不敛，崩漏不止等病。劳疰经久不瘥，真气以耗，邪气犹存，或药暂止，小劳来复，法当调养气血，也宜十全大补汤之属。

处方：由四君子汤合四物汤加黄芪、肉桂组成。人参、白术（炒）、茯苓、甘草（炙）、当归（酒洗）、熟地黄（酒洗）、川芎、芍药（炒）、黄芪、肉桂各五分。虚甚者，加附子五分，姜三片，枣一枚，水二盏，煎八分，空心服。久痢、六脉沉弱，诸药不效，以之加姜、枣，少入蜜煎服。

加减：劳倦身痛，加陈皮、半夏；白浊久而不愈，诸药不效，加益智仁煎服，三服即愈。肿疡不作脓，或熟而不溃，为虚证，宜用十全大补汤。寒气袭于溃疡，疮口不敛，或陷下不敛，宜以温补；脉大无力或微涩，而肌肉迟生，属气血俱虚，宜以峻补；出血或脓多，烦躁不眠，亡阳也，宜以急补；脓多或清，气血俱虚，宜以峻补。凡肿疡不消不溃、痈疽久不敛口，以及湿毒流注便毒，求速效而失治，克伐太过，脾气虚弱，脉无力，均宜用十全大补汤。

妊娠恶阻，血不归元而呕吐，加陈皮、半夏、藿香、姜、枣煎服；崩漏，加肉桂、炮黑干姜、阿胶珠。治痘疹，气血两虚，不能截毒，内陷不起，或枯涩不润，或不灌浆，或不结靥，多是气血不足所致，只要虚重，宜用十全大补汤。痘疮发痒，多是气血不足，故曰诸痒为虚，宜保元汤加川芎、肉桂、十全大补汤之类。出痘灰白、不红绽，或灰黑陷顶，二便清凉，气冷不渴，不食，食不化，此表里虚寒，急宜温脾胃、益气血，宜用十全大补汤、异功散之属。盖脾土一温，胃气随畅，而无内虚伏陷之忧。

歌曰：四物地芍与归芎，血家百病此方通，八珍合入四君子，气血双疗功独崇，再加黄芪与肉桂，十全大补补方雄。

8. 承气汤（《医学捷径》卷之五《二十四方》）

出自张仲景系列方，徐春甫将其列为二十四剂第四剂泻剂的代表方。《内经》曰"因其重而减之"，闭结内实，宜泻其壅闭，以去其实，则有泻剂以下之，主以大小承气汤、调胃承气汤、桃仁承气汤之类。治三焦实热壅闭，烦闷，大便秘结不通，或狂言妄见，口燥舌干，渴饮水浆，脉大无伦。凡实热秘结，脉实大有力，宜以塞因通用之法。表邪传里，必归于脾胃而成燥粪，承气汤以除去，胃气乃和。泻里热除狂，非承气不可。谵语恶热，六七日不大便，口燥咽干而渴，酌情选用。小儿实热，外证已罢，无头痛恶寒，攻下唯取轻缓之剂即可。

伤寒并病，并已传过，太阳证潮热，手足汗出，大便硬，时谵语，以承气汤下之。张仲景用承气汤等下药，必有大满、大实坚、燥粪，转矢气下迫，而无表证者，方行此法，"可下之证未悉具，犹须迟以待之"。泄利之药，不可轻试，俟其胃实而用；无痞满、无潮热、无谵语、脉不沉，勿轻下。当汗反下，所谓"承气入胃，阴盛乃亡"。伤寒过经，正气多虚，误用麻黄，令人亡阳；误用承气，令人不禁。承气汤，死生所系，能不慎重！实热入里，尚兼头身疼痛、恶寒发热，表邪未除而里证又急，不得不下，则宜先解后缓攻。里热之实，胃腑实热谵语、潮热多汗、腹胀腹满、实痛便闭等证，此胃中亡液，有干燥粪，宜下之。《内经》曰"下之则胀已"，此系针对湿热饮食有余、脾胃充实者而言。如张仲景治伤寒邪入三阴经，及入于里而成内实，腹满坚实、大便秘而不利。

如因脾虚，内寒不足，而气不能化精微，而成腹满，宜以甘温补脾为主，少佐辛热，行其壅滞之气，可使脾土旺健而营运，胀斯可愈。医者不察乎此，唯执"下之胀已"，急于获效，病者苦于胀满，喜行利药，以求"通快"，殊不知暂快于一时，则真气愈伤，腹胀愈甚，去死不远。俗谓气无补法者，以其痞塞，似难于补，不考虑正气虚而不能营运，而为病者。经曰"壮者气行则愈"，此之谓也。夹食伤寒，不可先攻其食，且先发散、次消导。如虚证伤胃，宜先补后攻，不尔虽愈，未免困惫。肠胃积热，口舌生疮，牙龈肿痛，亦可用承气汤治疗。虚烦，荣卫失调，亦宜用。然饮食内伤，寒温失所，误以承气下之，很快变为结胸发黄，难治。张仲景又云："治痢可下者，悉用承气等汤。"调胃承气汤、大小承气汤俱可治初痢湿热，积痢在下，里急后重。妇人痢疾始作，当先发散外感邪气，次逐内邪，再调和中气，未有不效者。

治小儿热盛发惊，二便秘塞不通，承气汤微微清利；如内邪太盛，惊搐烦闷、一刻不安，喘咳逆壅，二便不通之急证，当急用承气汤，犹豫不决，必致死亡；治痘出太盛，喘促烦满，谵语狂言，躁渴便秘，服保元汤而致死者亦多，服承气汤而诸病如失，顿然回生，亦不可不谓"夺造化之功"也。凡瘟疫发斑发黄、气饱逆上，均可攻下。冷瘴如本非重病，不可误投寒药。凡跌打损伤、大小便不通，未可服治疗损伤之药，用酒剂必须温热；宜承气汤之类，大小便通后，方可服治疗损伤的药物。孕妇忌用，有老弱及血气两虚之人不宜用。

大承气汤，主治伤寒胃腑实热，乘心而为谵语，心下痞硬，三焦实邪俱盛。阳明病，太阳、阳明并病，大实大满；少阴病，自利清水，色纯青，心下痛，口燥咽干，腹胀不便，腹满痛，无表里证；厥阴病下利谵语、有燥粪，壮年、元气实、热深重，可攻下。伤寒腹痛，呕哕吐逆，手足四逆，大便乍难乍易、小便不利，大便闭、小便自利，循衣摸床，目睛不和，热证发厥，脉沉而滑；指爪温热，便秘呃逆，痞积后重，脓血稠黏；食疟，外邪解而内未已，项强口噤，癫狂热壅，大便秘结；偏头痛，大便结燥，烦满囊缩，脉数而实；瘟热不便，腹痛烦满，口干舌燥；小儿刚痉胸满，口噤切牙，脚挛急；妇人吐逆关格、大小便不通诸症，又有阳证似阴，阳盛拒阴，俱可大承气汤辨治之。

小承气汤，其性较缓。背恶寒、有潮热腹满，阳明头汗，少阳、阳明微满实，少阴证失下咳逆、大便实，喘而腹满，发热而厥、热深厥深，汗后恶寒，咳嗽痰盛而能食，痘疮呕吐、痘疹热甚、大便不通，宜以小承气汤治疗。

张仲景所谓攻里，指的是调胃承气汤治疗。阳明头痛而胃气实，阳明汗多而渴、盗汗里实，手足汗出，发汗不解，太阳阳明合病、不恶寒反恶热，少阳阳明合病，蒸蒸发热，寒热往来而胃实，呕哕谵语，咳逆为哕，郁冒，小便数而胃不和，胃火积热，胃中热壅，宿滞不行，膈逆不便，腹痛，脾土太过不及、四肢不举、膏粱之疾，瘅成消中，疫病发狂妄语，温毒发斑诸症，调胃承气汤辨证用之。邪入于里，舌必见黄色，乃胃邪之象，宜调胃承气汤，胎黄自去而疾安；两感伤寒，三阴腹满、口渴、囊拳，先解肌、后以调胃承气汤攻里，最为的当，一投一效。

实热有瘀，桃仁承气汤用之，外证已解，小腹急、大便黑、渴饮水浆不欲咽，一身尽痛，少腹满，漱水不欲咽，发狂，热入血室，热毒深入，吐血、胸塞痛巨，胃间积瘀吐血、胃脘作胀，素喜热物、胃口作痛，胃脘久痛、日渐大痛号叫，下焦蓄血、小腹结急痛满，下血便血脏毒，伤寒呃逆、舌强短，疟在阴经而夜发，伤损瘀血停滞、腹痛发热诸症，外伤实热、三焦蓄血，凡下瘀血宜辨证用之。

三焦俱伤、痞满燥实俱全，宜大承气汤；邪在中焦，有燥、实、坚三证，用调胃承气汤；上焦受伤，则为痞实，用小承气汤。

阳明经病，日晡潮热，不恶寒反恶热，大便秘结，谵语而呕，阳盛阴虚；伤寒五六日不大便，绕脐痛、躁烦，发作有时，必有燥粪；伤寒汗后不解，蒸蒸发热，或渴而呕，邪在胃腑；里实证邪热入胃，腹胀，不恶寒反恶热，谵语，掌心或腋下有汗出，烦渴，脉沉数，调胃承气汤。

太阳病微烦，小便数，大便硬；阳明胃经病，潮热，多汗，胃中必有燥粪，大便硬；汗后不恶寒，六七日不大便，腹胀满，或粪硬、绕脐痛，烦躁发作有时，或潮热狂言而喘；凡吐后腹满不减，微烦，小便数，大便硬；里实证，腹中硬，小承气汤。

少阴六七日不大便，腹满烦渴，并少阴，舌干口燥，日晡发热，脉沉实；潮热，手足汗出，大便难，脐腹硬，痛不可按；里实证，咽燥、胃干、腹满；恶证，治汗吐下不解，日晡潮热，谵语，循衣摸床，微喘直视，大承气汤。

表邪已解，小腹急，大便黑，小便不利，此瘀血也；太阳证不解，热结膀胱，其人如狂，小腹急结，均宜桃仁承气汤。

处方：①大承气汤：枳实、厚朴各三钱，大黄三钱，芒硝一钱，水一盅半，姜三片，枣一枚，煎七分，不时温服。②小承气汤：浓厚朴一钱，大黄五钱，枳实八分，上药以水二盏，煎八分，温服。③调胃承气汤：大黄六钱（清酒洗），芒硝一合（即双手合掬容量的 1/10，约 20 毫升），甘草一钱，大黄、甘草以水一盏半，煎八分，去渣，纳入芒硝，微煎服。④桃仁承气汤：桃仁十个，桂枝、甘草各一钱（《医统》中记载有桂枝），大黄二钱半，芒硝一钱半，桃仁、桂枝、甘草、大黄以水二盏，煎为一盏，去渣，纳入芒硝，煎一二沸，温服。

加减：外感入里之实热证，小水不利，加滑石、木通；头疼热，加川芎、黄芩、石膏；胁痛，加当归、柴胡；有痰，加陈皮、半夏；咳嗽，加杏仁、桔梗；痢疾，加黄连、枳壳；腹痛，加甘草、芍药；目疼胀，加荆芥穗、龙胆草；耳鸣，加川芎、木通；头眩，加天麻、白芷；齿痛，加升麻、石膏；心烦，加山栀仁、黄连。

大承气加桂枝，治脾虚积黄，实痛，手不可近，六脉沉细甚，有汗；加桃仁、附子，治强壮痛甚。加味大承气汤（大黄、枳壳各二钱，芒硝、甘草、陈皮、红花、当归、苏木、木通各一钱，浓厚朴五分）通下瘀血，治伤损极重，瘀血不散，大小便不通。调胃承气汤加薄荷、荆芥，治壮实热痛，面肿生疮；加当归，名当归承气汤（当归、大黄各三钱，芒硝、甘草各一钱），治躁热里热，郁热为病，或皮肤枯燥，咽干鼻干，或便溺结秘；加黄连、石膏、升麻、白芷、防风、荆芥、薄荷、桔梗、甘草之类，泻胃火，治胃气实，牙齿痛肿，或出血。桃仁承气汤加当归、红花、苏木，治跌扑损伤，瘀血而痛；腹大痛，脉沉细实，附子理中汤合大承气汤治疗。

歌曰：大承气汤攻里实，硝黄朴实四般寻，狂言潮热兼微满，减却芒硝即小承。调胃只缘甘草得，桃仁承气桂相因，四方泻闭分轻重，斟酌先贤妙入神。

9. 升麻葛根汤（《医学捷径》卷之五《二十四方》）

出自宋代《局方》，徐春甫将其列为二十四剂第五剂轻剂的代表方。《内经》曰"因其轻而扬之"，实则气蕴，则由轻剂发扬，升麻葛根汤即属此类。治阳明证，脉大数，头痛、发热、作渴，面赤口干，目痛不眠。表实气蕴，表腠固密，风火不散，郁于肌肤之下，或痒或胀，或发斑疹，不能疏散，以致发热烦躁，口干作渴，恍惚不宁，悉皆可治。阳明病，身热、目疼、鼻干，不得卧而脉长，以升麻葛根汤扬散。太阳阳明合病，脉浮而长，大便硬，或下利而呕，小便利而恶寒，可用。无汗恶寒，或发热，或发斑，或头痛，小儿疮疹，或春感清气发为瘟疫，或大人小儿时气疫疬，均可通治。温病热甚，也可用升麻葛根汤解肌。治天行时热，小儿痘疹热，耳鼻尖冷。大者曰水痘，并非痘疮，予升麻葛根汤，疹自消没。

处方：升麻、葛根各二钱，白芍一钱，甘草五分。水一盏半，姜三片，枣一枚，煎七分，食远服。

加减：咽痛喉痹，加玄参、射干；头眩头疼，加天麻、藁本；恶寒发热，加黄芩、柴胡；心烦不寐，加麦冬、当归；胸膈烦满，加陈皮、厚朴；咳嗽有痰，加半夏、橘红；恶心呕吐，加半夏、姜汁；遍身体痛，加羌活、柴胡；口渴，加天花粉；齿颊痛，加丹皮、石膏；皮肤瘙痒，加白芷、羌活。瘟疫发斑严重者，加玄参，去芍药、葛根，名升麻汤。

歌曰：升麻葛根芍药甘，四品轻扬解表汤，面赤口干并作渴，阳明郁实正相当。

10. 黑锡丹（《医学捷径》卷之五《二十四方》）

宋代《普济本事方》、宋代《局方》、明初《奇效良方》均有同名方，徐春甫合三方加减化裁而成，又名增损黑锡丹，别名乌金丸，列为二十四剂第六剂重剂的代表方。重者镇坠，可以去怯。怯则气浮，宜重剂镇浮，主以黑锡丹之类。镇坠邪气，使不上浮动撩。治一切上盛下虚，阴阳不交，火上水下，心火炎炽，肾水枯涸；或头目眩晕无常，痰气壅塞，上重下轻，头大头重，心慌神乱，睡卧不安，一应下虚之证及妇人血海久冷无子，赤白带，并宜服用。伤寒少阴病，但厥无汗，强行发散必动其血，或从口鼻或从目出，此病名"下厥上竭"，难治，可予黑锡丹温镇。眩晕不可当，急则治标，可用以镇坠；早起眩晕，须臾自定，日以为常，正元饮吞下黑锡丹。治喘逆尤妙。治一切吐逆、霍乱、腹痛，能接元阳，升降水火。风壅牙宣，黑锡丹（用姜、盐炒，至附米黑色为止）为末揩擦，妙不可言。治耳聋，空心酒调服黑锡丹、全蝎末。

处方：黑锡砂、磁石各一两，巴戟天、附子、补骨脂、川楝子、肉豆蔻、木香、沉香、肉桂心各一钱，小茴香二钱。上为末，酒糊为丸，如梧子大，每服 50 丸，盐姜汤下。《普济方》无沉香、肉桂心，《局方》无黑锡砂，《局方》和《良方》另有阳起石、胡芦巴，但三方均无磁石及巴戟天。磁石法水，色黑主肾，醋淬为末入药，养肾脏，强骨气。重可以去怯，指的就是磁石之类。而加用一味巴戟天，实有代换阳起石、胡芦巴之意。

歌曰：黑锡丹为镇重方，只缘磁石小茴香，巴天附桂沉川楝，肉蔻还同故纸行。

11. 导滞通幽汤（《医学捷径》卷之五《二十四方》）

李东垣方，徐春甫将其列为二十四剂第七剂滑剂的代表方。滑以利涩滞，涩则气着，《内经》又曰"血实者，宜决之"，宜滑剂以利之，主以导滞通幽汤（加冬葵子、榆白皮）之类。治血虚燥涩，燥结而秘，大便不通，幽门秘结、上冲，吸门不开，噎塞不便。胃气不得上下，治在幽门，当以辛润涵养。辛润之药，妊娠忌服。

处方：当归、熟地黄、生地黄各二钱，桃仁泥、红花、升麻、炙甘草各五分，冬葵子、榆白皮各一钱。水二盅，煎八分去渣，调槟榔末五分，稍热服。李东垣方原无冬葵子、榆白皮。冬葵子、榆白皮均性滑利，通水道，主大小便不利，久服轻身。滑可去着，指的就是冬葵子、榆白皮之类。

加减：虚寒腹痛，四肢厥逆，加人参、高良姜；腹中有块，加莪术；寒热往来，加柴胡、人参、黄芩；口干，加麦门冬、干葛根；小便秘涩，加木通、泽泻；秘甚，加肉桂；心气不足、不寐，加酸枣仁、远志、柏子仁；虚弱烦躁，加人参、麦冬、石膏；气滞、血不行，加人参、木香。头眩晕，加天麻、细辛；头痛，加川芎、白芷。加大黄，名当归润燥汤，治消渴，大便秘涩，干燥结硬。

歌曰：导滞通幽滑涩肠，当归二地炙甘香，升麻葵子榆皮白，更有桃仁活血寒。

12. 金锁匙丹（《医学捷径》卷之五《二十四方》）

明代《医林集要》方，徐春甫将其列为二十四剂第八剂涩剂的代表方。涩，即收涩以固滑脱，指的就是牡蛎、龙骨之类的作用。滑则气脱，宜用收涩剂，主以金锁匙丹之类。治男子精滑、遗泄不禁，妇人梦与鬼交；久泻久痢一并可治疗。

处方：茯苓、茯神各二钱，远志、龙骨各二钱，左股牡蛎四钱（煅）。上为末，醋糊为丸，如梧桐子大，每服五十丸，空心盐汤下。

加减：脾胃虚弱，胸膈不满，加人参、白术、枳实、陈皮；气虚下陷，加升麻、柴胡、黄芪、人参；口干烦渴，加麦门冬、五味子；血少脉数，加当归；心神恍惚，以朱砂为衣；小腹痛，加益智仁、小茴香；早晨泻多，加肉豆蔻、木香；腰腿酸，加杜仲、牛膝、枸杞；虚脱效迟，加芡实粉、金樱膏为丸。

歌曰：金锁匙丹牡蛎龙，茯神远志茯苓同，琼珠琼玉皆其类，固涩收藏大有功。

13. 除湿汤（《医学捷径》卷之五《二十四方》）

文献载同名方不下10首，此为明代《奇效良方》，徐春甫将其列为二十四剂第九剂燥剂的代表方。湿则为肿，燥以除湿，燥湿以分流水液，主以除湿汤加桑白皮、赤小豆、羌活、防风之类。治中湿中寒，身体重着，腰脚酸疼，大便溏泄，小便或涩或利。伤寒霍乱吐泻，风寒暑湿邪自外入，可予除湿汤和解之。冒袭雨湿、汗出澡浴致湿疟，身体痛重，肢节烦疼，呕逆胀满，除湿汤合五苓散治疗。

处方：苍术、白术、白茯苓各二钱，陈皮一钱，厚朴、藿香各八分，半夏曲一钱，甘草五分，水二盅，姜三片，枣一枚，煎八分，食前服。《医统》载有三方，各有出入，但均有苍术、陈皮、半夏曲（或半夏）、厚朴、藿香、甘草六味药。卷十四《伤寒药方》为六味方（用半夏）；卷十七《湿证门》同上八味方；卷八十八《幼幼汇集·湿证候》中，八味基础上加人参、大腹皮（洗），用治小儿寒湿所伤，手足软弱，不能抬举，抬举疼痛，吐泻。另卷五十三《头痛门》有治伤湿头晕之除湿汤，系肾着汤（白术、茯苓、干姜、甘草）加川芎，亦治肾着身重。

加减：小便塞塞，加木通、泽泻；足下肿，加木瓜；面目肿，加羌活、枳壳、防风；脾虚发肿，加人参、白芍；遍身浮肿，加大腹皮、生姜皮、木香；口渴，加干葛根、升麻；目黄，加茵陈、山栀仁；身热，加黄芩、柴胡；内热，加地骨皮；小腹疼，加吴茱萸；胸膈痞满，加炮姜、枳实；吞酸吐酸，加炒黄连、吴茱萸；脚底热，加肉桂；呕吐清水，多加半夏、红豆蔻；心烦，加山栀仁。

歌曰：除湿汤中二术苓，朴甘橘半藿香芬，调脾利水除寒泻，身重肢酸即以宁。

14. 润燥汤（《医学捷径》卷之五《二十四方》）

元代《医学启蒙》方，又名生血润燥汤，徐春甫将其列为二十四剂第十剂湿剂的代表方。枯则气血燥，湿可以去枯，主以润燥汤（加紫石英）之类，湿剂以润其燥。治血虚气弱，口干唇燥，发燥须黄，肌肤白屑，大便秘结，水少火多，以此方养血而润。

处方：当归、生地黄、熟地黄、红花、天门冬、麦门冬、瓜蒌仁、桃仁、升麻、紫石英、阿胶各等分。水二盅，煎八分，食远温服。《医统》虽未载《医学启蒙》方，但卷十九《燥证门》载有《证治》活血润燥生津饮，卷六十九《秘结候》载有李东垣导滞通幽汤，两方均有润燥通肠作用。三方均有当归、生地黄、熟地黄，润燥生津饮也有天门冬、麦门冬、瓜蒌仁，再加天花粉、麻仁泥、粉甘草；导滞通幽汤也有红花、桃仁、升麻，再加炙甘草、槟榔，可见其随证加减变化。

加减：肌肤燥裂，加黄芪、桂枝；口渴，加天花粉、葛根；心烦，加五味子、山栀、柏子仁；夜不寐，加酸枣仁、玄参；身热，加柴胡、黄芩；齿颊肿痛，加牡丹皮、石膏；气弱，加人参、黄芪；脾虚少食，加白术、陈皮；头疼，加川芎、蔓荆子；耳鸣，加木通、山栀、石菖蒲；小水不利，加车前子、滑石；腹痛，加芍药、甘草；大便秘结，加火麻仁、郁李仁；甚者，加酒大黄。

歌曰：生血润燥二冬英，二地升归并二仁，更有红花能活血，阿胶润燥此方真。

15. 正气散（《医学捷径》卷之五《二十四方》）

《和济》方，又名不换金正气散，徐春甫列为顺应四时大纲的秋时之剂，秋时违和，主以正气散加味而和解之；还将其列为二十四剂第十一剂调剂的代表方，诸病不可攻补，宜以此剂调和取效。病不甚，有邪气在；外感轻微，内伤疲倦，大攻大补之剂未敢用，宜中剂以平和调达，主以正气散之类。该方善解一切四时伤寒、五种膈气、山岚瘴气、时行瘟疫、八般疟疾，治内伤饮食劳倦，感冒恶寒、头疼发热，身体痛，潮热往来，咳嗽痰逆，呕哕恶心，及寒热往来，霍乱吐泄下痢，脏虚寒；和脾胃，止吐泻，下痰饮，止腹痛，胀满吞酸，噫气噎塞，干呕恶心，内受寒湿，外感风邪，头痛头眩，鼻塞，不分阴阳，脾胃虚怯者尤宜多服。妊妇胎前产后，并不碍忌。

正气散可治霍乱吐泻转筋，烦渴交作。出远方不服水土，时时用之，以和解调理，最是王道之方。凡入岭南，此药不可不备。居瘴岚之地，虽说节慎起居，而防病之药不可不备，正气散须臾不可离。阴阳相搏，气候不调，而感瘴疾，身热而复寒，及至外方，天寒地冻，将及境之际，可服之以绝旧瘴，御时寒。微邪易伏，固护身体不致生病。不能防微，势必至于渐盛，所谓"不治已病治未病"，此之谓也。退寒疟，正胃气，进饮食，治疟于未发之前，和渣服。夏月伤暑，吐泻，手足厥冷，可选用。肠风、脏毒，大要当先解散胃中风邪热毒，久则须调和胃气，温理脾胃，而肠风自愈，血自归。疮疡有寒热，脾气虚弱，寒邪相搏，痰停胸膈，以致发寒热呕逆，服此以正脾气，则痰自消，寒热不作。

处方：苍术（米泔浸）、陈皮（去白）各二钱，藿香一钱，半夏（泡七次）一钱，甘草一钱，厚朴（姜炒）二钱。据《医统》卷三十七《疟证门》方和卷七十六《瘴气门》方，退寒疟、解瘴气加草果一钱或五分（小儿可不加用），水二盅，姜三片，葱白一根，煎七分，不时温服。此方实即调和脾胃的平胃散加藿香、半夏组成。平胃散加草果，名草果平胃散。此外，用治伤寒头痛发热、胃肠感冒，霍乱吐泻、瘴疟的藿香正气散，用治心腹胀满、有妨饮食的《济生》大正气散，均包含不换金正气散的组方（其中苍术更为白术）。

加减：头痛，加川芎、白芷；潮热，加黄芩、柴胡；口燥心烦，加干葛根、麦门冬；冷泻不止，加诃子、肉豆蔻；疟疾，加槟榔、草果；咳嗽，加杏仁、五味子、桔梗；喘急，加苏子、桑白皮；身疼，加桂皮、芍药、羌活；感寒腹痛，加干姜、官桂（肉桂）；呕逆，加丁香、砂仁；小水不利，加茯苓、泽泻；气块，加枳实、槟榔；胸胁胀满，加枳实、砂仁；痢疾，加黄连、枳壳；声哑，有湿加茵陈、石菖蒲，有寒加肉桂；足浮肿，加大腹皮、木瓜、五加皮；热极、大腑不通，加厚朴、大黄。

歌曰：不换金之正气散，藿香半夏平胃同，头疼吐泻兼伤感，此剂调和即有功。

16. 小柴胡汤 (《医学捷径》卷之五《二十四方》)

张仲景方，伤寒六法中和法之代表方，徐春甫将其列为二十四剂第十二剂和剂的代表方。病在半表半里，寒热往来，主以小柴胡汤之类，微解其外，清调其中，清而和之。治少阳往来寒热，心烦善呕，耳聋胁痛。内伤外感，伤寒少阳经，身热恶寒，项强急痛，胸胁痛，呕吐恶心，烦渴不止，身面黄疸，小便不利，大便秘涩，或过经不解；或潮热不除及妇人产后劳役，发热、身疼、头痛；男妇久咳成劳；或疟疾；或时发热，均可治疗。

伤寒往来寒热，胸胁苦痛，默默欲食，胸满、心烦、喜呕，或胸膈烦而不呕，或渴，或腹中痛，或胁下痞，或心下悸，小便不利，或不渴，身有微热，此汤主之。结胸脉浮，是表有热，或烦渴呕哕，该方可除。伤寒太阳病，呕而发热，呕哕而咳，小柴胡汤证俱备。凡病非表非里，不寒不热，不可汗下，当宜用该方和解。无表里证，但既非汗证又非下证，均可用，服后有余证，更用小柴胡加减法治疗。伤寒过经，无表证与里证，又不可下，可用此方。伤寒十二日不愈，再次传变，过经不解，有潮热，先予小柴胡汤以解外，后服加芒硝。太阳过经下后，柴胡证在者，仍可用。太阳病脉细多眠，为表证已解，以小柴胡汤治疗。

本方为治伤寒要药，风寒咳嗽，发热头疼，凡尺脉弱而无力，表解有碍，用之无误，在小儿尤为平剂。伤寒头项强，身热恶风，腹中满，手足温而渴，用以和解。太阳、少阳合病，脉浮而弦，胁下硬满，往来寒热，及有余证，均可用该方。太阳病不解，转入少阳，胁下硬满，呕不能食，往来寒热，尚未吐下，脉沉紧，此汤主治。伤寒但呕恶心，胃气充而不纳，便属少阳病。治六经表证，少阳经病，往来寒热，胸满胁痛，心烦喜呕，欲传于里，脉浮而弦，或浮而细；少阳头痛，发热恶寒，不见风亦恶寒，往来寒热，脉弦细无汗，邪在半表半里；手足少阳经郁热不散，胸胁痛而耳聋、口苦、目眩，脉见弦数，肝胆二经之病；少阳邪在中焦，口苦舌干，不甚渴，脉弦；少阳脉弦，寒热往来而呕，口燥咽干；少阳发汗，谵语悸动；少阳病，口苦咽干，目眩。妇人热入血室而作寒热，亦属少阳经病。

本方为少阳表里和解之药。半表半里，寒热往来，潮热恶寒，或溏，咳逆。半表半里证多呕，心烦热而呕，胁满不欲食，或胸中烦而不呕。脉浮发热，无汗而渴，表里相半。伤寒盗汗，脉浮大欲眠，目合则汗，在半表半里，知其胆有热。头上汗出，身热微恶寒，寒湿相搏，手足冷，邪在半表半里，表里两证俱见。往来寒热，心下悸，小便不利，心烦喜呕。舌见白苔、滑，脉在肌肉，往来寒热，为邪在半表半里。寒热往来，阴阳相胜，邪正相争而作。盖阳不足，阴邪出于表而与之争，故阴胜而为寒；阴不足，则阳邪入于里而与之争，故阳胜而为热。邪居表多则多寒，邪居里多则多热，邪在半表半里则寒热相半，乍往乍来，相间而作。气虚血弱，腠理开，邪气因入，与正气相搏，结于胁下，邪正纷争，往来寒热，休作有时，此汤主治。咳嗽、潮热、腹满，脉微弦而浮，胁痛，鼻干不得汗，嗜卧，小便难，阳明中风，以小柴胡汤和解。阳明病，潮热，大便溏，小便少，胸膈满，或心下满，或胁下硬满硬痛，呕而发热，汗出而喘，或不大便，舌上白苔；阳明发热，腹满微喘，口苦咽干，或不大便，下血谵语，胸胁满如结胸，夜则见鬼，此为热入血室，予此汤治疗。三阳发热而呕吐，或干呕，得阳反剧，俱用小柴胡汤。三阳合病，腹满身重，难以转侧，谵语，口中不仁，亦可用。伤寒头汗出，微恶寒，心下满，不欲食，大便硬，脉细，为阳微阴结，必有表、复有里，或脉虽沉紧在里，头汗出，汗出为阳微，非纯阴结，非少阴之病，该汤主治。伤寒，阳脉涩，阴脉弦，腹中痛泄利，治不愈，小柴胡汤和中。伤寒瘥后，劳役复、更发热，此汤主治。

破伤风证，风邪在表不已，渐于里而未深入，也属半表半里，犹可予伤寒小柴胡汤和解。妇人伤寒中风，续得寒热，发热有时，经水适来，昼则明了，暮则谵语，如见鬼状，寒热如疟，此热入血室，其血结聚，无犯胃气及上二焦者，不可攻下，宜服小柴胡汤。温病，春、夏、秋有不头痛、恶寒而反渴，治宜小柴胡汤。盖此汤春可治温，夏可治暑，秋能润肺。治伏暑发热，夏月中暍，自汗烦渴，发热、头痛、烦躁，水入心胞不语。身重，夜卧不能，属湿证，小柴胡汤主治。中暑霍乱，吐利自汗，内热渴甚；霍乱、吐泻、潮热；瘟病，脉尺寸俱弦数，胸胁痛而耳聋，属少阳之病，小柴胡汤主治。若肌热、日晡潮热，或寒热往来，口苦、咽干、目痛，胸胁满闷，加解毒之药。治温疟，小便赤，先热后寒，或热多寒少，大热不除，或独热无寒，用小柴胡汤。瘴气，脉若浮洪而数，寒热往来，无汗，属小柴胡汤证。四时疫疬，寒热往来无常，必用小柴胡汤。并治瘰疬、流注、乳痈、便毒、痈疽、下疳，及肝经一切疮疡，发热潮热，或饮食少思。

处方：人参、半夏、黄芩各一钱，柴胡二钱，甘草五分。水二盏，姜三片，枣一枚，煎八分，不拘时服。徐春甫认为，张仲景以小柴胡汤治少阳证，为防邪气入三阴，或恐脾胃稍虚，邪乘而入，必用人参、甘草，固脾胃以充中气。

加减：身热夹外感、不恶寒，用小柴胡去人参；疟疾，加乌梅、草果；劳热，加茯苓、麦冬、五味子；口渴，加干葛根、麦门冬；鼻衄，加蒲黄、山栀仁、茅根；小便不利，加木通、猪苓、泽泻；大便不利，加大黄、枳壳；咳嗽，加五味子、桔梗、杏仁；五心热，加前胡、地骨皮、麦冬；头疼，加细辛、石膏；咳嗽，加知母、贝母；热极过多，六脉洪数，加柴胡、干葛根；发热呃逆，加柿蒂；夏月热嗽，加石膏、知母之属；腹中满痛，去黄芩；妇人产后，加当归、牡丹皮；痰多，加陈皮、贝母；有瘀瘵，加百合、赤芍药、地骨皮、知母。舌酱黄色、肥光，必表未解，宜合天水散。伤寒已汗复下，小便不利、心烦，加桂枝汤。寒多者加桂枝，热多者加大黄，热甚反寒，夏月不宜用桂。但温病不渴，发于春三月及夏至以前，可加桂枝和解。

太阳脉弦而渴，热在半表半里，加天花粉。少阳阳明合病，加蛤蚧。少阳阳明二经，在乎半表半里肌肉之间，脉亦不浮不沉，不从标本，从乎中治，加葛根、芍药，效如拾芥。伤寒，如心胸满闷，为表在，证虽满，非结胸，乃表邪传在胸中，未入于腑，当属少阳，加枳实、金钗石斛，实为验过之神药。肝胆有实热，令人口酸而苦，加甘草、龙胆草、青皮之类。因怒而耳下肿，或胁作痛，加青皮、红花、桃仁。百合病，似寒无寒，似热不热，欲食不食，欲卧不卧，欲行不行，默默不知所苦，服药即吐，有如见鬼，小便赤，加百合、知母、粳米、生姜。痘后发痈疖，痘毒之气留于经络未尽去，壅于肢筋间，亦有既平之后失于解利而生，加生地黄，最妙。

去人参、甘草，加枳实、姜、枣，名大柴胡汤，治身热不恶寒，反恶热，手足汗出，面赤谵语，大便实，过经不解，或呕不止；或伤寒小柴胡汤不愈，热结在里，大便硬，复往来寒热；或伤寒目中不了了，睛不和，无表里证，发热，大便难，脉虽浮数；或少阴恶寒而蜷，时时自烦，不欲厚衣。盗汗出而微恶寒，身热欲近衣而不渴，去人参，加桂枝，名小柴胡加桂汤。

伤寒发热而渴，脉阴阳俱紧，舌上滑苔，用小柴胡去半夏加人参瓜蒌汤。胁下满，手足温而渴，用小柴胡去半夏加人参天花粉汤。渴而不呕，头汗出，小便不利，胸满，用柴胡加干姜汤。痞满，胸膈胀，胸胁微结，用小柴胡加干姜牡蛎汤。饮水不散而成水结胸，用小柴胡去枣加牡蛎汤。往来寒热，一分尽疼，肤面发黄，用小柴胡加栀子汤。胸满，或泄而嗽，用小柴胡去枣加五味子汤。少阳寒热往来，咳嗽，胸胁满，自利泄泻，用小柴胡去参枣加五味子干姜。先热后寒，阴不足，用小柴胡加芍药汤。下后阴弱生热，脉弦微恶寒，腹中痛，用小柴胡去黄芩加芍药汤，又名加减小柴胡汤。

下后无表里证，脉数不解，消谷易饥，大便秘，此为瘀血，加桃仁、大黄，名桃仁小柴胡汤。阳明病，心烦喜呕，壮热往来，胸痛胁痛，心下悸，哕而小便难，潮热腹满，用小柴胡加茯苓汤。中暑而渴，小柴胡石膏汤视其渴微甚而用之，无不效。温病而渴，不恶寒，用小柴胡加五味子汤。

妇人伤寒发热，昼则明了，暮则谵语，为热入血室，以阴虚而热邪乘虚而入，用小柴胡加牡丹皮汤。加生地黄，名加味小柴胡汤，治妇人热入血室，致寒热如疟，昼静夜热，妄语。若妊妇伤寒，药性须凉，用小柴胡去半夏名黄龙汤。

疫病只在少阳，加防风、羌活微发散；若见太阳证，大便泄，去黄芩；小便不利，膀胱本病，加五苓散、去肉桂；春瘟发热身痛，咳嗽，口渴，脉浮洪而热甚，加桂枝。胸膈满闷，加枳实、橘红、黄连；作渴，加石膏、知母。疫病，脉浮弦，身体痛，往来寒热，时有咳嗽、鼻干、胁痛、无汗、嗜卧、身目悉黄、小水短，加山栀子。温疟，热少寒多，加肉桂；发疟，大渴大热，去半夏，加黄连、黄柏、知母、山栀子、麦门冬、天花粉。热痰作疟，合二陈汤。妇人经水或来或断，发热发寒，及久疟，合四物汤调经。暑热瘅疟，暑胜热多，阴气独微，阳气独发，但热不寒，里实不泄，烦渴且呕，肌肉消烁，合用小柴胡汤、香薷饮。截疟，加常山神效。

歌曰：小柴胡汤只五般，半夏人参一处攒，更有黄芩与甘草，少阳和解号神方。

17. 十神汤（《医学捷径》卷之五《二十四方》）

唐代《千金翼方》和宋代《局方》，徐春甫列为顺应四时大纲的冬时之剂，冬时违和，主以十神汤加味而发散；并将其列为二十四剂第十三剂解剂的代表方，表证感寒，风寒蕴热于表，非如伤寒之甚，宜此剂解散。治时令不正之气，冬温春寒，瘟疫妄行，感冒风寒，发热憎寒，无汗。此药不问阴阳二证及内外两感风寒，时气疫疠，一切发散宜用此方。头疼、发热、咳嗽、鼻塞声重、湿痹、腰脚疼痛，皆可此方治疗。冬时感寒，此药最稳。

处方：陈皮一钱，麻黄（去节）一钱，川芎、苏叶、香附子、白芷、升麻、干葛根、赤芍药各一钱，甘草五分。以水二盅，姜五分，枣一枚，煎八分，不时热服，微汗愈。

加减：潮热，加黄芩、柴胡；咳嗽，加五味子、桔梗；头痛，加细辛、石膏；心胸胀满，加枳实、半夏；饮食不进，加砂仁、白术；呕吐，加丁香、半夏；鼻衄不止，加乌梅、山栀仁；腹胀疼痛，加白术、炮姜；冷气痛，加高良姜、延胡索；大便秘涩，加大黄、朴硝；痢疾，加枳壳、当归、黄连；泄泻，加藿香、泽泻；疹毒，加人参、茯苓，去麻黄、附子。

歌曰：十神汤内紫苏陈，甘草川芎白芷升，干葛麻黄香附芍，风寒解散效如神。

18. 天水散（《医学捷径》卷之五《二十四方》）

出自刘河间《黄帝素问宣明论方》，原名益元散，后通称为六一散，为伤寒六法之利法方，徐春甫将其列为二十四剂第十四剂利剂的代表方。热在下焦，壅滞膀胱，小水不利，疏利壅滞，以利水导火。消暑导湿，分利水道，实大腑，化食毒，行积滞，逐凝血，解烦渴，补脾胃，降妄行之火，大能止泻止吐，解百药酒食等毒。中暑中喝，身热烦躁，心下不快，烦渴水泻，小便不利、赤涩，发热头痛，恶寒呕吐，以此剂分利。亦治时行疫疠，两感伤寒，及妇人下乳催行，兼以治乳痈，孕妇勿服。分利阴阳，去湿热，调血气，其功甚大，乃治痢疾之圣药。小儿吐泻利，小便过多，以致脾虚不饮食，用之作效。

伤寒霍乱，多伏热邪，食积所伤，脉虽沉，手足虽厥，若烦渴而躁，不可峻用热药附子之剂，当以天水散分利。夏月淋证，小便不利，用此剂送下五苓散，以分导利水；痰热隔滞中焦，淋涩不通，以该方煎调二陈汤。

伤暑泄泻，发热、渴不止，此散加参术散调下；伤暑水泻，泄泻暴速，此方调配桂苓甘露饮、五苓散；湿胜则濡泻，小便不利，此散配五苓散，泻水以分利，即愈。瘟疫热郁，身目悉黄，小水不利，胁痛无汗，该方调下茵陈五苓散。伤暑霍乱，下痢红多身热，用该方送下保和丸、香连丸之类。霍乱吐泻，邪在中焦，先配五苓散、桂苓甘露饮，乃吐泻之圣药也。又解诸虫兽咬伤之毒，天水散凉水调糯米散，甚妙。伤寒不利也常使用。

元代文学家、理学家杜清碧有伤寒三十六般辨视舌色法，死蚬舌、小便涩，宜以此散调下五苓散加木通；舌见四圈白而中有黄，必作烦渴、呕吐之证，兼见表者，此散合五苓散服用，舌黄退尽，方可用下法；舌见酱黄色、肥光，必表未解，宜用此方合小柴胡汤；舌见根黄尖白、表少里多，宜用此散合凉膈散，和而服之。

小儿痘疮，热毒太盛，红紫黑陷，狂言引饮，热渴，辰砂益元散调服该药治疗。痘疮调摄，凡用药唯以中和，不可孟浪。如内热惊者，可予此方清热疏里；伤寒汗后，脉浮烦渴，可予此剂分利。痘疹始终热毒甚，热盛、谵语、烦渴，用该方调下荆防败毒散；痘出热泻，宜调五苓散去桂，加木通、车前子、灯心煎汤，送服下此散；热盛发惊，虽为顺候，常以此方调红绵散，解热祛惊；热盛发狂、谵语烦渴，宜用此剂调煎败毒散，解热；痘出红紫，表里皆热盛，若发惊狂谵语，此方调紫草灯心汤、磨犀角汁治疗；惊狂谵语，此剂调下败毒散，解毒稀痘。小儿血尿，用此方合辰砂益元散调下甘草粉、升麻煎，也极效。

处方：滑石（水飞）六两，甘草（另研）一两。上和匀，每服三四钱，新水调服。㕮咀煎服，每剂滑石六钱，甘草一钱，水盅半，煎七分，凉服。热甚多服。治翻胃积饮，以生姜自然汁搜和成丸，不时服效。心神烦扰，加辰砂五分，调用。

加减：吞酸自利，加吴茱萸，以粳米饭丸，名茱萸丸。气淋，加茴香，名茴香益元散，治气滞尿淋疼痛。加红曲，名清六丸，去三焦湿热，治泄泻，兼治产后腹痛或自利，能补脾裨血，亦治血痢。加干姜，名温六丸，治泄泻而呕吐，神效。痰多，加半夏、陈皮；夜不寐，加麦冬、酸枣仁、小草（远志苗）；内伤烦躁、不得眠，加牛黄；血虚惊悸，加当归、生地黄；膈胀食少，加白术、茯苓、枳实；有汗，加五味子、黄芪；鼻衄，加山栀仁、牡丹皮、茅根；口渴，加麦门冬、干葛根；咳逆作渴、小便不利，加青黛、薄荷；小便血，加小蓟、牡丹皮、生地黄；淋如砂，加海金沙、车前子；清窍不利，加木通。

歌曰：天水之名即益元，炙草滑石各分研，夏时处暑真神剂，六一君臣功翰旋。

19. 凉膈散（《医学捷径》卷之五《二十四方》）

出自宋代《局方》，为攻里之剂，徐春甫将其列为二十四剂第十五剂寒剂的代表方。经云"热者寒之""热因寒用"，清上降火，寒以退其热，凉膈散之类。可泻三焦、六经诸火，治三焦、六经积热，病后余热不除而燥，下后热尚不退，脉实。大人、小儿脏腑积热，口舌生疮，痰实不利，烦躁多渴，肠胃秘涩，便溺不利，一切风热，皆用此散治疗。治心火上盛，膈热有余，膈上积热攻头，头眩，目肿痛、赤涩，口疮唇裂，吐衄，涎嗽稠黏。治胃中温热上蒸，上蒸湿气作汗，自汗，或胃热发斑，二便淋闭，小儿惊急，潮搐，疮疹黑陷。治五脏热，气实脉盛，身热烦扰，肺热重。大人诸风瘛疭，风痫病瘘，手足搐搦，筋挛疼痛，以此剂除热养液。治瘴疟，以此剂疏通大府。可治上焦痰火耳聋。通治上焦诸热口疮，实热口疮新发，及心热而口苦，或口舌生疮。金受火制，痘出而声音不出，形气俱病，凉膈散去朴硝、大黄以清金。伤寒火烙舌；舌见根黑尖黄微，脉浮而渴；舌见白苔中有小黑点乱生，当有表证，其病来虽恶，宜服凉膈散，治里而微表。舌见根黄尖白，表少里多，宜此剂与天水散和而服之。

处方：大黄、连翘、黄芩、薄荷、山栀子、朴硝、甘草各一钱。水二盅，入蜜一匙，竹叶十个，煎八分，不拘时服；或为细末，每服二钱，蜜汤调下。

加减：小水不利，加车前子、滑石；心烦血少，加当归、生地黄；头痛，加川芎、蔓荆子；耳鸣，加木通、石菖蒲；齿痛，加升麻、牡丹皮、石膏；胁痛，加柴胡、青皮；目痛，加黄连；目胀，加龙胆草；咽痛喉痹，加玄参、射干、桔梗；口渴，加天花粉；有痰，加橘红、贝母；咳嗽，加桑白皮、天门冬；身表热，加黄芩、柴胡；痰中有血，加山栀、牡丹皮；咳嗽甚，加瓜蒌仁、杏仁、桔梗；痰火鼻酸，宜加荆芥穗、苦桔梗之类；吐血，加芍药、当归、生地黄；头面壅肿、头痛有热、脉弦数，去朴硝、大黄，加桔梗、枳壳、荆芥、薄荷。该方加石菖蒲、远志，炼蜜为丸，名转舌膏，治中风瘾疹，舌謇不语；加入黄连，名清心汤，治心受热邪，烦躁出汗，目痛，狂言叫骂，疮疡肿痛，脉沉实，舌裂；加青黛、板蓝根，炼蜜为丸，名活命金丹，治中风神不清。

歌曰：凉膈散中栀薄芩，连翘硝草大黄君，三焦火盛为寒剂，泻热之功自不群。

20. 理中汤（《医学捷径》卷之五《二十四方》）

张仲景方，研末炼蜜为丸则名理中丸，徐春甫将其列为二十四剂第十六剂温剂的代表方。温以散寒，以助阳气不足。中虚寒厥冷，腹痛，恶寒，饮食不化，温以理中汤之类。治虚寒呕吐，三阴自利，腹痛寒多，不渴而呕，或四肢厥冷，用此汤。可温中逐水，止汗祛湿。治里虚证，五脏中寒，口噤失音，四肢强直；胃脘停痰，冷气刺痛；脾胃不和，心腹攻痛，胃寒呕哕，咳逆气虚，恶心呕吐，痰逆，心下虚烦，痞满不利，膈塞不通，饮食减少，短气羸困；泄泻注下，水谷不分，腹中雷鸣，霍乱吐泻，手足厥冷并治。虚寒咳嗽，以理中汤补肺止寒嗽。凡伤寒初起，无头痛，无身热，或夹寒，手足汗，怕寒，四肢厥冷，或腹痛吐泻，或口吐白沫，或流冷涎，或战栗，面如刀割，引衣蜷卧，不渴，脉来沉迟无力，即是直中阴经真寒证候，可急用理中汤，温里以拒寒。徐春甫认为，张仲景理中汤用人参以治外感，可见其妙义在于大补元气以温里。

无病之人，猝然而呕吐，定是邪客胃腑，如在秋冬，风寒所犯，治宜理中汤之类。有误下太阳，结胸项强，也当用此方。但伤寒不思饮食，不可轻服。暑天六月瘟疫，过用寒凉，用理中汤。酒色过度之人，服凉药久而不愈，乃中气不足，虚火泛上无制，用理中汤从治。口疮，脾肾阳虚，服凉药不愈，也宜以此药。少阴经恶寒，心烦，但欲寐，或自利而渴，脉沉细，或汗后恶寒，脉细数浮迟，呕不止，或不浮不沉，中取而迟，或微或细，此为中虚，可予理中汤温经。寒中太阴，中脘腹寒疼痛，自利溏泻，不渴，胃寒咳逆，痰多而呕，手足冷；太阴头痛，脉沉；疫入太阴，无热证，均宜用温里汤温中。阴证喘促，脉伏而逆，可用此方。

理中汤治脾胃虚寒作恶，腹痛不思饮食，兼寒者恶寒，或食久还吐，或朝食暮吐，暮食朝吐，或呃逆蛔厥，脉迟而微涩；或吐下后极虚，复发汗，又予水饮，因得哕而郁冒。治脏腑停寒，胃虚感冷而痛，伤冷吐泻，泄泻不已，下利清白，水液澄澈清冷。脾胃不健，饮食少思，或作呕，伤寒及肚腹作痛，用此方调理脾胃。霍乱头痛，身寒腹痛，或吐利自汗，手足冷，脉沉绝不渴；或腹痛吐泻，邪在中焦，寒多不渴，不饮水，四肢拘急，吐利转筋，均可用此方。但下利完谷，非脏寒，不可服理中汤之类。

沉寒阴厥，四肢逆冷，手足俱寒，唇青自利，饥不能食，食即吐，脉微迟，伏按迟弱，阴气胜，阳不得复，厥多热少，急以理中汤之属治疗。厥证未辨疑似，可先试用，阳厥则有热，阴厥则无热，即可明了。厥冷脏寒，吐长虫，或胃中虚冷，先服理中汤。内伤如脉沉细，腹中痛，是水来侮土，以理中汤主治。脐下冷结不通，先服理中汤。肛痛，若病久身冷自汗，脉沉细，宜以理中汤温理脾胃、收肠。肠风下血，久不愈，服诸药不效，亦宜理中汤调和胃气。

小儿吐乳，清涎夹乳吐出，小便清而多，系由乳母当风取凉、解脱，致使风冷之气入乳，令乳变败，儿饮之则冷气入胃，乳母宜捏去旧宿乳，服理中汤以快气助胃。小儿食生冷或伤宿乳，脾胃虚弱，不思饮食，不纳而出，二便清利，不烦渴而作呕吐，宜温胃，祛风寒，除宿冷，宜用理中汤。胃寒呕吐，脾胃虚寒，或腹痛不食；脾胃受冷，受寒腹痛，冷泻、谷不化，小便清，大便黄白，或如糟粕，手足厥冷；吐蛔，胃中虚冷；中湿泄泻，伤冷胀秘，中虚肠鸣，肚腹痛，手足寒；小儿慢惊，脾胃虚寒泄泻；痘疹脾胃虚寒，呕吐泄泻，腹中微痛，均当服理中汤，温中进饮食。夏月伤暑吐泻，手足厥冷，也可选用。凡上证，寒多不饮水者，犹如霍乱吐利，头痛而身热，制理中丸服用。

处方：人参、白术各二钱，干姜（泡）一钱，甘草五分。水二盅，煨姜三片，枣一枚，煎七分。不时温服。

加减：有痰，加陈皮、半夏；有汗，加黄芪、桂枝；气喘，加麦门冬、五味子；寒而呕吐，加生姜或姜汁二匙；胃受寒、恶心，加丁香；小腹痛，加吴茱萸、小茴香、肉桂；小便不利，加茯苓；烦渴，加瓜蒌；有汗出，加牡蛎；不饮水而吐，去白术、加生姜；脐上筑，肾气动，恐作奔豚，去白术，加官桂（肉桂）；伏暑，加藿香，寒暑同用。痢疾通涤太过，身冷自汗，脾胃虚寒，脉微发厥，加吴茱萸、木香。疟疾既久，脾胃虚寒，及老弱不食，加青皮、草果、半夏、茯苓。治蛔厥，为胃寒所生，加川椒、槟榔，吞乌梅丸。

加甘草一倍，名四顺汤丸，治少阴十余日，下利不止，手足冷，身无热，不欲见光，腹痛，脉沉；咽痛，下利不止，手足彻冷，无热证。加陈皮、青皮各一钱，名治中汤，治心腹连胁满痛，太阴证霍乱。干霍乱，心腹作痛，先以盐汤吐出，令吐透，然后即进治中汤。加熟附子一钱，名附子理中汤，用治四肢厥冷，腹痛甚，下利转筋，脉沉微。胃气虚，不上荣于头面，恶风寒，可先以附子理中汤温中气。直中寒证，由于正气虚甚，腠理疏豁，邪气乘虚直入脏腑之内，应时而作，不分经络，而一于虚寒，且无表证，唯治以附子理中汤之类。寒中三阴，若以风药治之，即死。治脾胃虚寒不足，劳役形体，中焦不能营运，传为寒中，恶冷甚，吐利清谷；五脏中寒，口噤卒厥，四肢强直，失音不语，手足厥冷（口噤者灌之）；痼冷阳虚，胃弱气虚，腹痛吐利，寒战；伤寒阴毒，手指甲青，肚痛，吐泻，四肢厥冷，脉沉无力；三阴寒证，腹痛阴缩；小儿食生冷、伤宿乳，冬月感寒泄泻，寒疟寒极，均可用附子理中汤。霍乱吐泻为风寒湿所中，也宜用。然伤寒霍乱，多伏热邪，食积所伤，脉虽沉，手足虽厥，不可峻用热药附子之剂，唯以理中汤之类为止。血痢久不愈，甚有阳虚阴脱不能固，阵阵自下血，手足厥冷，脉渐微缩，此为元气欲绝，急灸气海穴，用附子理中汤，稍迟之则死。

理中汤去白术，加熟附子，亦名四顺汤，治霍乱呕吐，心腹作痛，手足逆冷。倍干姜，名干姜理中汤，痢疾先曾通泻，或因凉药太多，气虚下陷，脉微沉细，四肢厥冷，宜以之温补。伤寒吐蛔，急用此方加乌梅、川椒先服。理中汤加木香、砂仁，名香砂理中丸，治脾胃虚弱，感寒停饮，心腹卒痛，手足厥冷，呕吐清水，饮食不进。加枳实，名枳实理中丸，治寒实结胸，无热证，手不可近，用陷胸汤等药不效者。如结胸证，邪热在胸膈痞结，或未辨虚实，先予枳实理中丸理气逐寒，尤妙。寒中太阴，误下，愈不快，胸胁肚腹胀满，或吐或利，食不下，以枳实理中丸调中。加黄芩、枳壳，名增减理中丸，治太阴下之胸满硬，结胸。加石膏，名理中石膏汤，治霍乱吐利后转筋。加茯苓、陈皮、半夏、五味子、细辛，名加味理中汤，治脾肺俱虚，发热咳嗽不已。加白茯苓、砂仁、冲曲、麦芽，名八味理中丸，治脾胃虚寒，饮食不化，胸膈痞闷，或呕吐泄泻；治产后气血俱虚，汗出呕吐，百日可服，壮气补虚。

伤冷中寒，脉弱气虚，小便如常，变为阴黄，理中汤加茵陈汤。内伤劳役，饮食失节，而生黄疸，只用理中汤足矣，不必用茵陈。胃弱胃寒、腹痛泄泻、呕吐清冷，用理中汤合六君子汤。痰饮，脉多沉弦微细，始可以言有寒，用理中汤加二陈汤之类。清利寒泻，口气冷、不渴，可加用五苓散。痘出白塌，脾胃内虚，或误服凉药，以致陷伏变坏，宜理中汤合保元汤之类，温中暖胃。

歌曰：理中汤用炮干姜，白术人参炙草详，温里却寒为上剂，鸿钧气转号回阳。

21. 白虎汤（《医学捷径》卷之五《二十四方》）

张仲景方，徐春甫将其列为二十四剂第十七剂暑剂的代表方，清金以解暑、除烦渴。清热和表里，化斑毒，清利和解。治伤寒脉浮滑，表里有热；若汗下吐后七八日不解，表里俱热，热结在里，发热而渴，时时恶寒，舌上干燥、欲饮水，宜服此剂清里。里热未实，烦热烦渴，身热不恶寒，汗后而热不退，脉洪大，虚烦中躁闷，白虎汤主之。里热似寒，阳盛拒阴，伤寒脉滑而厥，从脉舍证，亦宜白虎汤。三阳合病，背恶寒，额有汗，口燥不仁；或腹满身重，难以转侧，面垢，谵语遗尿，不恶寒、反恶热，脉滑实，此不可下；或腹满微喘，口干咽烂，或不大便，久则谵语，是因火劫所致，均用白虎汤。太阳、阳明合病，伤寒头痛，自汗头痛，不恶寒、反恶热，大便不秘者，及风暑杂病，俱用白虎汤。治寒热发渴，发热无汗，或发悸不宁，或虚烦不止；有寒而腹痛，热而腹鸣，是有食积，热多寒少；舌见尖上白苔二分，根下黑一分，必有恶寒身疼，自汗而渴；自利而渴，属少阴病，以白虎汤清利。厥而渴，厥而恶热，不眠，谵语，以白虎汤清解。温疟但热不寒，只用白虎汤清热。中暍中热，暑渴，手足微冷烦渴，四肢不痛，妇人中风；日中劳役，苦头痛，发躁热恶热，扪之肌肤大热，大渴引饮，或大泻，以白虎汤主之，清暑消暑。中暑霍乱，吐利自汗，内热渴甚，可予白虎汤冷服。秋月感瘟疫，烦躁而渴，宜用此方。肺热重，喘咳，洒淅寒热；肾热，热多寒少，热在气分，均宜用白虎汤。阳厥，手足俱热，可以白虎汤通关。

血虚发躁，发热恶热，大渴不止，烦躁肌热，不欲近衣，其脉洪大，按之无力，或目痛鼻干，此非白虎汤证。溃疡发热，疮溃后气血俱虚，肌热，目赤面红，烦渴引饮，昼夜不息，脉虚洪大，重按全无，此属气血虚，当予当归补血汤。血虚发热，证似白虎汤证，唯脉不长，此实为辨别之处，如误服白虎汤，必死。太阳无汗而渴，亦忌白虎汤，宜小柴胡汤。初病阳证而失于下，至变似阴，而不可用白虎汤之类。有食伤太阴而热，或停食而下，痰液不散，郁结成热，宜消导开郁；因积滞而蓄热，当先损积，而热自退；有丹毒热肿，气郁结滞，并可解散，随证用药。

痎疟当暑盛时作，暑胜热多，肺素有热，阴气独微，阳气独发，但热不寒，里实不泄，烦渴且呕，消烁脱肉，治以白虎汤之类。可用以治疗伤暑咳嗽，面赤、自汗、身热，脉虚发渴。肺热喘咳，日落时热甚，乃皮毛之热，用白虎汤清气分热。治炎夏触冒暑邪，喘喝昏迷；治热毒疫深，内外结热；食疟亦可调用白虎汤。可治上焦消渴引饮，膈消，舌上亦裂，大渴能食。徐春甫认为，李东垣虽有"冬不用白虎，夏不用青龙"之用药时禁，白虎汤性凉，当夏至后用之，但临证又当视病情而变通使用，不可拘泥；白虎汤治中暑亦治伤寒，随时审证，当用即用，不可执泥一说。

处方：知母二钱，石膏四钱，甘草七分，粳米半合（即双手合掬容量的1/20，约10毫升）。水二盏，煎八分，食远服。

加减：虚烦躁热，加人参、麦门冬；口渴，加麦冬、五味子、干葛根；有汗，加黄芪、黄连；血虚，加当归、地黄；卧不宁，加远志苗、酸枣仁；

小水不利，加泽泻；大便结燥，加桃仁；午后发热，加黄柏；泄泻，加木瓜、茯苓、白扁豆；膈满，加厚朴、枳实、白术；恶心呕哕，加半夏、生姜；脚转筋，加木瓜、吴茱萸；有痰，加橘红、贝母、神曲。太阳伤寒，头痛自汗，少加川芎、荆芥，尤妙。肺热，平旦潮热，热在行阳之分，加黄芩；肺燥郁热，或火乘之，宜加地骨皮，清退火热。湿病，脉缓弱，昏迷肿痛，身重自汗，失音，下痢不禁，加葱白、干姜、附子、白术。

　　加人参，名白虎人参汤，一名化斑汤，治赤斑口燥，烦渴中暍。太阳中暍，自汗恶寒，身热，面垢身重，汗出而渴，脉弦细，微弱无力，小便已洒然毛耸，手足冷，劳则热，手足汗，口烂而燥，俱宜用白虎人参汤。伤寒阳明无大热，口燥咽干，渴欲饮水，心烦，背微恶寒，无表证，以此方和解。恶寒反不欲近衣，热在骨髓，寒在肌表，加人参为从治之法。汗吐下后，六七日不解，热结在里，表里俱热，时时恶风，大渴而烦，舌上苔干燥，欲饮水数升，以白虎人参汤清热解肌生津，舌见白苔而自汗出，不可下法。外感汗下后大烦渴，缘于表虚为寒所折，本当治以和解，反过用汗下之法，故六脉洪数，表里俱热，而不恶寒，腠理开疏，汗泄不已，津液衰少，烦渴过甚。服桂枝大汗出，大渴，烦不解，脉洪大，汗后不解，汗下失期，以致发斑，均宜以白虎人参汤清之。表寒里热证，身大寒，反不欲衣，寒在皮肤，热在骨髓，可先予白虎加人参汤除热。少阳阳明二经，半表半里，肌肉之间，寒热往来，脉亦不浮不沉，热多，白虎人参汤和解之。三阳合病，腹满身重，难以转侧，身不仁，遗尿，发汗则谵语，攻下则额上生汗，手足厥冷，自汗而热，当用白虎人参汤清热。霍乱吐利，大渴烦躁，冷汗出，两脚转筋，尺脉迟沉，手足微厥，宜以白虎人参汤清利。口干少津液，脉浮紧微数，以之清热凉胃。发狂，吐下后及虚人未解，白虎人参汤加辰砂，清其浮火。发斑如锦，面赤，阳毒已深，内外结热，舌卷焦黑，鼻如烟煤，狂言见鬼，用白虎人参汤消散，五日可治，六七日不可治。汗下后胃虚极而发斑，此火游于外所致，白虎人参汤加白术以清补。治中暑发渴，脉虚暑热，视渴之微甚而用之，无不效。夏火大热，损伤肺金，壮火食气，用人参白虎汤之类，培元清利，以治暑。有伤暑而即病者，虽有霍乱吐泻之证作，亦当以人参白虎汤治暑为本。

白虎汤加苍术一倍，名苍术白虎汤，夏月伤寒，是为热病，或值淫雨，或患湿温，以苍术白虎汤清暑热；温湿疫疠，秋月感瘟疫，秋后热湿而燥，宜苍术白虎汤。加桂枝，名白虎加桂汤，治温疟，先热后寒，或但热不寒及有汗；小儿疟病，汗多而渴，以白虎加桂汤和解。加山栀，名白虎加栀子汤，治谵语不恶寒，烦躁不眠。去附子、加续命汤，名白虎续命汤，治中风，身热无汗，不恶寒。

歌曰：白虎汤名义最长，清金解暑此为良，石膏知母同甘草，粳米须加益胃阳。

22. 黄连解毒汤（《医学捷径》卷之五《二十四方》）

刘河间方，研细末内服则为散剂，徐春甫将其列为二十四剂第十八剂火剂的代表方。积热太深，汗泻不止，内热不除，宜用黄连解毒汤之类清里，热因寒用，逆治之法。治伤寒杂病，热毒烦闷，干呕口燥，呻吟喘满；阳厥极深，蓄热于内，传为阴毒，皆用此方。邪盛实火可泻之，故此方治一切火热毒，狂躁烦心，口燥舌干，热势之甚，及吐下后，热不解，而脉洪，喘急，郑声，目赤，睛痛。清诸经积热，三阳热极，热毒烦闷，脉大身热，大热烦闷，干呕口燥，呻吟不睡，错语不眠，谵语，渴而狂，不得卧，蓄热内甚，诸热不能退。或伤寒时证，汗后和平，身凉安静，却因饮酒复剧而致；或时疫已经汗解，因饮食复剧；或夏月时雨淋漓，瘟疫所致。治积热吐血，咽膈不利。治赤痢积热窘迫，先通法而次用黄连解毒汤，自止。贵妇滞下痢疾，先消导积滞，次用黄连解毒汤之类，调和中气，未有不安者。亦治积热疮疡，肿痛，烦躁饮冷，脉洪数，或口舌生疮，或疫毒发狂。燉痛烦躁，或咽干作渴，宜以此方降火。漆疮，胃气盛，内服黄连解毒汤。背疽不痛，可用散剂内服。脱肛、痔漏外涂散膏等，宜配服黄连解毒汤。

处方：黄连、黄柏、黄芩、山栀各一钱，水二盅，煎八分，姜三片，枣一枚，不拘时服。

加减：烦渴，加麦门冬、干葛根；中暍热甚，加香薷；汗多，加酸枣仁、黄芪；小水不通，加木通、泽泻；头痛，加天麻、荆芥穗；咽痛，加玄参、桔梗；大便秘甚，加大黄、朴硝；心神不宁，加茯苓、远志苗；血虚，加当归、生地黄；咳嗽，加桔梗、桑白皮；喘急，加萝卜子、杏仁；呕吐，加半夏、陈皮、姜汁；不能食，加白术、陈皮；眼痛，加蔓荆子、龙胆草、防风；齿颊肿痛，加石膏、荆芥穗、牡丹皮。治嬉笑不休，加半夏、竹沥、姜汁服，极效。治诸风证，偏正头痛，愈风丹中加有一料黄连解毒汤。

歌曰：黄连解毒用三黄，栀子加之四品详，退热以寒为逆治，曾经汗下此为良。

23. 平胃散（《医学捷径》卷之五《二十四方》）

同名方约有 21 首，此为宋代《局方》经典方，一名"对金饮子"，徐春甫将其列为二十四剂第十九剂平剂的代表方。非表非里，非热非寒，郁而闷闷不见爽快，平胃散之类，平以调和。治诸疾，不问远近，无不平和。健脾进食，和胃祛痰，自然营卫调畅；及疗四时感冒，手足腰疼，五劳七伤，外感风寒，内伤生冷，不问三焦痞满，并有平数。治四时伤寒极效，又治诸疾皆愈，和脾胃，进食快气。治脾胃不和，呕哕恶心，噫气吐酸，口苦无味，不思饮食；又小儿不进乳食，吐逆频频，手足心热，心腹疼痛，面色萎黄，体弱肌瘦，肚腹泄泻，均服平胃散。常服快气暖胃，化宿食，消痰。治脾胃不和，湿气停滞，脉缓，病怠惰嗜卧，四肢不收，或腹中痛，身体重、关节痛，腹胀自利，米谷不化，此属湿胜，以平胃散主治。苍术苦辛、能泻湿，干姜辛热、能于土中泻水，芍药味酸、能于土中泻木。伤湿泄泻，以平胃散行湿，姜、枣煎末或米汤调下，皆可。霍乱阳明证，感山岚瘴气，湿热，伤湿厥证，口疮脾热而口甜，皆宜此剂。又用治盗汗颇验，有歌曰：睡中有汗醒时知，熟煮猪筒骨最宜，浓汁热调平胃散，清晨一服夜应稀。

平胃散乃壮胃之要药，常作辅助，或治前快胃，或治后调理。一方治嗝气，用大鲫鱼一尾，糠火煨熟，将肉入平胃散末中，捣和为丸，空心米汤饮下。九仙饼治反胃，以真料平胃散，调汤吞下。醉乡宝屑治酒积、菜果积，平胃散煎服，效如神。脾胃不和，食少，腹胀痛，后重，脉弦紧，平胃散等煎下保和丸。米醋、酒糟炒热调和，治伤损，用平胃散罨敷。白凤膏治一切久怯虚弱，咳嗽吐痰，吐血发热；十珍丹（一名补髓丹）治久虚劳瘵，髓干精竭，血枯气少，无论服药前还是用药愈后，均和入有平胃散末。十灰散等治虚劳呕血，嗽血吐血，用平胃散末等搜和成剂。黄狗肉丸治男子、妇人虚劳体热，内入有平胃散。瘴疟治后用平胃散等药，遂得平安。中蛊中毒治后，常煎平胃散调补。疟疾初得病势方炽，二三发间，不宜遽然截疟，不论寒热多少，先予平胃散加草果、柴胡。贫妇痢疾，先逐其内邪，再服平胃散之类，调和中气，未有不效者。徐春甫还引用张子和治上喘中满之例，先吐、次导、更泻，后服平胃散分理阴阳。外科肿疡寒热，亦先服平胃散一二帖，和胃气，疏通经络。然诸证脉弦，李东垣有禁，认为不可服平胃散，犯实实之禁。

处方：陈皮、苍术、川厚朴、甘草各六钱，水二盅，姜三片，枣一枚，煎七分，食远服，或为细末水调下，或糊为丸吞服。

加减：五劳七伤，有热，加黄芩、柴胡；手足酸疼，加乌药、桂枝；痰嗽发疟，加草果、乌梅；冷热气疼，加茴香、木香；水气肿满，加桑白

皮、木通；有气，加茴香；酒伤脾胃，加丁香、砂仁、葛根；伤食，加白
豆蔻、草果；四时泄泻，加肉豆蔻、诃子；风痰，加半夏、皂角；腿膝冷
痛，加牛膝、肉桂；腿痹，加菟丝子、羌活、防己；气块，加三棱、莪术；
冷泪，加夏枯草；腰痛，加杜仲、八角茴香；腿热，加大黄、荆芥；妇人
腹疼，加香附子、乌药；有温疫、时气二毒，寒热头痛，加抚芎（注：作
川芎入药）、葱白；妇人赤白带下，加黄芪、当归、茯苓。黄肿而虚损得此
证者，加龙骨；弱人恍惚见鬼，狂妄，加辰砂末，枣汤调服。

　　加人参、茯苓，名参苓平胃散，治脾胃不和，不思饮食，心腹胁胀刺
痛，口苦无味，胸满短气，呕哕恶心，噫气吞酸，面色萎黄，肌体瘦弱，
怠惰嗜卧，或自利，或霍乱，或嗝气反胃，并宜服参苓平胃散。常服一剂，
和胃调气，化宿滞、消痰癖，散四时风寒瘴气，最妙。加神曲、麦芽，名
生料平胃散，治吞酸，宿食不化。加红枣肉、生姜，名枣肉平胃散，治反
胃，开理脾胃，王道之剂。加草果，名草果平胃散，治脾胃不和，呕吐恶
心，不思饮食。加山楂、麦芽，名平胃保和汤，治头痛、食积作痛。徐春
甫保元堂制有香连方，用治湿热胀闷、腹痛泻痢，方用川黄连、吴茱萸、
广木香、白芍，佐以平胃散，调中和气。

　　加白术、砂仁、皂矾，名粉矾平胃丸，治脾胃积滞，湿郁黄胖，而似
浮肿。紫金丸治黄胖，理脾胃，进饮食，一方用平胃散加神曲、麦芽、砂
仁、皂矾制。平胃散合二陈汤治湿土有余，脉缓而怠惰嗜卧，四肢不收，
大便泄泻，宜燥湿而后愈。加肉豆蔻、诃子、砂仁、茯苓、姜、枣，名实
肠散，治虚寒滑泄，水谷直泻不止。加藿香，名正气散，又名不换金正气
散，通治呕吐，头疼吐泻，伤湿外感。湿郁，憎寒壮热、肢节酸痛如疟，
六脉皆洪缓，重按若牢，满闷不食，平胃散加苍术、白术、半夏、茯苓、
川芎、香附、砂仁、防风、羌活、生姜。平胃散合地榆汤，名平胃地榆汤，
配合外灸中脘、三里、气海，治阴气内结，便血，非肠风脏毒之证。加贯

众，名大贯众平胃散，治妇人阴中生虫，痛痒不定，熟煮猪肝，拌药末入阴户内，数日愈。生漆调和泛丸，名平胃生漆丸，治蛊毒。平胃散加朴硝泡服，下死胎。

歌曰：平胃散中苍术陈，炙草四味合君臣，保和平剂真奇品，多味何如简味神。

24. 防风通圣散（《医学捷径》卷之五《二十四方》）

出自刘河间《宣明论方》，徐春甫将其列为二十四剂第二十剂夺剂的代表方。《内经》曰"其实者，散而泻之"，内外客邪，风火交结，表热里实，宜用防风通圣散，表里兼攻，以夺实热。治一切风热，大便秘结，小便赤涩，头面生疮，咽喉肿痛，眼目赤疼。治伤风，邪传入里，内热郁结，秘塞壅闷。诸风潮搐，手足瘛疭，小儿急惊风，大便结，邪热暴甚，肌肉蠕动，一切风证，均可以此剂疏风涤热。治表里俱热，壅滞躁闷，风热眩运，一服即愈。治汗斑，内外夹热，治实热郁结，发为锦斑。平人发斑，如锦纹或赤色，大便结，心中烦躁，总为热郁。伤寒发斑，表证多者，方中去芒硝、大黄，取其消散。伤寒，舌见根黄尖白，防风通圣散主治。肺经风热壅塞，鼻塞不通，不闻香臭，或感风寒，热来浊涕，皆可服用。

此方可治头面赤肿，风乘阳明，气血俱多，表里俱不解。面肿为实，肝风胃火，风火上炎，红肿而热，此邪有余，脉躁急紧实，当用防风通圣散之类，散而泻之。面目皆肿，风火炎上，大便结，一服立愈。时行暴热，风肿火眼，两睑如桃，合而为一，肿痛难开，痛不可忍，宜以此方夺下，立愈。上焦痰火耳聋，属少阳厥阴热多，当用此方开痰散风热。《医统》卷五十三《眩运门》所载大黄、防风、荆芥之"简便验方"，即源自该方，系该方精筛细选所得。

疫瘟之邪，内有实热，防风通圣散之类间服，从内而达于外，散而泻之；若误以为外感伤重，单以发散，则平添身体困甚。中风痫病，肝经风火之胜，痰郁膈间，可予此方汗之以下之。中风邪，厉风、癫风初作，以此方发表。皮风瘙痒，服此剂后随吃热羹，得汗为妙。一切风毒、积热、疮肿，二便秘涩，表里俱实，气血盛实，脉弦洪、实数、浮紧，不可缺此表里气血之药。时毒，因热作痛，以此方也可生肌止痛。脑疽、杨梅疮、天疱疮等疔疮，可以此剂解表兼攻其里。徐春甫告诫，防风通圣散兼退表里诸热，也不可多用，屡服之则气血愈虚。

处方：防风、荆芥、薄荷、桔梗、麻黄、黄芩、山栀、连翘、当归、芍药各一钱，川芎五分，白术八分，石膏、滑石各二钱，甘草五分，大黄二钱，芒硝一钱。水二盅，姜三片，煎八分，不拘时服。

加减：大便滑者，去芒硝、大黄，加泽泻；闭结，倍加大黄；微有自汗，去麻黄，加桂枝；咳嗽，加杏仁、桑白皮；有痰，加瓜蒌、贝母；热痰涎嗽，加半夏、生姜；面目皆肿、风火炎上，去芒硝、大黄，加生姜、葱白、豆豉取汗；身疼，加羌活；食少，加陈皮、茯苓；胸胁痛，加柴胡、青皮；腰胁痛，倍加芒硝、当归；脚腿痛，加防己、木瓜；有斑，加玄参，名人参败毒散；脾虚不能食，去石膏，加白术；破伤风，调加全蝎、僵蚕末服之；汗下后身热脉躁、大渴饮水不已，郁冒，诸风为热，加川芎、石膏；肿疡肿痛、饮冷、发热睡语，加黄连清火；鼻渊，胆移热于脑，加薄荷、黄连；鼻痒，热生风，加白附子、僵蚕之类；厉风初起，头面瘙痒，起红紫疹块，加苦参、天麻、蝉蜕，并外用七珍汤洗浴。愈风丹治诸风证，偏正头痛，用有防风通圣散一料，且用之煎汤送下。炉甘石点眼，主退翳膜明目，用防风通圣汤煮制。

歌曰：防风通圣芎归芍，荆桔麻黄术大黄，芩薄膏硝栀滑石，连翘甘草夺名扬。

25. 归脾汤（《医学捷径》卷之五《二十四方》）

出自宋代的《济生方》，徐春甫将其列为二十四剂第二十一剂安剂的代表方。劳神太过，伤心伤脾，神不守舍，坐卧不宁，脾气不归，饮食无味，宜用归脾汤安静宁神，安养心神以益神气。医治思虑过多，劳心惊怖，心神出舍，健忘怔忡，烦躁不寐，短气自汗，坐卧不安，妄言等症。治思虑伤脾，不能统摄心血，以致妄行，或吐血下血，或健忘怔忡，惊悸少寐，或心脾作痛。治心风初作，思虑伤脾，谷气浸少，血液日亏，心神漫散，神不守舍，卒成心风。治病后及思虑过多，心脾两虚而不寐者。与另一剂安剂温胆汤比较，两者均安养心神，但温胆汤偏治心胆虚怯，怔忡多惊，惊悸，胆郁口苦，痰盛，虚烦不得卧。

处方：人参一钱，木香（水磨）四分，茯神一钱，黄芪一钱，龙眼肉（去核）十个，酸枣仁（研）八分，白术一钱，甘草五分。水二盅，姜三片，枣一枚，煎八分，不拘时服。

加减：膈胀痞满，加陈皮、枳实；有痰，加半夏、麦芽；烦渴，加麦门冬；盗汗，加当归、黄柏；呕吐恶心，加生姜5片；心惊，加远志；五心热，加地骨皮；潮热，加柴胡；小水不利，加莲子、石韦；大便秘结，加桃仁、麻仁；心烦，加山栀仁；耳聋，加石菖蒲、木通；头痛，加川芎、白芷；恶寒，加桂枝、防风；腰疼，加杜仲、小茴香；胁下胀痛，加青皮、柴胡；鼻衄，加牡丹皮。

歌曰：归脾酸枣龙眼肉，术茯参芪草木香，温胆竹茹枳实炒，二陈六味有生姜。

26. 甘草芍药汤（《医学捷径》卷之五《二十四方》）

张仲景方，徐春甫将其列为二十四剂第二十二剂缓剂的代表方。火急太甚，烦闷不禁，汗之、下之皆不可，宜用甘草芍药汤，甘以缓之是也。诸病攻补不效，愈觉撩躁，用此剂以缓解。治伤寒四肢拘急自汗，脉浮小便数，心烦恶寒，手足倦怠。太阳自汗，心烦而小便数，虽四肢拘急，难以屈伸，微恶寒，脚挛急，不可予桂枝汤，宜以芍药甘草汤和之、补之、温之。四时腹痛，亦以此方主治。

处方：甘草一钱，白芍、白茯苓各二钱。用水盅半，姜一片，枣一枚，煎七分，温服。

加减：口渴，加干葛根、麦门冬；心血不足，加当归；烦躁不寐，加酸枣仁；惊悸，加远志、莲子、茯神；胸膈满闷，加枳实、黄连、炮姜；头痛，加天麻、黄芩；有痰，加半夏；小水涩，加泽泻、木通；腹疼，加厚朴、槟榔；有热，加柴胡；有汗，加黄芪；呕吐恶心，加陈皮、藿香。本药主腹痛、脉弦伤气，脉洪大伤金，加黄芩，去茯苓，名黄芩芍药汤；脉缓伤水，加桂枝；脉迟伤火，加干姜；脉涩伤血，加当归。去茯苓，名神效散，治消渴，神效。

歌曰：甘草芍药茯苓汤，却为缓剂最相当，屡因攻补俱无效，只此甘温淡味安。

27. 五苓散（《医学捷径》卷之五《二十四方》）

张仲景方，伤寒六法中利法之剂，徐春甫将其列为顺应四时大纲的夏时之剂，夏时违和，主以五苓散加味清利；并列为二十四剂第二十三剂淡剂的代表方。小水不利，宜用五苓散，淡味以渗利。非表非里，不可汗下，淡以渗泄，淡以渗利膀胱，以分阴阳。消暑导湿，利小水，和表里，洁净府。治内伤外感，温热暑湿，表里未解，头疼发热，口燥咽干，中暑烦躁，烦渴不止，饮水，小便赤涩，不利而渴，霍乱吐泻，自利烦渴，心气不宁，腹中气块，膀胱腑热，小肠气痛，湿邪郁滞，湿热不散，黄疸发渴，均可用治。太阳病，渴而饮水，水气在下，热结膀胱，水蓄为癃，口渴烦躁，小便赤涩不利，祛湿利小水，非五苓散不能除。手阳明湿气胜，而为濡泻等证，治用五苓散之类导引，阳明多汗而渴者戒用。伤寒发热烦渴，或有汗，小便赤涩，脉浮，表里俱见，用此方。中风发热，六七日不解而烦，有表里证，烦渴欲饮水，水入即吐，名曰水逆，五苓散分利水液。伤寒发热汗出后，恶寒而呕，但心下痞，以此方清解。

又有寒伤足太阳经，恶寒发热，头项强痛，传入膀胱之腑而为小便赤涩，此本寒而标热，先用麻黄汤解表，后用五苓散利导。服五苓散后心下痞而恶寒，表未解也。太阳病汗后不解，大汗出，脉浮，小便不利，微热而渴，胃中干燥，不得眠，欲饮水，五苓散分利而和胃气。汗后烦热而渴，或呕而渴，脉浮，热未实，上焦燥也。发汗已，脉洪数烦渴，或自汗而渴，小便难者用五苓散，小便利者勿用。有表证，小便难，大便不利，有津液可作汗，小便缩，烦卧不着席，不可误下、误汗，得五苓散而解。虚劳饮酒，或伤寒邪，积热膀胱，误为汗利，亡其津液，小便短少，大热烦躁，当通和表里，不可投用五苓散。若用寒凉之药，则脾胃受伤，而虚者益虚。伤寒舌见白苔带黄色而恶寒，或舌见尖上白苔二分、根下黑一分，必有恶寒身疼，如饮水，用五苓散。可治肿胀湿热，但饮水过多肿满，用此方分利水道则太缓。治口渴而小便不利，无恶寒，不得用肉桂。

夏月头痛恶寒，心下烦躁不快，用五苓散清利。湿胜则濡泻，伤暑泄泻，暑热呕吐，泄泻水多，小便不利，必用五苓散分导。治小便不通，乌木皮煎汤调下五苓散，立通。痞满，少腹硬，小便不利，阴阳易，用五苓散分利阴阳。无病之人卒然呕吐，邪客胃腑，长夏暑邪所干，五苓散之类用之。治食疟，小水不利，用五苓散分理阴阳。水停心下，短气，肾气乘心，为悸为喘，五苓散分利。头项痉强，小腹满，小便不利，五苓散分利。衄血烦而渴欲饮水，水入即吐，先服五苓散清利。中暍，发热头痛，小便不利，色赤，头痛恶寒，心烦躁，心下不快，五苓散分利。治吐利，头痛而身热，热多、渴欲饮水。治饮食所伤，轻则取汗利小便，使上下分消其湿，五苓散之类是也。病支饮者，多属湿，故其形如肿，眼下如卧蚕者，宜以此方分利。气滞浮肿，滞于胸膈则胀满，用此方。喘证发热下利，手足厥逆，躁而不得卧，五苓散治之。治瘦人脐下悸动，吐涎沫而头眩。凡小便赤涩，阴阳不分者，利之而愈。治小便不通，五苓散二钱，立通。

伤寒霍乱，多伏热邪，食积所伤，若烦渴而躁，当以五苓散分利和解。霍乱吐利，邪在中焦，热多而渴，欲饮水，凡觉此证，或先五苓散清利，乃吐泻之圣药也。霍乱伤暑，上不得吐，下不得泄，可予五苓汤之类救之。霍乱证乃阴阳交错，水火相干，邪正不分，如寇入境，不别良善，乱相混扰，初须用五苓散分利。贵妇滞下，当先消导积滞，次用五苓散之类调和中气，未有不安者。贫妇痢疾，当先逐其内邪，内邪既去，再服五苓散之类，调和中气，未有不效者。

春夏之交，阴雨卑湿，或引饮过多，令患风湿，自汗，体重，转侧难，小便不利，他治必不效，唯五苓散最佳。可治伤暑，霍乱吐泻，身热口渴；治暑湿伤肺，咳嗽，烦躁，脉细。烦躁病有阴有阳，有虚有实，若峻药治之，则恐助其邪；若遽然泻之，则反虚其本，所以宜乎清平淡渗，如五苓散之类，则无颠覆之凶，而有中行之吉。可治伤暑热，流入经络，而作衄者。小儿热吐，则头额温，或有黄涎，五心热，小便赤少，或唇干而烦渴，多是暑月伤暑成此证，乳母、小儿同服五苓散。大法吐泻伤热用之。小儿痘疮，引饮水泻，或小便赤涩，宜服五苓散。夏伤于暑，秋必疟，烦渴者用此方。治伤寒瘴疟，感暑中湿，小便不利，头疼身热，烦躁发渴，夏月主治尤多，下虚者不宜多服。南方疝气属湿热者多，每用五苓散内加行气之药，获效者多；不利小便而能愈者，鲜有也。瘰疬、臀痈、杨梅疮等湿胜者，亦多有五苓散的运用。

徐春甫认为，李东垣之药禁，指的是胃气不行，内亡津液而干涸，求渴饮以自救，非渴也，乃口干也；非湿胜也，乃血病也。李东垣所说的胃气不行、津涸口干之血证，当以辛酸以增益，而淡渗五苓散之类，则属药禁之例。饮食不节，劳役所伤，以致脾胃虚弱，口中津液不行，口干咽干，以五苓散止烦渴而反加渴燥，乃重竭津液。

处方：白术一钱，茯苓二钱，肉桂七分，猪苓、泽泻各二钱。水二盅，枣一枚，煎八分，不拘时服。

加减：阳毒，加芍药、升麻，去肉桂；狂乱，加辰砂、山栀、黄连；头痛目眩，加川芎、蔓荆子；咳嗽，加桔梗、桑白皮；心气不定，加人参、麦门冬；痰多，加半夏、陈皮；喘急，加桑白皮、紫苏子；大便不通，加大黄、朴硝；气块，加三棱、香附子；心热，加黄连、莲子肉；身疼拘急，加羌活、柴胡；口干喜饮，加干葛根、天花粉；鼻衄，加山栀仁、侧柏叶；五心热，加柴胡、地骨皮；水气，加甜葶苈子、木通；小肠气痛，加茴香、木通；眼黄、五疸，加茵陈、木通、滑石；霍乱转筋，加藿香、木瓜；水湿热甚，加肉桂；夏月呕吐不止，加姜汁。

男子、妇人一切呕吐，五苓散除肉桂，加半夏；泄泻注下如水，加苍术、车前子，倍白术；腹中疼痛，泻下清冷，喜热手烫熨，口不燥渴，属寒泻，倍肉桂，加肉豆蔻；有气，加木香，病重更加木香、附子，作丸，服之效。足阳明胃腑因于饮水不散，而为胸腹胀满，漱水不咽等症，加半夏之类。一身尽肿痛，或无汗，是湿流关节，邪气在表，宜加桂枝、苍术微汗之，不可大汗。治身重，去肉桂，加补中益气汤，除湿为本。

伤寒死呃舌，小便涩，五苓散加木通、合益元散。舌见四圈白而中有黄，烦渴呕吐，兼见表证，合益元散，服之黄尽，方可下之。治一切淋证，小便不利，合益元散。热极成淋，服药不效，减肉桂，加木通、滑石、灯心草、瞿麦调服。治五淋痛涩，加海金沙、甘草、芍药、滑石、石韦，名金沙五苓散。凡瘟疫病，八九日而热不退，发斑发黄及气饱逆上等症，虽大便通而脉不甚浮紧，可合承气汤治疗。疫病脉若无寒，去肉桂、留茯苓。秋后痢疾，多因夏伤暑，加黄连、枳壳。湿疟冒雨湿，身体痛重，肢节烦疼，呕逆胀满，合用除湿汤，并加苍术、茯苓之属。

口糜，好饮酒，五苓散合服导赤散，有效。治翻胃，合丁香煮散、青金丹，有效。治赤浊，合妙香散。交肠病，大小便易位而出，清浊混淆，宜合调气散。加山栀子仁，名山栀五苓散，治小儿脐突。小儿伏天中暑，发热，汗出引饮，或吐泻霍乱，腹痛，又有脉虚、手足微寒，发渴口热，又有烦热而呕吐利不食，至成搐搦如惊、状似伤寒，不可便作惊病及伤寒用药，只可予六和半夏汤消息之，万无一失。有偏寒偏热，以意用药，切不可偏执一端。热吐而似惊吐，有黄涎夹乳食成片，头额温，五心热，小便赤少，或干呕无物，夏秋间多有此，合二陈汤治疗；五苓散去肉桂，治热泻，大便黄赤，小便赤少，口渴烦躁；加朱砂，名朱砂五苓散，主惊泻微渴，心脾喘燥、狂热。痘疮呕吐，大便不通，合小承气汤微下。痘出热泻，宜去肉桂，或调六一散；如清利泻、口气冷不渴，为寒泻，加肉豆蔻、理中汤、异功散之属。痘疹而禀受不足，只小便不利，宜合导赤散、人参白术散之属。

凡妇人女子赤白带下，多由脾胃湿热所致，始初五苓散加姜、炒黄连之属，调胃健脾，清热渗湿。夏暑月催生，加黄蜀葵子。外肾疼痛，烦热引饮，小便不利，加灯心草、川木通。小儿外肾肿大，肿痛甚，急合青木香丸并疏气药服之，加防风、丹皮，亦效。肥人疝肿作痛，恶寒发热，加茴香煎服，神验。

湿热发黄，五苓散加茵陈，名茵陈五苓散。一身尽痛，发热，身如重黄，头汗出，背强，小便不利，此中湿，以五苓散清利。发热无汗，渴欲饮水，小便不利，心中懊憹，身必发黄，清利之；头汗出而发黄，齐颈而还，分利之。疸证总为湿热不散，身热身痛，发黄，小便涩，当渗利，以茵陈五苓散之类，治黄疸，必利小水为捷径。小便不利，四肢沉重，似疟，不欲饮，服此而小便如皂荚汁，则黄从小便出。瘟疫黄瘴，热郁发黄，身如烟熏，眼珠皆黄，小水不利，宜用此方。

五苓散加车前子，名加味五苓散（《良方》），治伏暑泄泻，发烦渴，小水不利；去肉桂，易茯苓为赤茯苓，加黄连、甘草，亦名加味五苓散（《元戎》方），治湿热郁滞为疸，身痛，烦渴引饮，小便不利；加川楝子，又名加味五苓散（《元戎》），治湿热疝气及偏坠肿痛。加辰砂，名辰砂五苓散，治伤寒表里未解，头痛发热，心胸郁闷，唇口干焦，神昏狂言，妄语如见鬼，及瘴疟，烦闷未省，诸热，清水道；治小儿伏暑，吐泻作渴，心神恍惚；治喘湿热自汗，小便不利；治烦躁消渴，疟渴甚者，加白虎汤。

歌曰：五苓术茯泽猪苓，官桂长为使者辛，利水全凭淡以渗，无辛为引孰为神。

28. 竹叶麦冬汤（《医学捷径》卷之五《二十四方》）

同名方有三四首，此方在现有文献中为《医学捷径》首载，徐春甫将其列为二十四剂第二十四剂清剂的代表方。烦躁不宁，乃金气不清；金主燥，凉苦恐泄，宜清金，竹叶麦冬汤清以宁燥。治病后虚烦懊恼，表里俱虚，口干舌燥，内无津液，烦渴心躁，坐卧不宁，小水不利，及诸虚烦热，与伤寒相似，但不恶寒，身不痛。不可遽用凉热之药，宜此剂以清之。

处方：竹叶二十片，麦门冬三钱，知母二钱（原缺，据《二十四方》歌诀并参考文献补），甘草一钱，山栀仁一钱。水一盏半，粳米一撮，煎七分，温服。

加减：烦渴，加石膏；心虚不宁，加茯神；虚弱甚，加人参，名化斑汤；血虚，加当归；有汗，加酸枣仁、五味子；有痰，加陈皮、半夏；咳嗽，加桔梗、桑白皮；不思食，加白术、茯苓；腹胀，加淡豆豉；腹痛，加炒芍药；头痛，加川芎、荆芥穗；恶寒，加黄芪、桂枝；潮热，加柴胡、黄芩；口渴，加天花粉；五心烦热，加地骨皮；小水不利，加木通。去山栀仁，加人参、半夏，名竹叶汤，治大病后及霍乱吐泻后，虚弱烦闷，内热不解。去山栀仁，加人参、半夏、石膏，名人参竹叶汤，治汗下后表里虚烦不可攻者。

歌曰：竹叶麦冬汤最清，甘栀知母五般存，虚人病后生烦躁，此剂清宁绝有伦。

29. 太山磐石方（《医统》卷之八十五《胎产须知》）

徐春甫创方。因"太"通"泰"，其后《景岳全书》作"泰山磐石散"。益气健脾，养血安胎。治妇人气血两虚，身体素弱，或肥而不实，或瘦而血热，或脾胃素虚，纳差少食，四肢倦怠，素有坠胎之患。此方平和，兼补气血，能夺化工之妙。宜戒过欲、恼怒、远酒、酸、辛热之味，永保无堕。徐春甫认为，凡妇人怀胎二三个月，惯要堕落，盖由体弱气血两虚、脏腑火多、血分受热所致。时医家安胎，多用艾叶、附子、砂仁热补，他认为尤增祸患而速堕矣。殊不知血气清和，无火煎烁，则胎自安而固。气虚则提不住，血热则溢妄行，欲其不堕，难乎其难。香附虽云快气开郁，多用则损正气；砂仁快脾气，多用亦耗真气。况香燥之性，气血两伤，求以安胎，适又损胎，反而堕胎。而此方益气养血、补虚安胎，补脾、养肝、益肾并用，使胎有所养，犹如大山磐石之坚实，而无陨堕之忧。

处方：人参、黄芪各二钱，白术、炙甘草各五分，当归一钱，川芎、白芍、熟地黄各八分，续断一钱，糯米一撮，黄芩一钱，砂仁五分。水一盅半，煎七分，食远服。但觉有孕，三五日常用一服，4个月之后方可无虑。

加减：脾胃觉有热者，倍加黄芩，少用砂仁；觉胃弱者，多加砂仁，少用黄芩。

歌曰：太山磐石八珍寻，减苓加芪砂仁苓，续断糯米泉水煎，胎孕屡堕保儿神。

30. 芩连四物汤（《医统》卷之八十八《幼幼汇集（上）》）

系徐春甫在唐代蔺道人《仙授理伤续断秘方》四物汤基础上加味创立的名方。养血清热，以补血调血见长，治血虚血滞、营热而燥之证，小儿热候，营热血燥；妇人血分虚热，月经不调、火盛胎动、气血两虚、久痢不止，均可用之。此方补血与活血、清热并用，重在调补肝血。

处方：川芎、当归、白芍、生地黄各半两，黄芩、黄连各二钱半。上药咀片，水煎，食前服。

加减：心移热于小肠，血从精窍而出，加山栀。

歌曰：芩连四物调补血，归芎芍地加芩连，血分虚热痢不止，妇人小儿两相宜（原无歌诀，为统一体例，依徐春甫的逻辑思路而补拟）。

（二）特色成药制剂

中药剂型以汤剂出现最早，自宋代以后使用最为广泛，但煎煮麻烦，仓促之际难以应急。《医统》卷九十七《制法备录》指出："医之治疾，制药以待用，正如将之制敌，练兵于平时。仓卒急用，所以收奇绩而成全功也。今见医者救急之际，切以知方，顾无成药，奈何可以济困而持危？"随着时代的发展，丸、散、膏、酒等剂型纷纷出现并大量运用，以方便患者使用。宋代《太平惠民和剂局方》中收载的方剂就有10余种剂型，其中大多制成成药出售。徐春甫在京师长安街所设的"保元堂"，经营的也大都是以丸、散、膏、丹等剂型为代表的自制成药制剂，贮藏、使用、携带均较方便快捷。他在晚年刊行的《医学捷径六书》卷六《评秘济世三十六方》中，公开了保元堂自制的40首方，包括36首常用验方、4首秘传补遗经验方，详载其组方、剂量、制法、煎服法与功用等，不少至今仍是常用的经典方。

徐春甫保元堂所制成药具有以下五个特点：其一，选方不拘于其所推崇的四子（张仲景、李东垣、刘河间、王好古），习医并无门户之见，40首方有来自《太平惠民和剂局方》、《太平圣惠方》、《幼幼》方、李东垣方、朱丹溪方等，有广交朋友征求甚至不惜重金赎买的秘方7首，如殷阁老传定痛太乙膏、太史余幼老传秘验止久泻丸、京师吴柳泉制黄连紫金膏、京师女医（妇科医生）秘验血崩丸、湖广李当该仙方点白还玄丹等，当然最多的是保元堂自创自制方，计有10首之多。出自《局方》的也有5首之多。其二，多选用平和之剂，或据经方加减而成平和之剂，所谓"王道之方"。既病防变，微病防微杜渐，愈后调理巩固、防止复发，未病先防，所谓"七年之病求三年之艾"，未雨绸缪而无剽悍之误，临床疗效确切广泛，不少至今仍是常用的经典中成药。其三，多选用调养脾胃之品和补益脾肾之剂，认为"百病皆脾胃衰而生，主虚则客邪不退"，和脾胃、补脾肾、从脾肾论治之剂多达 18 方，大健脾养胃丸列为第一方，体现了他一贯重视补益脾肾的学术思想。其四，选方不拘药味，依临床病证需要而定，比较而言更推崇药味少而能取奇效的小方。他认为"上古用药最简，以其药治某病，单方一味，故其力专"，"君臣佐使"四味组成方即可称为全方了，已是古方药味数的极致了，"药味简而取效愈速，药品多则气味不纯，鲜有效验"，"多则以药混药，而对症之力浅，故效迟也"，所以其所选方剂组方多为 8～15 味，如琥珀安神丸为 11 味，宁嗽琼玉散为 7 味，定痛太乙膏为 4 味，临床确有奇效，很少有超过 20 味以上者。但个别外用药如神应万灵膏有 71 味，可见药味多少完全是依临床病证病情结合剂型运用需要而定，并不是确定药效的依据。其五，其评述或阐述药理方义，或注明方剂来源，或针砭时弊，或补充说明用法和注意事项，透彻得当，系徐春甫行医几十年宝贵经验的归纳和总结。

通过细心比较不难发现，其实徐春甫在编撰《古今医统大全》时，就公开有保元堂特色成药的组方、制备与功用，如大健脾养胃丸、八珍益母丸、秘验斑龙二至百补丸；其他如固本肾气丸、香砂枳术丸、沉香滚痰丸等，其化裁加减、配伍用药的原理和临床治疗，《医统》也已有阐述；木香槟榔丸、驻车丸、奇效肥儿方、十全抱龙丸、清气化痰丸、金花明目丸等方，也是在《医统》方基础上加减化裁而改进的。

在此特在《三十六方》40 方成药基础上，结合《医统》的论述，同时补录《医统》中基本可以确定由徐春甫创用或制用及带有新安地域文化特色的制剂6首，共计46首，并参考其他相关文献资料，按别名、来源、组方、制备、功用、服法（用法）、禁忌、徐评（徐春甫原评述，未注明出处者均出自《三十六方》）、按语的体例，重新进行统一整理和归纳，以便于临床学习、使用和参考。

1. 大健脾养胃丸（《医统》卷之六《三十六方》第一方）

别名：大健脾丸、百谷丸。

来源：徐春甫保元堂制剂（《医学捷径》《医统》）。

组方：白术净三斤（饭上蒸），人参十两（清河者佳），白茯苓一斤，广陈皮一斤（温水洗），枳实八两（饭上蒸），川黄连八两（姜汁炒），神曲八两（炒），谷芽八两（炒去壳），吴茱萸三两（热水泡去苦水），当归身六两（酒洗），青皮五两（醋炒），白豆蔻三两（炒仁），南木香二两。（《医学捷径》卷六《三十六方》）

人参二两（清河者，饭上蒸），白术三两（无油者，土炒），枳实一两（饭上蒸），广陈皮二两（米泔洗），青皮一两（米醋炒），白茯苓二两（饭上蒸），半夏曲一两（炒），谷芽一两六钱（炒），山楂肉一两（饭上蒸），川黄连一两六钱（用吴茱萸半两，浸炒赤色，去吴茱萸），广木香半两（不见火），白豆蔻仁半两（炒）。（《医统》卷二十三《脾胃门》）

制备：上为末，老粳米煮荷叶汤滴丸，绿豆大。

功用：健脾养胃，滋谷气，除湿热，宽胸膈，去痞满。日常治未病养生，饮食积滞消食后，以及病愈后的脾胃调养。保元堂广告：诸人服此丸，脾胃大壮，饮食多进，元气畅充，五脏六腑、四肢百骸皆得所养，诸病不生，百邪不入，寿考长龄，此其基本。

服法：食远服，白开水吞下二钱，小儿一钱。

徐评：人之有生，以脾胃为主。脾胃健盛，则恒无病。苟有六气七情，少可侵籍，则亦不药而自愈矣。脾胃虚者，谷气少资，元气寝弱，稍有微劳，则不能胜而病矣。至于六气七情，少有所伤，则病甚而危矣。医不察其虚，顿加攻击之药，鲜有不伤正命而殒生也。余固首集大健脾丸，为医家之主药，人生之根本，不可须臾离也。余寓京师，惟藉此方以著名，海内咸知，罔不求赎，缘治未病养生之要药也。(《医学捷径》卷六《三十六方》)

大健脾养胃丸十二味，大补脾胃虚损，久服元气充畅，百病消除而益寿(《医学捷径》卷之四《诸证要方歌括》)。

此方健脾养胃，滋谷气，除湿热，宽胸膈，去痞满。久服强中益气，百病不生，元精炯炯，长寿之基，其在是矣。凡人皆因劳倦思虑恼怒、饥饱酒色湿热，浸以侵脾，则脾不能健运精微之气，而胃失所基，则亦因之而遂病矣。盖胃司纳受，其所以运化饮食之精气，分布四脏，充达四肢，荣养百骸，实脾运之功也。若脾脏一亏，则胃气不行，纵多纳谷，终是作胀，必至呕吐泄泻。四脏百骸皆失荣养，则诸病变生，攻治罔效，甚则绝谷而死矣。观此则知脾土为一身之枢机，故机息则神去而气散矣。欲长生者何所恃哉？亦恃谷气而已矣。故经曰：得谷者生，失谷者亡。予制大健脾丸以辅东垣补中益气汤，出入服之，万无一损。补中益气，因其内伤劳倦，即病内外发热，胃气下陷，用以升提胃气，救元气之已亏，是必用之剂也。若于平居不甚劳伤，胃气不陷，内外不热，只宜服大健脾丸，以防护而保助之，则自无伤损下陷之病至。且便于寻常日用，而无煎煮烦难之弊也，不有羽翼东垣之功矣乎？(《医统》卷之二十三《脾胃门》)

按语：《医统》之《脾胃门》为小料方，《三十六方》为大料方，组方和用药比例大同小异，《三十六方》略有改进。食远服是服药法之一，离正常进食时间较远时服药，约食后2个小时，主要用于脾胃药和泻下药的服用，下同。后世有名方健脾养胃丸，组方大同小异。徐春甫还每每于疾病治愈后，予该方善后巩固。歌诀曰：大健脾丸参术苓，香连橘半谷芽仁，青皮枳实山楂肉，百壳丸名益笑龄。

2. 保和丸（《医学捷径》卷之六《三十六方》第二方）

来源：《局方》、徐春甫保元堂制剂（《医学捷径》）。

组方：白术一斤（蒸），陈皮八分（洗），川厚朴八两（姜汁炒），苍术半斤（炒），炙甘草六两，山楂肉六两（饭上蒸），谷芽半斤（炒），萝卜子四两（炒）。

制备：上为末，老粳米煮汤滴丸，绿豆大。

功用：调脾胃，宽胸膈，消积滞，进饮食。利食化痰和中，平胃止痛止泻。用于脾胃积滞证，右关脉弦紧，食伤呕吐、食积痞满、腹胀腹痛、泄泻下痢乃致积聚痞块。

服法：食远服，白开水吞下一钱，多至二钱。大人、小儿、男、妇俱可常服。

徐评：保和以快脾消食，不致积聚所伤，乃平和王道之剂也。无郁滞者，不须多服。惟与小儿为相宜，间日服之尤妙，最能却病。

按语：文献载同名方约有17首。本方与今用治食滞胃脘、食郁泄泻证的常用中成药迥然大异。今方为朱丹溪方，源于《丹溪心法》，《医统》有载。本方与《医统》卷八十九《幼幼汇集（中）·脾胃门》载仁斋保和丸也不同，仁斋方用治小儿食伤发热，以防成疳证。《医学捷径》卷之四《诸证要方歌括》曰：丹溪保和橘半苍，山楂神曲连翘卜，仁斋保和朴实加，芩连二术和香附。又歌曰：保平胃山楂肉，曲蘖香砂术茯同，只饭和饴丸似芡，米汤调服一丸功。此方治小儿食积腹痛，恶心吐泻，或发热恶食，腹胀面黄。

3. 香砂枳术丸（《医学捷径》卷之六《三十六方》第三方）

来源：徐春甫保元堂制剂（《医学捷径》）。

组方：白术二斤（饭上蒸），广陈皮八两（洗），枳实五两（麸炒），神曲二两五钱（炒），山楂肉三两（蒸），砂仁一两二钱（炒），半夏曲二两五钱（炒），广木香六钱五分。

制备：上为末，老粳米煮荷叶汤滴丸，绿豆大。

功用：消食快气，宽膈利中，除痞满，祛痰饮，解宿醒，健脾助胃消食。用治脾胃虚弱，内伤饮食、呕吐、嘈杂、痞满、食积腹痛、腹胀。

服法：食远半饥时服，白开水吞下百丸，小儿 50 丸。

徐评：香砂快脾胃以舒气，枳壳消宿食以保安，但又不必多用，以脾胃畅通则已，乃急则治标，不得不用。快后可用大健脾丸，自无郁滞之患也。

按语：本方系李东垣枳术丸（李东垣《内外伤辨惑论》载为张元素方）加味。枳术丸本源于张仲景枳术汤，但功用全然不同。《医统》卷二十三《脾胃门》云：内伤饮食不可用峻利食药，用白术之意，不求速效，消导令其胃气强，而后食化不复伤也。今有伤食类常用中成药，由木香、枳实、砂仁、白术四味精简组方，源自张介宾《景岳全书》。

4. 加味左金丸（《医学捷径》卷之六《三十六方》第二十方）

来源：徐春甫保元堂制剂（《医学捷径》）。

组方：黄连一斤（姜拌炒），吴茱萸三两（开水泡，去苦水），青皮三两（醋炒），木香一两，槟榔四两，川芎二两。

制备：上药为末，滴水为丸，如绿豆大。

功用：清肝解郁，降逆止痛。用治肝火郁结，两胁胀痛，及胃脘当心痛，吐酸，不思食，多为酒伤怒气所致。

服法：食远服，姜汤吞下，服 80 丸。

徐评：左金，是佐金以平木火。人多郁怒，则肝火为之留连盛矣，胁乃厥阴肝经之地，故胁作痛或连腰腹。方用黄连之苦以平肝火，佐以吴萸、木香、槟榔之辛而能决气疏郁，有若金之斫木，火安然哉？命名之义在矣。

按语：系朱丹溪左金丸加青皮、木香、槟榔、川芎组成。今常用中成药有化裁加减。

5. 木香槟榔丸（《医学捷径》卷之六《三十六方》第二十一方）

来源：《太平圣惠方》、徐春甫保元堂制剂（《医学捷径》）。

组方：广木香三两，黄连四两（吴茱萸汤泡炒），黄芩四两（酒炒），黄柏四两（盐水炒赤），槟榔八两，陈皮八两（洗），青皮四两（醋炒），莪术五两（煨），枳壳八两（麸炒），黑丑（牵牛子）八两（炒），厚朴四两（姜炒），庄大黄四两（酒蒸，香附米制），当归八两（酒洗），干姜三两（泡）。

制备：上药为末，白水滴丸，绿豆大。

功用：顺气宽胸，消积化滞，解宿酲，消宿食，除胀满，利水肿。治诸积气，心腹胀满胁痛，食积气滞，宿食不化，胸膈烦闷，伤食、腹痛、滞下，湿热、噎塞、秘结。

服法：时不时用白开水吞下，每用一钱或一钱半。服百丸，未效再服。

徐评：此方为攻城破敌之剂。盖因积滞坚深，邪气炽聚，久而遂固，必须以此药攻之。邪既进退，须用平剂以调之，而胃气斯复矣。较之张子和小胃丹、神佑等丸，此方尚为平易者乎。

按语：文献载同名方约有18首，《医统》载有2方，其中《瑞竹》木香槟榔丸无黄芩、厚朴、干姜（见卷四十一《诸气门》），《医学捷径》卷四《诸证要方歌括》有曰：木香槟榔丸，牵莪十二味，枳壳附当归，黄三皮有二；另一方则迥然有异（见《医统》卷八十九《幼幼汇集（中）·痞癖候》。今常用中成药方源自金元张子和《儒门事亲》，与《瑞竹》方基本相同。

6. 四神消积方（《医学捷径》卷之六《三十六方》第三十方）

来源：徐春甫保元堂制剂（《医学捷径》）。

组方：陈皮三两（洗去白），青皮二两（醋炒），槟榔二两，广木香五钱，川厚朴二两（姜炒），枳实二两（蒸），京三棱一两（煨切），蓬莪术二两（煨切），山楂肉二两（蒸），神曲二两（炒），麦芽二两（炒），半夏曲二两（炒），香附米二两（炒），白芥子五钱（炒），砂仁一两（炒），吴茱萸一两（汤泡去苦水）。

制备：上药为末，萝卜汤滴丸，绿豆大。

功用：消酒积、食积、痰积、气积。用治四积所致之心腹胀痛，呕吐酸腐，大便酸臭。

服法：食远服，白开水吞下一钱，小儿五分。服 80 丸。病浅只用一两，即获安；久病用二三两，即愈。愈后服大健脾养胃丸月余，终身免脾胃之患。

徐评：消积之剂，多用慓悍攻击之药。此方平易，可以多服，不伤胃气，消积即止。凡人多为食、酒、气、痰四者成积，此药切宜，故云四神。

按语：徐春甫注重健脾消食，不仅治积用平和之剂，愈后也要求健脾善后，体现其护养脾胃的一贯思想。明代新安歙县程云鹏《慈幼新书》载有该方。

7. 参苓散（《医学捷径》卷之六《三十六方》第四方）

来源：《局方》、徐春甫保元堂制剂（《医学捷径》）。

组方：人参一两，白茯苓四两（蒸），莲子肉八两（去心），干山药四两（炒黄色），白术三两（蒸），薏苡仁六两（炒），芡实粉五两，白桔梗一两，炙甘草二两（去皮），砂仁五钱（炒），白扁豆四两（小料方）。

制备：上为末。欲留久，滴为丸，绿豆大，方能久贮。

功用：健益脾胃，复元止泻。保元堂广告：治久泻脾胃大虚，必用此散半斤或一斤，亦久服，方可以复元气，再无脾胃之患；寻常暂泻暂已者，尤宜多服，脾胃益充。

服法：每服二钱，米汤或枣汤调服。

徐评：参苓为元气之药，无论病与不病，人常服之，大能补中。病后虚弱泄泻者，必须此药一料方可复元。再用益善。

按语：注意与治疗伤风感冒之名方参苏饮、参苏散相区别，切勿望文生义。

8. 脾泻丸（《医学捷径》卷之六《三十六方》第十八方）

来源：李东垣方、徐春甫保元堂制剂（《医学捷径》）。

组方：白术二两（饭上蒸），白茯苓二两（蒸），小茴香一两（炒），肉豆蔻一两（面包煨），破故纸（补骨脂）二两（炒），广木香五钱。

制备：上药为末，生姜煮红枣肉为丸，梧桐子大。

功用：补脾养胃止泻。治脾虚久泻，腹胀呕逆，每早晨溏泄一二次。

服法：空心米汤下，服80丸。甚者食前再服。

徐评：脾泻久，惟清晨一次，人弗知思而轻视之。殊不知履霜之戒，故非寻常术、茯之剂所能奏功，必资肉蔻、小茴、破故纸之类，方免坚冰之患矣。

按语：脾泻即今之五更泻、鸡鸣泻，病机为命门火衰，火不暖土，脾失健运。由于脾居中焦，主运化，若脾失健运，不能腐熟水谷并运化精微，遂致泄泻之证，所以治当以肉蔻涩肠止泻，配破故纸（补骨脂）、小茴香补命门之火，以温养脾土，而达到止泻之功；配健脾益气药白术，助脾健运。另外，再配行气药广木香、白茯苓等，少量行气药用在大队固涩、补益之品中，使之涩中有行，敛而不滞，诸药配伍得法，寓意深刻。另《医统》卷三十五《泄泻门》收有《集成》脾泄丸，迥然不同。

9. 香连方（《医学捷径》卷之六《三十六方》第五方）

来源：徐春甫保元堂制剂（《医学捷径》）。

组方：川黄连净一斤（切豆大，吴茱萸用汤泡良久，去苦水，以湿吴茱萸同黄连闷过，方炒黄连赤色，去吴茱萸），广木香四两，白芍药四两（醋炒），平胃散四两。

制备：上为末，醋糊丸，梧桐子大。

功用：和脾胃，除湿热，止泻痢，解宿醒，吐酸嘈杂，腹痛，并治男子淋浊、女人带下。

服法：空心米汤或白开水吞下八十至百丸。

徐评：黄连祛湿热，有厚肠胃之功。脾胃受饮食，为水谷之海，每每湿热所伤，致有腹痛泻痢，胀闷之证作矣。惟黄连、木香之苦辛，佐以芍药、平胃散调中和气，则腹痛泻痢自愈。故不嫌加味以宜方，有加肉豆蔻者，只宜久痢之人，收涩之效也。

按语：《医统》卷三十六《滞下门》另载有祁门加味香连丸。从其评述和两方组成、制法来看，有一定的内在联系。其先辈族人徐第，曾病泻痢日久，诸药罔效，后有人让他用《局方》香连丸加肉豆蔻，数服病愈。从此徐第就自制此药出售，对治疗脾胃湿热腹痛泻痢者非常有效，其子孙就靠这个方子为生。徐春甫在《医学捷径》卷之五《三十六方》中说："余只以本方精制而效极神，间加平胃芍药为佐，则又神而化，化而不可以知测者也。"显然他是受该方的启发，以治痢名方香连丸为基础，加调和脾胃之平胃散和芍药组成保元堂香连方。今有成方香连平胃散。

附：祁门加味香连丸（《医统》卷之三十六《滞下门》）

治冷热不调，下痢赤白，脓血相杂，里急后重。黄连（去毛，净十两，锉如豆大；用吴茱萸五两，泡去苦水，煎汤二碗，泡黄连，浸透吸干，去萸用连，炒赤色，又以十两好酒炒赤色，又以十两醋炒赤色，又以十两童便炒赤色，四制共四十两净，方入后项药为末），广木香十两（锉），石莲肉五两，肉豆蔻二两五钱（面包煨）。上为细末，醋糊为丸，梧桐子大。每服空心饮汤吞下 80 丸。

10. 驻车丸（《医学捷径》卷之六《三十六方》第三十二方）

来源：《局方》、徐春甫保元堂制剂（《医学捷径》《医统》）。

组方：川黄连一两（酒炒），当归身一两（酒洗），真阿胶一两（蛤粉炒珠），乌梅肉五钱（炕干），干姜五钱（炮黑）。

制备：上药为末，将阿胶醋熬化开，和面糊丸，小豆大。

功用：升固止痢。治冷热不调下痢，无问新久赤白，日夜无度，腹痛后重，尤治下痢纯血，久痢不止，有如死血、豆汁，口干发热，不思饮食。

服法：空心清酒或米饮吞百丸。未效再服，三服效。

徐评：驻车，谓其功之力也。车行而轮转，势不可遏，痢疾既久，气血陷下，亦如轮转而不可止。此方以乌梅、阿胶、炮姜，方能升固而止血，其功有驻车之效，斯称名乎。

按语：《医学捷径》卷六《三十六方》、《医统》卷三十六《滞下门》组方比例略有差异。今为常用中成药。

11. 四神治痢丸（《医学捷径》卷之六《三十六方》第二十二方）

来源：《经验良方》、徐春甫保元堂制剂（《医学捷径》）。

组方：川黄连一斤（湿吴茱萸同炒），广木香二两，槟榔八两，庄大黄四两（酒蒸），吴茱萸二两（开水泡，炒黄连）。

制备：上药为末，醋糊滴为丸，梧桐子大。

功用：调和肠胃，止痢祛积。用治痢疾初作，腹痛后重，腹胀积滞，有积去积，无积即止。

服法：空心米汤吞下，服 80 丸，不效再服百丸。

徐评：香连为君，《局方》也。加以槟榔、大黄，是推积滞以平肠胃也。腹痛后重，一服顿除，抑何神哉！

按语：《经验良方》指明代陈士贤所著《经验济世良方》10 卷。该方系《局方》香连丸加槟榔、大黄组成。

12. 秘验止久泻丸（《医学捷径》卷之六《三十六方》第二十九方）

来源：秘验方、徐春甫保元堂制剂（《医学捷径》）。

组方：黄丹一两（飞过），明矾一两，黄蜡一两。

制备：将蜡溶化于小铜勺中，次以黄丹、明矾末和入，乘热急手制丸，如豆大。

功用：止久泻久痢，用于一切久虚泻痢诸药不效者。

服法：空心米汤下，大人每服二丸，小儿用一丸。未效再服。

徐评：药方简易，人多轻视之。偶因太史余幼老云：药有简易而极效，诚造化之不可测者。示以此方，不佞制与人，果应手取效，故表而出之。

按语：黄丹有治痢解毒作用，明矾有较强的收敛作用，黄蜡（蜂蜡）也有解毒止痢作用，做赋型剂以缓和药力，不以直攻，合而可治久泻久痢。然黄丹主要成分为氧化铅，有毒性，故亦不宜多用久服。

13. 斑龙百补方（《医学捷径》卷之六《三十六方》第六方）

来源：徐春甫保元堂制剂（《医学捷径》）。

组方：鹿角霜十两，鹿角胶四两，白茯苓四两，干山药四两（炒），人参四两，川牛膝四两（酒洗），川杜仲三两（姜汁拌炒），甘枸杞三两，黄芪四两（酒炒），五味子二两，川当归三两（酒洗），怀生地四两（酒洗），芡实粉四两，知母四两（盐水炒），夏月加黄柏四两。

制备：上药为末，炼蜜和胶丸，梧桐子大。

功用：固本保元，生精养血，培复天真，大补虚损，壮元阳而多子嗣，益五内而壮精神，强健筋骸，充血脉，美颜色，补百损，祛骨蒸，除百病，延年益寿，聪明耳目，玄润髭须，久服通玄。

服法：空心盐汤服下百余丸。

徐评：斑龙，鹿也，属阳，属乾，跃走最捷。其角与胶，为气血之精华，性温平，不寒不热，实为补养之圣药。丹书云：尾闾不禁沧海竭，九转金丹都漫说，惟有斑龙顶上珠，能补玉堂关下穴。

按语：徐春甫认为，补弱实虚，老人、虚人常服，增延龄算，大有奇效，真乃王道奇品之方，将其列为《医学捷径》卷五《二十四方》之第三剂补剂之代表方。《医统》卷四十八《虚损门》载有《青囊书》仙传斑龙丸、斑龙二至丸、斑龙二至百补丸。除主药外，方药出入较大，但功用相近。从主药和功用来看，保元堂方是在此三方基础上改进化裁而成。又《医统》卷八十四《螽斯广育》载"秋石斑龙丸滋阴补肾，益嗣延年，大有效验。方见《虚损门》"。但《虚损门》未见其组方。

附：秘验斑龙二至百补丸（《医统》卷之四十八《虚损门》）

此药固本保元，生精养血，培复天真，大补虚损，益五内而除骨蒸，壮元阳而多子嗣，充血脉，强健筋骸，美颜色，增延龄算，聪明耳目，玄润髭须，真乃王道奇品之方，难尽述其功效之妙。鹿角五十两（为则新取连脑骨者佳，锯作二寸长段，长流水洗，米泔浸一宿，刷洗净，吹晒干，同后药和入瓷坛，煮胶），黄精八两，甘州枸杞子四两，怀熟地黄四两，菟丝子四两（热水淘净），金樱子四两（去毛子，净），天门冬二两（去心），麦门冬二两（去心），川牛膝二两（酒洗），龙眼肉一两，楮实子二两（热水洗）。以上10味，同角和匀，入净好金华坛内，层层放实，用新汲淡水注坛中，平肩，以密梭布四层封口，以新砖压之，置大锅中井字架上，以木甑盖好，重汤煮三日夜，毋得间断火候，旁用小锅烧开水，不时添注坛内并锅内，勿使干涸。日足取起，滤去渣，将汁同罗底绢绞出，入净砂锅内，文火熬成膏，约一斤半。再炼蜜二斤，滴水成珠搀入，调和后项药，杵烂为丸。鹿角霜十两，人参五两，黄芪四两（蜜炒），鸡头粉四两，白茯苓四两（去皮），怀山药四两（炒），山茱萸肉四两（连核者一斤，盐水洗过，取肉四两），怀生地黄四两（酒洗，掐断，绢包饭上蒸过），知母四两（盐水炒），五味子一两（去梗），夏季加川黄柏四两（炒褐色）。以上10味为细末，用前膏和匀成块，石臼、木杵杵千余下，为丸，如梧桐子大，空心淡盐汤送下80丸，随用煮、熟莲子肉或晒干枣数枚以压之，俾纳丹田也。

14. 秘传六和丸（《医统》卷之八十七《老老余编（下）》）

来源：《寿亲养老书》（《医统》）。

组方：熟地黄、补骨脂、菟丝子、茯苓、山药各十两，胡桃肉五十枚。

制备：上先将前三味酒浸一宿，次早饭甑上蒸，日中曝干，九浸九蒸九曝，候十分干；次和茯苓、山药二味，杵臼中，春令极细末，次用胡桃研烂，和五味令匀，用酒煮曲糊为丸，如梧桐子大。

功用：益老扶羸，助脾活血，进美饮食，第一和平之剂。

服法：每服 30 丸，空心温酒盐汤下。

禁忌：此方不犯铁器，所以炮制佳妙。

按语：该方量重力专，脾肾两调，精究炮制，讲究服法，可资鉴借。

15. 固本肾气丸（《医学捷径》卷之六《三十六方》第九方）

来源：徐春甫保元堂制剂（《医学捷径》）。

组方：人参一两，麦门冬三两（去心），天门冬三两（去心），怀熟地三两（酒煮），怀生地三两（酒洗），白茯苓二两，怀山药四两（炒），山茱萸四两（净肉），牡丹皮二两（酒洗），泽泻一两（白者），枸杞子二两。

制备：上为末，炼蜜为丸，梧桐子大。

功用：补下元虚损。用于精气不固，或阴虚火动、水火不济、上实下虚之证，症见瘦弱虚烦，梦泄遗精，盗汗淋沥，肾虚消渴、淋证、白浊，疮疡未疽先渴。

服法：空心淡盐汤吞服百丸。

徐评：天一生水，肾脏先之。人多酒食，脾肾所伤，必得元气。肺金之母，本固而子斯强，人参、二冬是矣。地黄、山药、山萸、丹皮固精补肾；茯苓、泽泻渗利癸水，则真水生而阴精足。或去泽泻利水，非滋肾之宜，殊不知前辈制方妙处，其在兹乎！余以二方合用，尤为相济也。

按语：本方系《金匮要略》肾气丸加减方。徐春甫强调养生重在保养肾精，患者脾肾已伤，以人参、地黄、山药、山茱萸等补之，以茯苓、泽泻利湿泄浊，助脾健运，诸药相伍，以补为主，补泻结合，使邪去而补药得力。《医统》卷四十八《虚损门》认为，热药补虚有失，少年人虚损，多是酒色无度，耗散太过，凡觉五心热，夜出盗汗，略见咳嗽，便宜滋阴之药，远房室。脾胃弱者，清补脾胃，心肾交泰，绝无后患。不可峻用寒凉，亦不可峻用辛热锁阳、鹿茸之类。人年四十以后，阴气弱者，脉不洪大，庶可以用温暖，如五精丸、八味丸之类。未登四十之人不可轻服，有误用者，反耗真阴，变生他病，而不能救。知命者慎之。所以本方去肉桂、附子，而以六味地黄丸加补气养阴之人参、天冬、麦冬，实此意也。

16. 启阳固精丸（《医学捷径》卷之六《三十六方》第十二方）

来源：《太平圣惠方》、徐春甫保元堂制剂（《医学捷径》）。

组方：人参一两，黄芪二两（酒炒），官桂（肉桂）二两，熟附子一两，川芎一两，杜仲三两（姜汁炒），山药四两（炒），破故纸（补骨脂）四两（炒），小茴香四两，炒菟丝子八两（酒煮捣为饼），巴戟天二两（去心），锁阳二两（火炕）。

制备：上为末，炼蜜为丸，梧桐子大。

功用：启阳固精。平日耗伤劳神太过，心肾不交，阳痿虚惫，不举不固。

服法：空心酒或盐汤吞服百丸。

徐评：精气衰于下，乃阳气虚于上，是为天地不交之痞也。精为气摄，阳气一虚，精无统摄，是固精之剂，非启阳气，彼何从而主张哉？经曰：阳气者，烦劳则张，精绝。是用参、芪、桂、附以益元阳，锁阳、菟丝以固精气，清阳下降，精斯固矣。

按语：精、气、神为人之三宝，气可生精，精可化气，互根互用，启阳固精，实乃益气以存精也。

17. 天王补心丹（《医学捷径》卷之六《三十六方》第七方）

来源：《道藏经》方、徐春甫保元堂制剂（《医学捷径》《医统》）。

组方：人参一两，丹参一两（酒洗），生地黄二两（酒洗），玄参一两（洗），当归四两（酒洗），天门冬二两（去心），白茯神二两（去木），远志一两（去心），麦门冬二两（去心），生甘草一两，柏子仁一两（去油），酸枣仁一两（炒），白桔梗一两，五味子五钱，百部一两（洗），石菖蒲五钱，川杜仲一两（姜汁炒）。

制备：上药为末，炼蜜为丸，芡实大，每一两作 10 丸，朱砂为衣。

功用：宁心养神，益智强志，生血补精，安睡不忘，去烦除惊，久服通神。用治心虚血少，心肾两虚，神气不足，恍惚健忘，惊悸烦躁，夜卧不宁，以及梦遗精滑，消渴咽干等。

服法：临卧嚼 1 丸，灯心汤下。

徐评：心为人身之主，以藏神。凡人用心太过，则神疲而不守舍。方出《道藏经》，品味合理，有济世之功。佐以杜仲、五味，滋肾以济心火，其孰知之？读书游宦者，尤不可缺。日服健脾丸，夜服补心丹，虽老必壮，久服延年。

按语：为今常用中成药。文献载同名方约有 9 首，《医学捷径》卷六《三十六方》、《医统》卷四十八《虚损门》方剂量有微小差异，《医统》无甘草，金箔为衣。

18. 琥珀安神丸（《医学捷径》卷之六《三十六方》第十一方）

来源：徐春甫保元堂制剂（《医学捷径》）。

组方：川黄连八两（酒炒），当归身三两（酒洗），生地黄三两（酒洗），生甘草一两，玄参四两（酒洗），酸枣仁一两（皮纸包捶），白茯神四两，远志二两（甘草汤泡，去心），蜡琥珀一两，犀角一两（镑），辰砂一两（为衣）。

制备：上药为末，莲子灯心汤滴丸，绿豆大，辰砂为衣。

功用：镇养心神。治一切心虚神短，烦躁不宁，夜卧不安，惊悸怔忡，恍惚健忘。

服法：食远或夜灯心汤吞服 50 丸。

徐评：辰砂、琥珀，宁神镇心之圣药。神不守舍，用之如响之应声。当归、生地黄以养血；犀角、远志以养神。日夜不寐，急病所需，以药不容以缓修也。天王补心丹用之于平时，此药用之即病者，其神乎！

按语：系取李东垣方朱砂安神丸（朱砂减量）加琥珀、犀角、玄参、酸枣仁、茯神、远志而成。今为常用中成药，组方有出入。

19. 八珍益母方（《医学捷径》卷之六《三十六方》第八方）

别名：八珍益母十全丸、八珍益母丸。

来源：徐春甫保元堂制剂（《医学捷径》《医统》）。

组方：益母草一斤（不见铁器，只用上半截带叶者），人参（去芦）一两，白术四两（饭上蒸），白茯苓三两，当归身四两（酒洗），川芎二两，怀熟地四两（酒煮），白芍药二两（醋炒），生甘草二两，广木香一两，砂仁二两（炒）。

制备：上药各为极细末，炼蜜为丸，如梧桐子大。

功用：资益坤元，调养气血，调经受孕，调妇女一切月经不准，除淋沥带下。胎前和气，安胎易产，产后补虚。专治气血两虚，身体素弱，经脉不调，月经违期，或先或后，或断或续，或赤白带下，久不受孕。治产后诸病极稳。

服法：空心酒或蜜汤嚼下 1 丸，食干果子压之。服九十至百丸。如不能嚼者，丸以细粒如小豆大，每服七八十粒。不善吞者，化开服，尤效。冬月酒下，又急欲取效，以酒调化服。经不通者服一料则通，经不调者服一月则调。素不孕者半月可正经，一月即受胎；虚甚者用药一斤，必能对期受孕。胎前间或用一服，则胎固而自安；妊娠微觉胎动，随用一服即安；产后用一服，以童便、酒化开调下，则无壅滞血晕之候。

徐评：益母之名，所以利有子也。此方以八珍滋养气血，名之益母，甚得理而效著焉。妇人艰孕，多由气血两虚，阴阳和，岂有不孕之理？古方多用香附开郁耗气，而曰调经受孕，岂理也哉！况古今异也，虚实殊途。今之女人，十有九虚，若非此方，讵能济也？所以不终剂而受孕者，亦十之九也。(《医学捷径》卷六《三十六方》)

今之妇女动以虚弱者多，则经不调，皆因虚而致也。春甫创制八珍益母丸，用之者，曾不终剂而经正且孕矣。何也？益母调经为君，佐以八珍滋补气血，所以神效者，此也。知者审诸。(《医统》卷八十四《螽斯广育》)

予哂斯世之医，惟集古方香附胜金丹，为女人开郁调经之用，殊不审古今虚实悬壤之异。古人气实，唯有多郁，故用香附以开导之。香附味辛性燥，但能开破而已。多用之，大耗气血，虚者愈虚，病者愈甚，而于滋补何有哉？今世十妇九虚，非补不可，再用香附以耗之，浸成怯弱之证，是辨之不早，则危殆而难痊矣。(《医统》卷八十四《螽斯广育》)

按语：《三十六方》和《螽斯广育》共载三方，《螽斯广育》八珍益母丸无广木香、砂仁，八珍益母十全丸亦无广木香、砂仁，而加有角沉香，三方组方比例也微有不同。徐春甫曰：脾胃虚寒者，加砂仁一两（姜汁炒）；腹中胀闷者，加山楂一两（净肉，饭上蒸）；只常多食者，加香附子一两（童便制）。今有中成药八珍益母丸，系《螽斯广育》八珍益母丸方，人参易为党参而已。《医学捷径》卷四《诸证要方歌括》曰：八珍益母八珍汤，益母为君端午良，砂术泽兰为佐使，调经保产此神方。本方重用益母草，补行共济，补血而不滞腻，益气而不温燥；同时重视炮制，减其偏性，增其和中行气之效。

222

20. 秘验带下丸（《医学捷径》卷之六《三十六方》第二十八方）

来源：秘传、徐春甫保元堂制剂（《医学捷径》）。

组方：芡实粉二两，白茯苓、赤石脂（煅）、牡蛎（煅，醋淬）、禹余粮（煅）各一两，石灰（风化）八钱。

制备：好醋一盏半，和前末，晒干再捣筛。用糯米煮粥，和捣为丸，梧桐子大。

功用：固虚止带。妇人女子带下赤白。

服法：空心米汤吞下50丸，加至六七十丸。

徐评：妇女下带，人多视以为常，虽弗疾痛，亦致损人。女人病此，实为一蛊证也，诚是大病，可不慎哉！久之渐虚，甚则黄瘦而成怯证者有矣。久久不止，浸成虚损，若不早治，必致大亏。此方最妙，愈后多服大健脾丸为妙。

按语：《医统》卷八十三《妇科心镜（下）》有载："秘验方治带下神效，方见《捷径六书·明集》。"可见《妇科心镜》出书前已有《医学捷径六书》一书。

21. 秘验血崩丸（《医学捷径》卷之六《三十六方》第三十一方）

来源：秘传、徐春甫保元堂制剂（《医学捷径》）。

组方：真阿胶二两（炒成珠），慎火草二两（炙焦碾，棕毛烧灰存性），龙骨（煅）、牡蛎粉（煅，醋淬）、真蒲黄（炒黑，包）、乌梅肉各一两。

制备：上药烙焦碾末，将阿胶用酒半盏化开，和入末药中，丸如梧桐子大。

功用：收涩止崩。治年久虚愈，血崩淋沥不止，诸药不效者。

服法：空心清酒送下三钱。连用七服，服六七十丸，痊愈，永不再发。

徐评：崩证之方，极难得效。京师一女医，专用此药著名，余以厚赂求而得之；又乐户病危，余药愈，酬以此方，与女方毫发不差。盖药专精，所以效速，余治数人，皆不旬日而愈。

按语：慎火草俗名挂壁青，高不上尺，青叶肥茎，四季常青，江南人家以盆栽之置房上，谚云避火草，属景天科植物。

22. 奇效肥儿方（《医学捷径》卷之六《三十六方》第十三方）

别名：肥儿丸。

来源：《幼幼》方、徐春甫保元堂制剂（《医学捷径》）。

组方：陈皮一两（洗），青皮五钱（醋炒），神曲五钱（炒），麦芽五钱（炒），槟榔五钱，木香二钱，黄连五钱（姜汁炒），使君子肉五钱（煨）。

制备：上为末，饴为丸，芡实大。

功用：理脾清胃，平肝消滞。治小儿一切脾弱疳积，面黄体瘦，饮食减少，身热肚大，或泻且坚。

服法：每服 1 丸，10 岁者 2 丸。米汤或蜜汤化下，冬季姜汤下。

徐评：小儿常以饮食过度，致伤脾胃。渐而土虚木旺，腹膨筋露，体瘦面黄，浸成疳证。必先此剂以理脾清胃，平肝消滞，小儿方得体健而身肥。缘本方之制诚妙哉！

按语：《幼幼》方指南宋刘昉主持编辑的《幼幼新书》方。以肥儿丸为名的方剂众多，组方有差异，本方系《医统》卷之八十九《幼幼汇集（中）》方去肉豆蔻加陈皮、青皮改进组成。今为常用中成药。

23. 十全抱龙丸（《医学捷径》卷之六《三十六方》第十四方）

来源：《百一方》、徐春甫保元堂制剂（《三十六方》第十四方）。

组方：天竺黄（真者）五杯，辰砂一两，蜡琥珀七钱，胆南星一两（姜汁炒），枳壳一两（麸炒），白茯苓一两，生甘草一两，干山药二两（炒），白硼砂一两，沉香五钱，明雄黄三钱，麝香五分（水调入药）。

制备：上为末，蒸饼和，炼蜜为丸，如芡实大，金箔为衣，阴干，太阳略照过，小瓷罐贮，黄蜡塞口，久留不泄气。

功用：镇惊定搐，解镇心热。治小儿一切惊风神少，睡卧多惊，神志不宁，烦热咳喘，风热中暑，夜啼发搐，吐乳，痘疹。

服法：每服1丸，薄荷叶汤泡化下；若遇惊风，姜汤下。

徐评：小儿积热积痰，遂成惊搐，手足抽掣、目眩咬牙而上窜，犹飞龙之势不可以抱驯也。惟此剂镇惊定搐，平济艰危，如抱龙而顿驯也。济婴幼幼者，其可忽乎？

按语：《百一方》指宋代王璆著《是斋百一选方》。《医统》卷八十八《幼幼汇集（上）·惊风门》云：抱者，保也；龙者，肝也。肝应东方、青龙、木，木生火，谓生我者，父母也。肝为母，心为子，母安则子安，况心藏神，肝藏魂，神魂既定，惊无以生，故曰抱龙丸。理小儿诸惊，四时感冒，瘟疫邪热，烦躁不宁，痰嗽气急，疮疹欲出，发搐并宜用此。常服驱风化痰，解镇心热，和脾胃，益精神，镇虚惊、恐怖、谵语。抱龙丸方约有7首，今有中成药出售，《幼幼汇集·惊风门》和《医统》卷九十一《痘疹泄秘》各有一方，相互有出入。

24. 牛黄清心丸（《医学捷径》卷之六《三十六方》第十五方）

来源：《局方》、徐春甫保元堂制剂（《医学捷径》《医统》）。

组方：胆南星、白附子（煨）、半夏、川乌（用面包煨熟，去面不用）四味药各一两，蝉肚郁金五钱，腊月黄牛胆三个，净芒硝、辰砂、雄黄、南硼砂各一钱，片脑（龙脑冰片）、麝香各少许。

制备：半夏用皮硝滚开水泡5次，又用皂角汤泡1次，又用明矾泡1次，共7次，取起干，捣粗末备用。胆南星、白附子、半夏、川乌、郁金5味为粗末，黄牛胆取汁，均匀和药入胆内，仍扎定口，悬于风檐下，至次年可用，3个月也可取出。取出胆内药一两，再添入渡过净的芒硝、辰砂、雄黄、南硼砂、片脑、麝香，合药共一两四钱，研细，稀面糊丸，绿豆大，金箔为衣。

功用：祛风痰，散惊热。治中风痰厥，昏晕不省，口噤痰喘，迄小儿惊风发搐，五痫僵仆。

服法：每用 1 丸，姜汤或薄荷煎汤化下，立醒。治小儿四证八候，1 岁 10 丸。

徐评：七年之病求三年之艾，夫中风痰涌，卒倒不知人，此病之所由来久矣。何则？风痰久郁于内，盖由正气先虚，邪之极盛，一时顿作。若非先时修制此剂，何能救急扶危？是即三年之艾，此方得之。

按语：《医统》卷八十八《幼幼汇集（上）·惊风门》载，《局方》牛黄清心丸有大小二方，组方功用不同，大方牛黄清心丸用治癫狂谵语之证，《医统》卷四十九《癫狂门》也有载。清宫据《局方》加减化裁后定为秘方，成为清心、化痰、开窍之著名中成药。

25. 清气化痰丸（《医学捷径》卷之六《三十六方》第十六方）

来源：《局方》、徐春甫保元堂制剂（《医学捷径》）。

组方：橘红一斤（去白），枳壳八两（麸炒），黄芩八两（酒洗），半夏曲八两（炒），赤茯苓八两，生甘草五两，山栀仁八两（炒），滑石八两，天花粉八两，连翘五两，桔梗五两，薄荷叶四两，荆芥穗五两，当归尾八两（酒洗）。

制备：上药为末，白水滴丸，绿豆大。

功用：降火顺气消痰，利膈宽中。可以常服，痰火自不积聚。

服法：食远服，白开水、清茶任选吞用，服百丸。

徐评：夫人饮食膏粱厚味，鲜有不生痰者，惟清气化痰丸以之，如橘红、半夏、栀、芩之属，并王道防微杜渐之良方，平居用之，自免病甚，今人漫不着意，渐至积痰，壅滞经络，辄自眩运卒倒，偏枯不随之证作矣。治不如法，则固终身受害，岂浅浅哉！

按语：文献载同名方约有 9 首，《医统》卷四十三《痰饮门》载有朱丹溪清气化痰丸（用治火痰老痰）、《本事》化痰丸（用治停痰宿饮），组方均不同。今常用中成药系朱丹溪方分裁改进。

26. 竹沥导痰方（《医学捷径》卷之六《三十六方》第十七方）

别名：竹沥导痰丸。

来源：朱丹溪方、徐春甫保元堂制剂（《医学捷径》）。

组方：橘红一斤（去白），枳壳八两（麸炒），黄芩八两（酒洗），白茯苓四两，半夏曲八两（炒），生甘草四两（炒），萝卜子四两（炒），神曲四两（炒），贝母四两，天花粉五两，桔梗四两，当归四两（酒洗），竹沥汁一碗。

制备：上药为末，竹叶汤和竹沥同滴为丸，如绿豆大。

功用：导痰利滞。治一切痰饮，胸膈壅滞，脾虚不运，咳嗽吐痰，咽喉不利。包括伤寒、中风、风痫、膈噎、呕哕、眩晕、健忘等有痰之证，及痰盛声哑、痰郁失音、内伤夹痰证。

服法：食远服，白开水下，服八十丸至百丸。

徐评：痰在四肢，非竹沥不能达，痰在胁下，非芥子不能除。此方为痰盛壅塞，四肢沉困而制之，较之化痰丸稍为瞑眩矣。

按语：为常用名方。《医统》卷九十七《制法备录》载有取竹沥法：取新鲜金竹锯尺许，中留节，两头去节，劈两开，不拘多少，用砖2块架定，竹两头出砖2寸许，各以瓷盘置于下，候其沥滴其中，用烈火熏逼，则两头滴沥于盘中，竹将自然沥则尽矣。就将滴过沥竹为薪，又架新竹于砖上，如前烧逼，任取多少。

27. 沉香滚痰丸（《医学捷径》卷之六《三十六方》第二十四方）

别名：滚痰丸。

来源：王隐君方、徐春甫保元堂制剂（《医学捷径》《医统》）。

组方：黄芩一斤（酒洗），庄大黄一斤（酒蒸），沉香一两（2个），礞石三两（同煅如金色）。

制备：上药为末，清水滴丸，绿豆大。《医统》卷四十三《痰饮门》载：梧桐子大，每服三五十丸，量人强弱加减。

功用：清热涤痰。治一切痰火实证，窠囊老痰，湿热食积，气喘咳嗽，痰唾稠黏，头眩耳响，鼻齆鼻嚏，不眠恶梦，烦躁欲狂，大便不通，咽干口苦，并千般怪证奇疴，痰火癫狂，目不识人，登高弃衣，胡言乱语，称神说鬼。

服法：临卧时白开水吞服，每服一钱，次早当下痰，如无，至夜再服。

徐评：痰因火炽、气炽而作。王隐君制方，以黄芩、大黄为君以降火，礞石以下痰，沉香快气通彻上下。实制方之妙、蠲痰之圣药也。大都不宜多用，察其人之虚实而与之可乎。

按语：今为常用中成药。《医统》卷四十三《痰饮门》详细记载了该方的服用方法，要求服罢仰卧，使药在咽膈间徐徐而下，多半日不可饮食汤水，不可以起身坐行及言语，直等到药气除逐上焦痰滞，恶物过膈入腹，然后起身活动，方能中病。各种痰火中风证，用量、用法均有讲究。

28. 宁嗽琼玉散（《医学捷径》卷之六《三十六方》第二十六方）

来源：徐春甫保元堂制剂（《医学捷径》）。

组方：诃子肉一两（煨，去核），白桔梗一两，百药煎五钱，五倍子一两（炒），罂粟壳五钱（蜜水泡，去筋），生甘草五钱，乌梅肉五钱（炕）。

制备：上药为细末，蜜糖调。

功用：收敛止咳。治一切久嗽而诸药罔效者。

服法：食后临卧时，蜜糖调服方寸匕，或一钱，蜜汤调服，白开水漱口，仰卧片时。

禁忌：忌油腻荤腥、酒、醋、盐、酱、炙、煿之物七日。

徐评：嗽家难医，古今通语。凡风寒咳嗽，发散则痊，又复感而作者，甚难取效。咳之既久，肺气上浮，而寻常之药罔能遏止，必得收涩之剂，敛肺而嗽方宁。因地制宜，此之谓也。

按语："方寸匕"为剂量单位，唐《千金要方》卷一注曰："方寸匕者，作匕正方一寸抄散，取不落为度。"一方寸匕约等于2.74毫升，盛金石药末约为2克，草木药末为1克左右。所谓"因地制宜"，乃云其药取用方便易得，诃子肉、乌梅肉为可食用的果实，桔梗、罂粟古代为家园可种植的花卉，治病而不费也。另《医学捷径》卷四《诸证要方歌诀》载有琼玉散，云其"久嗽虚喘、诸药不效者一服则止"，组方有相似之处，歌诀：琼玉樱诃桑白皮，广陈五倍炙甘宜。而《医统》卷四十四《咳嗽门》载有朱丹溪方琼玉膏，系由人参、茯苓、琥珀、沉香、生地黄等组方炼蜜制成的膏方，治虚劳干咳嗽、血虚肺热燥咳、消渴等证；《诸证要方歌诀》也载有琼玉膏治干咳劳嗽，歌诀曰：琼玉膏中土地汁，参苓为末调和蜜。应区别对待使用。

29. 上清丸（《医学捷径》卷之五《三十六方》第二十三方）

来源：《永类钤方》、徐春甫保元堂制剂（《医学捷径》）。

组方：玄参八两（洗），薄荷叶五两，荆芥穗五两，苦桔梗八两，生甘草五两，当归尾五两（酒洗），大黄八两（蒸），陈皮八两（盐汤洗），片黄芩五两（酒洗），枳壳八两（麸炒），川芎四两。

制备：上药为末，白水滴丸，绿豆大。

功用：清头目三阳之火。治诸风热上壅，发渴咽痛，用治口疮牙血也有效。

服法：食远服，灯心汤吞服，每服一钱或一钱半。

徐评：火性炎上，十有九人。盖人非火不生，又兼劳动厚味以益增之，而欲上焦无火，得乎？此方专以清上为法，若能间常用之，庶几火不能炽而为害也。

按语：此方与《医统》卷六十五《咽喉门》治口舌生疮、咽喉肿痛之上清丸迥然有异，与今用治上焦浮火的常用中成药也大有出入。《永类钤方》为元代新安医家李仲南所著。

30. 沉香至珍丸（《医学捷径》卷之六《三十六方》第二十五方）

来源：《百一方》、徐春甫保元堂制剂（《医学捷径》）。

组方：沉香（劈，石臼捣碎）、丁香、广木香各二钱，陈皮（洗）、青皮（醋炒）、川黄连、莪术（煨）、槟榔各五钱，巴豆霜五钱（皮纸包捶），乌梅肉五钱（炕干）。

制备：巴豆味辛、性热、有毒，将巴豆仁滚开水泡去心，好醋浸泡一会儿，煮干，碾过，皮纸包裹，以除去油，即为巴豆霜，可降低毒性。上药为末，巴豆霜入药末中碾极匀，黍米大。

功用：通利湿气，行滞止痛。治一切心痛、胃脘痛，两胁胀痛，痰火食积，腹痛日夜不止。

服法：温开水送下，每用五七丸，甚者9丸，大人十一二丸，一服立愈。

徐评：至珍者，乃慎重之意，不轻用也。盖此剂利湿气为主，虽有巴豆之悍味，凡气滞而痛甚者，非此不能除。斯药斯疾，盖不二用，亦云至珍。

按语：《医统》卷二十四《恶心证》载有紫沉香丸，"治中焦吐食，由食积与寒气相假，故吐又痛"。组方中亦有沉香、丁香、广木香、巴豆霜、陈皮、槟榔、乌梅肉等，颇有相近之处。

31. 新安白酒曲（《医统》卷之九十八《通用诸方》）

别名：新安官料面方。

来源：《医统》。

组方：砂仁、红豆、草果、益智仁、丁香各半两，高良姜、官桂（肉桂）、白芷、细辛、独活各二两，黄檗（黄柏）、红陈皮、甘草、石膏、滑石、苍术各四两。上件俱要道地。

制备：上药曝干为末。用新米粉一斗五升，和药末拌匀，以大马蓼汁调和为丸，如鹅卵大。即以绝干稻草层层铺盖三日夜，渐渐大热时，略松松草、退退热，半日又盖覆，干收起，以篾篮盛贮。

功用：治小腹坚大如盘，胸中满，能食而不消。

服法：炒香熟为细末，白水调方寸匕，日三服。

徐评：要三伏中造制（《医统》卷九十八《通用诸方·饮食类第五》）。

按语：此方是造酒的酒曲方。《医统》卷九十八《通用诸方》载有新安官料面方的组方、制备，并注曰："造酒时每米一斗，用曲二两，为末拌饭。"《医统》卷三十三《积聚门》载有新安白酒曲功用、服法，当为一药。

32. 圣散子（《医统》卷之七十六《瘴气门》）

别名：东坡圣散子。

来源：《医统》。

组方：苍术（制）、防风、浓厚朴（姜炒）、猪苓（去黑皮）、泽泻（煨）各二两，白芷、川芎、赤芍药、藿香（去土）、柴胡各一两半，麻黄、升麻、吴茱萸（泡）、羌活、枳壳、独活、茯苓、藁本、细辛各七钱，高良姜、大附子一枚，草豆蔻、石菖蒲各八钱，甘草二两半。

制备：上药碾为粗末。

功用：发散寒湿，驱除瘴疟。治一切山岚瘴气，时行瘟疫，伤寒风湿。

服法：每服三钱，用水二盅，枣一枚，煎八分，稍热服。

徐评：圣散子治一切山岚瘴气，时行瘟疫，伤寒风湿等疾，有非常之功。如李待诏所谓"内寒外热，上实下虚"者，此药尤效通神。宋嘉祐中，黄州民病疫瘴大行，得此药痊活者，不可胜纪。苏东坡撰文勒石，以广其传，圣散子益著。吾徽郑尚宾在金陵用此方治伤寒，活人甚众。予故

知其大能发散寒湿，驱除瘴疟，实超凡之效也。(《医统》卷之七十六《瘴气门》)

按语：徐春甫评按中，"李待诏"具体何人不详，明代与徐春甫同时代而略迟的张介宾(1563—1640)，在其所著的《景岳全书》中就载有《大梁李待诏瘴疟论》(大梁，今属河南省开封市)，当指一人。圣散子首载于宋代医家庞安时所著《伤寒总病论》，系一代文豪苏东坡(1037—1101)被贬黄州期间收集到的治疫名方，活人无数，并传给了庞安时。因经苏东坡推荐而流行，故又名东坡圣散子，宋代科学家沈括(1031—1095)所著《苏沈良方》也有收载。寓居京师的徐春甫，为徽州府祁门县人士，故曰"吾徽"。《医学捷径》卷四《诸证要方歌括》曰：东坡圣散治冬温，芎芷防辛藁本匀，平胃升麻甘草蔻，良姜附子藿香焚，麻黄赤芍葛猪泽，二活吴萸枳壳苓，粗末三钱姜枣煎，须微汗出效如神。

33. 壮阳固齿散(《医学捷径》卷之六《三十六方》第十九方)

来源：《兵部集方》、徐春甫保元堂制剂(《医学捷径》)。

组方：旱莲草一两，花椒三钱(炒)，石膏二两(煅)，青盐二两(煅)，小茴香一两，白芷五钱，升麻五钱。

制备：上药为末。

功用：滋肾壮水，清阳明，齿����不固。治一切牙肿常痛，用此至老如初。

用法：早晚擦牙，少顷漱之，或咽下尤妙。

徐评：齿乃骨之余，而根于肾，属阳明燥金之地。每为炽火所伤，故肿摇作痛；甚则酥损如灰、成块而脱者，俗谓灰牙。岂理也哉？火烁金不能生水，肾主水而制火，水少火多，则为反胜。必启阳而肾水方升，则火降矣。经曰：强肾之阳，热之尤可。是谓从治之法。苟无深究，乌得旨哉！

按语：《兵部集》指唐朝李绛编撰《兵部手集方》。

34. 明目益肾还睛丸（《医学捷径》卷之六《三十六方》第十方）

别名：明目益肾丸。

来源：《启微方》、徐春甫保元堂制剂（《医学捷径》）。

组方：当归四两（酒洗），天门冬二两（去心），麦门冬二两（去心），白芍药一两（醋炒），生地黄二两（酒洗），怀山药二两（炒），川杜仲二两（酒炒），川牛膝二两（酒洗），百部二两（洗），甘菊花二两，黄芪三两（酒炒），陈皮二两（洗），川黄柏四两（盐炒），知母八两（盐汤炒）。

制备：上为末，炼蜜为丸，梧桐子大。

功用：益肾明目。中年肾虚不足，两目昏花，视物如俩，泪下如雨，少年酒色过伤而病目。

服法：早晚白开水吞服百丸。

徐评：目兼五脏，肾实主之。瞳仁属肾，真水藏焉。凡人中年之后，眼目渐昏，岂知肾虚而真水不足以滋溉也。经曰：年四十而阴气半衰。所以滋肾，治其本也；清上凉营，治其标也。治标久者，日益昏花，必须补肾，方得奏功。其用杜仲、百部、山药之属，是为益肾还睛云。

按语：《启微方》指元代倪维德著《原机启微方》。本方与《丹溪心法》明目益肾丸迥异。

35. 金花明目丸（《医学捷径》卷之六《三十六方》第二十七方）

来源：徐春甫保元堂制剂（《医学捷径》）。

组方：川黄连（酒炒）、黄芩（酒炒）、山栀子（连壳捣炒）、川黄柏（盐水为炒褐色）、山菊花各等分。

制备：上药为末，清水滴丸，绿豆大。

功用：专清上焦郁火，明目消肿。止头痛齿痛，口舌生疮。

服法：食远服，白开水吞下百丸，甚者日两服。

徐评：目先眵而渐红肿痛，皆火炎上之患也。洗心洗肝，发散清浮之剂用之过多，反不得效。何也？盖辛多上行，虽苦不能下降故也。如用发二三剂，便可用金花丸，此专降火而效得矣。经云"高者抑之"，是也。

按语：本方为《医统》卷二十《火证门》栀子金花丸加山菊花组成。与今中成药有别。

36. 明目紫金膏（《医学捷径》卷之六《三十六方》补遗经验方）

来源：北京吴柳泉家传经验方（《医学捷径》）。

组方：黄连，黄芩，黄柏，山栀仁，野菊花，玄参，连翘，蔓荆子，防风，荆芥，大黄，薄荷叶，六月雪，九里明（千里光），草决明，当归尾，生地黄，扁柏枝，芒硝，甘草梢，女贞子，谷精草，天门冬，羊胆一个，猪胆一个，青鱼胆二个，熊胆五钱，白硼砂一两，冰片一钱。

制备：上药除诸胆和硼砂在外，咀药 24 味用大锅井花水 1 斗，煮一炷香（约 1 个小时），以净瓷盆盛汤，渣再入热水，又煎一炷香，倾汤于一处，再入热水煎，共 4 次，其渣无味去之。用前汤煎熬过 2/3，以密绢滤净，再用净砂锅熬成膏，方入胆汁熬和如饴。用瓷罐分收之；或即以硼砂和匀亦可；或临用加硼砂、冰片亦可。

功用：清火消炎明目。治一切时热火眼、气眼，肿痛赤烂。

用法：井水调点。用井水调点内外眦，仰面少顷，连点三五次，应手而愈，甚者三日九次，痊愈。

按语：《医统》载有大小料紫金膏二方，迥然不同。徐春甫在眼科也采用外敷剂型的中成药，说明当时在对外用剂型的使用已经达到一定的水平。

37. 碧玉饼子（《医统》卷之六十一《眼科》）

来源：《医统》。

组方：制甘石坯子一两，黄丹八钱，乳香、没药各二钱，珍珠、琥珀各一钱，硼砂、海螵蛸各二钱，熊胆二钱，冰片一钱，青盐五分，麝香五分。

制备：上药俱依法制过，各研极细和匀，又乳至无声。一日久，以炼蜜丸，作饼子，瓷罐收密。

功用：点治眼疾。

用法：用新汲水或乳汁，磨面点目内。

徐评：余祁谢玉春，害目数年，后遇一僧，以此饼点之，愈后求其方，制以施人，无有不验者。（《医统》卷之六十一《眼科》）

按语：寓居京师的徐春甫，为徽州府祁门县人士，故曰"余祁"。

38. 仙灵酒（《医学捷径》卷之六《三十六方》第三十三方）

来源：秘传方、徐春甫保元堂制剂（《医学捷径》）。

组方：仙灵脾四两，金樱膏四两，川牛膝一两，当归身二两，川芎一两，巴戟天一两（去心），菟丝子二两（制），小茴香一两（炒），补骨脂一两（炒），官桂（肉桂）一两，川杜仲一两（姜炒），沉香一钱。

制备：用细花烧酒1坛（21斤）。上药为粗末，绢袋盛，悬抬煮三炷香（约3个小时），放土地上3宿，分作10小瓶，以泥封口。

功用：壮阳固精，健筋骨，补精髓，广嗣延年。用治阳气虚惫，下元固冷，腰膝无力，临事不举，遗精漏泄。中年之人及老人气血不足者宜服。

服法：用酒1斤，必有奇效。

徐评：仙灵以其至药而名也，佐之补阳固精以成剂。中年之人宜乎用效；少年而非虚弱者，非所宜也。

按语：一炷香为半个时辰，即1个小时。

39. 应效酒（《医学捷径》卷之六《三十六方》第三十四方）

别名：铁力衣。

来源：徐春甫保元堂制剂（《医学捷径》）。

组方：紫金皮、牡丹皮、五加皮、郁金、乌药各一两，官桂（肉桂）五钱，川芎、延胡索各一两，广木香、羊踯躅、川羌活各五钱，明乳香三钱。

制备：好烧酒 10 斤，上药为粗末，绢袋盛，悬抬煮三炷香（约 3 个小时），放土地上 3 宿，分作小瓶，以泥封口。

功用：行气活血，善通经络，破坚开滞。治一切风气，跌打损伤，血凝气滞，寒湿疝气，移伤定痛，沉疴久病。

服法：不时温服三五盏为妙。每饮三五杯，立见痛止，顷刻奏功；若预饮半醉，跌打不痛。

徐评：酒方每以多品为贵，此方甚简，惟行气活血，止痛最效。盖痛者不通，通者不痛。此应效之命名也。

按语:《医统》卷十二《历节风门》载有治疗历节风、风寒湿痹疼痛之诸风应效酒方，截然不同。

40. 保真种子膏（《医统》卷之八十四《螽斯广育》）

来源:《医统》。

组方：药分六则。一则真香油一斤四两，甘草一两；二则 17 味药：谷精草五钱，紫梢花、蛇床子（酒浸干）各二钱，人参、天门冬（去心）、麦门冬（去心）、生地黄（酒洗）、熟地黄（酒洗）、远志、甘草（水煮，去心）、菟丝草、牛膝（酒洗）、鹿茸（酥炙去毛虎）、骨酥（酥炙）、川续断、木鳖子（去壳）、肉豆蔻（面包煨）、肉苁蓉（酒洗去甲）各四钱；三则 4 味药：大附子（制）一个，海狗肾（制）一具，杏仁（去皮尖）、官桂（肉桂）些许；四则铅粉八两；五则松香一两，黄蜡五钱，雄黄、硫黄、阳起石、赤石脂各二钱；六则沉香、木香、丁香、乳香（制）、没药（制）、蟾酥、鸦片麝各一钱。

制备：用铁锅一口，以桑柴火慢熬，先下香油、甘草同煎五七沸；次下谷精草等 17 味，文火熬至焦色，滤去渣；再下附子等 4 味熬焦，去渣净；再下铅粉，续续下，以槐条不住手搅，滴水成珠为度；方下黄蜡等 6

味药，搅；候温方下沉香等 8 味药，搅匀，以银罐盛之，封固悬瓶中 7 日，出火毒。

功用：固精不泄，壮阳保真，入房即孕。

用法：用红丝摊贴肾俞，每个重七钱；丹田每个重四钱，贴 60 日揭去。如丹田有毛，隔纸贴，外以软帛束缚，多行济火之法，其效甚大。

徐评：此膏能锁玉池，固精不泄，养灵龟不死，壮阳保真，百战不竭。贴肾俞，暖丹田，子午既济，百病自除。一膏能贴六十日，金水生时，用功即孕，大有奇效。久贴，返老还童，乌须黑发，行步如飞，延年不怠，有通仙之妙。又治腰腿寒湿风气疼痛，半身不遂，五劳七伤，下元虚冷，不成胎息，贴一月育孕。（《医统》卷之八十四《螽斯广育》）

按语：徐春甫重视不育不孕的防治，《医统》特以"求嗣"作为专卷，此方生生不息之功多矣。

41. 螽斯丸（《医统》卷之八十四《螽斯广育》）

来源：《医统》。

组方：人参一两，杜仲（姜汁炒断丝）、肉桂心、防风、秦艽、厚朴各五钱，附子（制）、白茯苓、细辛各一两，白蔷薇、干姜（炮）、沙参、牛膝（酒洗）、半夏各半两。

制备：研为细末，炼蜜丸，如梧桐子大。

功用：温暖益气，温肾助阳。主治妇人月经后期，量少色淡，甚则闭经，白带量多，子宫久冷，性欲淡漠，久婚不孕。

用法：每服 50 丸，空心米汤饮或酒下。已觉有孕，便可止服。

徐评：血海多寒，子宫久冷，宜服螽斯丸之属以温暖之。妇人月经不调，目昏头晕，子宫久冷，此药温中益气有孕，神效。（《医统》卷八十四《螽斯广育》）

按语：方中用肉桂心、附子、干姜补元阳，除积冷，通血脉，温暖胞宫；人参大补元气，合茯苓健脾益气，合沙参补益肺气；杜仲、牛膝补益肝肾，使冲任气血旺盛；防风、秦艽、细辛祛风散寒渗湿；半夏、厚朴化痰散结，下气除满；白蔷薇化湿和胃，扶正不滞邪，祛湿不伤正，合而温肾助阳化湿，共奏助孕之效。

42. 神应万灵膏（《医学捷径》卷之六《三十六方》第三十五方）

来源：《奇效方》、徐春甫保元堂制剂（《医学捷径》）。

组方：第 1 次用药 52 味、计 5 斤：乌药、草乌、香附子、苦参、枳壳、槟榔、独活、羌活、牛膝、川芎、桔梗、石楠藤、五加皮、防风、白蒺藜、京三棱、莪术、当归尾、大黄、玄参、黄芩、连翘、白鲜皮、丹参、苍术、乌头、松节、茄根、凤尾草、海桐皮、寻风藤、血见愁、蒲公英、荸荠、白及、白蔹、芫花、雷公藤、皂角刺、射干、苍耳子、黄药子、羊蹄根、土牛膝、恩冬藤、天花粉、桑白皮、紫背天葵、威灵仙、天南星、延胡索、红芽大戟。

第 2 次用药 16 味：金银花、穿山甲、蓖麻、香白芷、官桂（肉桂）、杏仁、桃仁、马蹄细辛、藁本、五灵脂、青木香、郁金、自然铜、蛇蜕、蜈蚣、虾蟆。

第 3 次用药 3 味：麝香五钱，樟脑八两，乳香四两。

制备：第 1 次 52 味药咬咀，入香油 12 斤，浸一夜方熬煎。以槐、柳、桃枝搅动，煎至焦枯，捞去渣再熬。油滴水不散，方入第 2 项药煎，第 2 次 16 味药，慢火煎焦，去渣滤净。再入锅煎油一炷香，入黄丹五斤，无名异一斤，蛇含石八两，俱为极细面，续续添入，熬之滴水成珠，摊纸不渗为度。取起放地上，半热，入第 3 次 3 味药。搅匀，分 10 份，用器皿盛之。过 3 宿，摊贴患处，先用姜盐搓热，再熨为妙。

功用：祛风除毒。贴治一切风气肿毒。

用法：诸病按穴贴之，先用姜擦肤热，贴上膏药，又用热瓦熨之效。

按语：此外用效方，组方、制备颇为烦琐，共用了3次药、3道工序，可见其制方之考究。

43.定痛太乙膏（《医学捷径》卷之六《三十六方》第三十六方）

来源：殷阁老传秘方、徐春甫保元堂制剂（《医学捷径》）。

组方：香麻油一斤，当归二两，生地黄二两，甘草一两。

制备：4味煎焦枯，去渣，以棕棉滤净，再入净锅熬，滴水不散，入黄丹半斤，又慢火熬，滴水成聚，取起，少顷入白蜡、黄蜡各一两，微火熬成，取起少定，入乳香、没药各五钱，搅匀置瓷器，过3宿可贴。

功用：收疮。专贴一切溃烂诸疮，久不收敛；并灸火疮，日久不平，此膏贴之即愈。

用法：一日一换，久溃大疮，一日平妥。

徐评：膏名太乙，因至简而效，谓膏为第一也。余初至京师，会殷相国讳仕儋者，自云做秀才时酷好医方，经验甚多。有一膏药，不须多味而效甚奇，吾常制以施人，惟用当归、地黄、黄丹、二蜡而已。久溃之疮，贴之即愈，先生其知之乎？余应之曰：江南灸火，用此膏以贴火疮，人皆视之简略，不以为功，所以不显其效。

按语：《医统》卷八十《外科理例（上）》载有用治瘰疮之《纲目》太乙膏，迥然有异。

44.仙方点白还玄丹（《医学捷径》卷之六《三十六方》补遗经验方）

来源：秘传（《医学捷径》）。

组方：生地黄取汁、桑椹子取汁、旱莲草取汁各一盂，母丁香五钱，没食子（煨）五钱，真铅粉（炒）五钱。

制备：三汁各用一盂，共入铁锅内熬之干，碾为面备用。三膏末一两，与母丁香、没食子、真铅粉4味，共碾为极细面，以小瓷罐贮之，塞口，勿令泄气。依后开。

功用：拔白发点白，止生白发。

用法：拔白日期，用小镊子拔去白鬚，即以墨笔点记，然后用鲜姜汁调前药少许点孔中。六七日后再出即黑，永不白。

徐评：此其原师方士至京传予，仅酬以五金，制之果效。

按语：原有拔白日期的内容，过于机械，可能拘泥于运气推演而得，未免牵强，而"永不白"之类的江湖语气，也不可尽信。盂，古代盛液体的器皿，一盂1～3千克不等。

45. 内消瘰疬丸（《医学捷径》卷之六《三十六方》补遗经验方）

来源：秘传方（《医学捷径》）。

组方：夏枯草八两，玄参五两，青盐五两（煅），海藻、海蛤壳粉、贝母、天花粉、白蔹、连翘、桔梗、当归（酒洗）、生地（酒洗）、枳壳（麸炒）、大黄（酒蒸）、薄荷叶、硝石、甘草各一两。

制备：上药为细末，酒糊滴为丸，绿豆大。

功用：软坚散结。用治瘰疬痰核，或肿或痛。未溃者内消，已溃者亦愈。

服法：食后临卧低枕，用白汤吞百余丸，就卧一时妙。外贴太乙膏，即收口而愈。

按语：今有中成药，方效大略相同。

46. 内消痔漏丸（《医学捷径》卷之六《三十六方》补遗经验方）

来源：秘传方（《医学捷径》）。

组方：川黄连（酒炒）、槐花米（炒）、冬青子（焙干）各四两，明雄黄、朴硝各一两，白蜡一两，青黛五钱。

制备：川黄连、槐花米、冬青子3味药为末，入猪大肠内，扎两头，煮烂捣如泥，入后药再捣成剂。将白蜡溶化，青黛和匀，取起冷透，再碾为末，和上药捣匀；如硬加醋糊成丸，梧桐子大。

功用：内消痔漏。

服法：空心酒下百丸。

禁忌：忌五荤、房事3个月，永不再发。

按语：恣饮醇酒炙煿，阴阳不和，关格壅滞，热毒下注，而为肠风痔漏之患。黄连、槐花米凉血杀痔，冬青子祛风治漏，槐花米、冬青子均主痔肿，雄黄用治肿毒痔漏，朴硝主治六腑积聚燥结、肠风痔漏，推陈致新，白蜡解毒，青黛能消肿毒，诸药内服，共奏内消痔漏之功。

徐春甫

后世影响

徐春甫的医学成就和非凡作为，对后世产生了广泛而深远的影响，其中以《医统》百卷的影响最大。此书的出版刊行是载入中国医学史上的一件大事，现代已被列为我国十大医学全书之首。

一、历代评价

明万历《祁门县志》卷三《艺术》评其人："医家书无所不窥，著有《古今医统》《医学捷径》。居京邸，求医甚众，即贵显者不能旦夕致。"

清同治《祁门县志》卷三十三："徐春甫居城东，幼师汪宦，医家书无所不窥，官太医院，居京邸，全活甚众，著有《古今医统》《医学捷径》。"

2000 年被评为 30 位"千年徽州杰出历史人物"之一。

《新安医籍丛刊》在校注《古今医统大全》提要中评其书："此书综博千古，总统百家，巨纤毕举，条分缕析。是编属意甚微，穷力甚久，融古通今，赅博群集，搜罗广而取舍精，后世医家多所推重。"在《医学未然金鉴》中评："徐春甫所创二十四字治法，源于《内经》，本乎十剂，兼采众家，有独特见解，但似嫌繁杂。所评之方，剖析细腻，清楚明了，尤其方后药物加减，因人、因时、因证，随机应变，严谨灵活，有较高的实用价值。"

二、学术传承

《医统》首次以病机为脉络，将证候、处方、用药系统化，对于明中叶以后医学著作的编撰乃至现代中医学文献的写作编撰，都起到了很大的引导作用，后世如明代王肯堂《证治准绳》、清代吴谦《医宗金鉴》仿此以病机入说，但引证太繁，反不如《医统》明白简捷。全书的取舍原则和编撰方法，直接影响到有明一代的医学著作，如杨继洲（1522—1622）仿此而整理编撰《针灸大成》，张景岳（1563—1640）在《内经要旨》分类编辑《内经》的启发下编撰《类经》；王肯堂（1549—1613）采集古今方论加以评述而编著《证治准绳》，武之望（1552—1628）广搜博采妇科病精华而成《济阴纲目》，陈实功（1555—1636）博取外科病内容，编成《外科正宗》等，在崇经及汇通各派方面的方法手段上，都可以看到《医统》的影子。

在学术上，徐春甫重脉诊、重脾胃、重解郁、重养生，临床诊疗上重辨析病证概念内涵、重辨分内外伤、倡用"白术、参、芪"补元阳和方药上的发明等，都为后世提供了有益的借鉴。

他对王叔和寸口脉脏腑经脉分候的混乱状况，做了全面地辨析和系统地纠正，对后世影响较大，清初新安医家吴谦主编的《医宗金鉴·四诊心法要诀》所确定的寸口六部脉脏腑配位，就基本符合徐春甫对王叔和寸口脉脏腑分候的改定，至今仍被高等中医药院校教材《中医诊断学》所遵循。

作为固本培元派的中坚，其培补脾胃元气的思想，不仅对新安后学继往开来产生了重大影响，而且对稍后的赵献可、张景岳、缪希雍、李中梓等江浙医家产生了直接的影响，如《景岳全书·传忠录·论治篇》"甘温有益寒无补"之言，实与徐春甫力主"白术、参、芪"甘温培元同出一辙；其《本草正》称附子"善助参、芪成功，尤赞术、地建效""气虚甚者，非姜、附之佐必不能追散失之元阳"，与徐春甫所言"附子以行参、芪之功"理无二致。

徐春甫脾阴不足病理与治疗的论述，对清代新安医家吴澄脾阴虚观点的形成也有一定影响，《不居集》指出："古方理脾胃，多偏胃中之阳，而不及脾中之阴，然虚损之人为阴火所灼，津液不足，筋脉皮骨皆无所养，而精神亦见羸弱，百症从生焉。"由此创立了养脾阴的学术理论，并创制理脾阴方，详细论述了脾阴的生理、病理、临床表现及治疗大法，脾阴虚的理、法、方、药方趋于完善，脾阴理论作为脾胃学说的一个分支才逐渐成熟；至于外感内伤多交集、徐春甫以元气内伤解读"变化百病"之经旨的思路，与吴澄的发明外损致虚说相反相成，这方面吴澄也极有可能受到徐春甫的启发和影响。

徐春甫倡言的七情之郁、久病当兼解郁之说，对后世医家也有直接的启发，晚于徐春甫近半个世纪的张景岳历数《内经》七情为病之论，又创怒、思、忧"情志三郁"之说，立"当各求其属分微甚而开之"的治疗法则，皆与"久病当兼解郁"的认识有相关性，现代中医内科学更是将郁证定义为情志不舒、气机郁滞所引起的一类病证（狭义）。

徐春甫《医学捷径》所创的二十四剂法，对方剂的治法分类做了补充和完善，为后世张景岳于《景岳全书》中提出"新方八阵"分类法、清代汪昂于《医方集解》中开创二十一类综合分法、程钟龄于《医学心悟》中提出"八法"，奠定了坚实和广泛的基础，起到承上启下的作用。

徐春甫善于抓住前人智慧的闪光点加以引申发挥，并结合实践赋予其新的内容和含义，医理上多有阐发，继承之中多有创新，尤多引古人之说加以推衍阐发，提出了很多富有学术价值的新概念、新命题、新观点和新学说。其著述议论纵横，洞察秋毫，系统总结归纳了《内经》以降尤其金元以来的学术成就，在继承基础上丰富和发展了中医学理论体系，被公认是明代的著名医学家、新安医学奠基人之一。

三、国外流传

《古今医统大全》及《医学捷径六书》刻本繁多，前者的出版刊行被当作大事载入了《中国医学大事年表》，两书并东传日本、朝鲜和韩国等国，影响深远。

（一）传入日本

《古今医统大全》有明隆庆年间（1567～1570）刊本、明万历年间（1573～1620）刊本，《医学捷要六书》6 卷有明万历二十五年丁酉（1597）秋月书林刘双松刻本。日本学者丹波元胤（1789—1827）《中国医籍考》（1826）记载传入日本的徐春甫医籍有《古今医统》100 卷、《内经要旨》2卷、《妇科心镜》3 卷、《螽斯广育》1 卷、《幼幼汇集》3 卷、《痘疹泄秘》1卷和《医学入门捷要六书》6 卷。

（二）日本重刻

《古今医统大全》日本明历三年丁酉（1657）立野据金陵唐氏刻本重刻本；日本万治三年庚子（1660）刻本金陵唐氏本全套改扉再印本；日本半半堂抄本（18 卷）。《中国馆藏和刻本汉籍书目》也记载有日本刻本（浙江）。

综上所述，明代著名医学家、新安医学奠基人之一徐春甫，编撰了《古今医统大全》100 卷及《医学捷径六书》6 卷；组织成立了"一体堂宅仁医会"，该会作为全国第一个学术性的科技团体和医学组织，第一次展示了我国医学科技的力量，也是新安医学流派的第一次对外宣示。学术上，徐春甫尊《内经》经旨，私淑李东垣，合百家之言，尊经而不泥于经，"用法而不胶于法"；强调四诊合参而尤重脉诊，认为"脉为医之关键"，辨顺逆、辨证情"总切于脉"；推崇健脾保元的脾胃观，认为"百病从脾胃而生""治病须察脾胃虚实",提出了"脾胃元气"和"五脏之脾胃病"的概念,确立了"调理脾胃以安和五脏"的治疗思路;临证注重辨分内伤、外感,认为"内伤本乎脾胃""邪气伤虚不伤实",强调内伤正治、外伤从治以顾护脾胃元气的重要性,倡用"白术、参、芪"补元阳;具体于郁证也有阐发,认为"郁为七情之病",提出"脏腑之郁"和"无往而不郁"的观点,强调"久病当兼解郁";推崇治未病观,提出"慎疾慎医"命题,凝练养生精华。他以创制和运用大健脾养胃丸等"王道之方"起家,提出了二十四字法(方),创制有"三十六方"特色制剂,成为新安方药运用上的一大特色,有较高的实用价值。其著述引古发新,观点鲜明,系统总结归纳了《内经》以降尤其金元以来的学术成就,在继承基础上丰富和发展了中医学理论体系。

徐春甫

参考文献

［1］ 明·徐春甫著．项长生点校．古今医统大全［M］．合肥：安徽科学技术出版社，1995．

［2］ 明·徐春甫著．项长生点校．一体堂宅仁医会录［M］．合肥：安徽科学技术出版社，1995．

［3］ 明·徐春甫著．张志斌点校．医学指南捷径六书［M］．北京：人民卫生出版社，2010．

［4］ 明·徐春甫著．崔仲平，王耀廷主校．古今医统大全（精华本）［M］．北京：人民卫生出版社，1991．

［5］ 明·徐春甫著．许业诚，吴曼衡校点．医学未然金鉴［M］．合肥：安徽科学技术出版社，1995．

［6］ 明·徐春甫著．余瀛鳌，林菁，田思胜，等编选．历代中医名著精华丛书·古今医统大全精华本［M］．北京：科学出版社，1998．

［7］ 明·徐春甫著．崔仲平，王耀廷校．古今医统大全［M］．北京：人民卫生出版社，2008．

［8］ 明·徐春甫著．余瀛鳌，林青，田思胜，等编选．古今医统大全集要［M］．沈阳：辽宁科技出版社，2007．

［9］ 王之垣．历仕录·何心隐集（附录）［M］．北京：中华书局，1975．

［10］ 明·李东阳．大明会典［D］（重修本）［M］．台北：新文丰出版社影印，1976．

［11］ 叶显恩．明清徽州农村社会与佃仆制［M］．合肥：安徽人民出版社，1983．

［12］ 日·丹波元胤．中国医籍考［M］．第2版．北京：人民卫生出版社，1983．

［13］ 宋·朱熹．朱子语类卷四十一·论语二十三［M］．北京：中华书局，1986．

［14］ 何时希．中国历代医家传录（中册）［M］．北京：人民卫生出版社，1991．

［15］ 程颢，程颐撰．朱熹辑．二程外书［M］．上海：上海古籍出版社，1992．

［16］ 梁峻．中国古代医政史略［M］．呼和浩特：内蒙古人民出版社，1995．

［17］王宝平.中国馆藏和刻本汉籍书目［M］.杭州：杭州大学出版社，1995.

［18］清·周溶修，汪韵珊纂.同治祁门县志［M］.南京：江苏古籍出版社，1998.

［19］吴承洛，程理濬著.中国度量衡史.北京：商务印书馆，1998.

［20］王乐匋.新安医籍考［M］.合肥：安徽科学技术出版社，1999.

［21］张玉才.徽州文化全书·新安医学［M］.合肥：安徽人民出版社，2005.

［22］严绍璗.日藏汉籍善本书录·中册·子部·医家类［M］.北京：中华书局，2007.

［23］薛清录.中国中医古籍总目（第10册）［M］.上海：上海辞书出版社，2007.

［24］陈雪功.新安医学学术思想精华［M］.北京：中国中医药出版社，2009.

［25］牛淑平.新安医学医论医话精华［M］.北京：中国中医药出版社，2009.

［26］郑日新.新安医学五官科精华［M］.北京：中国中医药出版社，2009.

［27］明·徐春甫著.汪沪双点校.老老余编［M］.北京：中国中医药出版社，2009.

［28］明·徐春甫著.汪沪双点校.养生余录［M］.北京：中国中医药出版社，2009.

［29］黄辉，王惟恒.中医文明之旅［M］.北京：人民军医出版社，2012.

［30］李白克.祖国医学有关痔瘘的记载［J］.福建中医药，1958，3（3）：34-36.

［31］尚志钧.《雷公炮灸论》成书年代的讨论.中成药研究［J］,1982，（4）：45-46.

［32］尚志钧.《日华子本草》成书年代的探讨.中华医史杂志［J］.1982，12（2）：114.

［33］周文泉，刘建华.从《老老余编》略论徐春甫的养生寿老学术特点［J］.天津中医，1986，（1）：44-46.

［34］徐焘 . 徐春甫对老年医学的贡献［J］. 安徽中医学院学报,1986,5（3）:
23-24.

［35］烟建华 . 略论《难经》元气脉诊［J］. 中医药学报, 1987,（6）: 83.

［36］董汉良 . 略述徐春甫"养子十法"［J］. 陕西中医, 总 72 期, 1987, 8
（12）: 545-546.

［37］崔仲平 .《古今医统大全》异文二则考释［J］. 中医药文化,1989,（2）:8-9.

［38］郭秀梅, 崔仲平 .《古今医统大全》字误类析［J］. 中医药文化,1989,
（2）: 19-21.

［39］冯晓燕 . 徐春甫《螽斯广育》论治不育症思想浅析［J］. 安徽中医学
院学报 .1990, 9（1）: 7-8, 57.

［40］项长生 . 我国最早的医学团体———一体堂"宅仁医会"［J］. 中国科技
史料, 1991, 12（3）: 61-69.

［41］黄兆强, 刘家华, 黄孝周 . 新安医家的一次讲学实录———评介《论医
汇粹》［J］. 安徽中医学院学报, 1992, 11（2）: 14-17.

［42］黄腾辉 . 阴阳合德, 螽斯广育———《古今医统大全·螽斯广育》蠡测
［J］. 甘肃中医, 1993, 6（5）: 3.

［43］谭国俊 . 明代医学发展的社会因素［J］. 湖南中医学院学报, 1994,
14（3）: 8-10.

［44］葛庆华 . 徽州文会初探 . 江淮论坛［J］.1994,（4）: 78-84.

［45］长青 . 徐春甫［J］. 山西中医, 1995, 11（6）: 33.

［46］项祺, 李秉英 . 徐春甫对《内经》诊法学说的发挥［J］. 山西中医,
1997, 13（1）: 1-2.

［47］黄龙祥 . 中医古籍版本鉴定常见问题例说［J］. 文献, 1998,（2）: 129-152.

［48］项祺, 李秉英 . 论徐春甫对《黄帝内经》养生学说的发展［J］. 山西
中医, 1999, 15（2）: 3-5.

［49］张永芳.徐春甫"慎疾慎医"的养生主张［J］.华夏长寿，1999，（11）：26.

［50］《徽州社会科学》编辑部.千年徽州杰出历史人物评选揭晓［J］.徽州社会科学，2000，（1）：4.

［51］鲁丽娟，穆春林，王少丽.于细微处鉴版本——从《古今医统大全》初刻年代谈起［J］.医古文知识，2000，（4）：25-27.

［52］史小军.明代七子派文学复古运动与儒学复兴［J］.人文杂志，2001，（3）：105-110.

［53］徐议明.简论朱熹对古代中医学发展的影响［J］.中华医史杂志，2001，31（4）：72.

［54］蒲昭和.徐春甫与宅仁医会［J］.中国医药报，2001-10-09（02）.

［55］汪珊.试述《古今医统大全》在中医学术史上的学术地位［J］.实用中医药杂志，2002，18（5）：52.

［56］吴婧.徐春甫编纂《古今医统大全》采摭参考书的启发［J］.江西中医学院学报，2003，15（3）：71-73.

［57］方向明.《古今医统大全》养生学术思想浅析［J］.中医文献杂志，2004，（4）：16-19.

［58］王旭光.传入朝鲜与韩国的新安医籍［J］.安徽中医学院学报，2004，23（6）：8-10.

［59］徽州文化小资料栏目.被列为全国十大医学全书的新安医著［J］.黄山学院学报，2006，（3）：179.

［60］赵黎.《医学未然金鉴》方剂学术思想初探［J］.中医研究，2007，20（5）：57-59.

［61］史五一，杜敏.徽州文会个案研究——以民国《呈坎潀川文会簿》为中心［J］.安徽师范大学学报（人文社会科学版），2007，35（6）：663-668.

［62］叶忠孝.名医徐春甫与房事养生［J］.医药养生保健报，2008-03-24（13）.

［63］黄孝周.新安医学"形成于明朝中叶"的十大理由——兼及新安医学的相关史料.新安医学论坛论文汇编［C］.黄山：安徽省卫生厅、安徽省科学技术协会、安徽中医学院主办，2008.8：1-3.

［64］余瀛鳌，杨盛名.名医名著，灿然可观——徐春甫及其代表作《古今医统大全》［J］.中国中医药报，2008-09-03（8）.

［65］王键.新安医学的主要特色［J］.中医药临床杂志，2008，20（6）：543-547.

［66］宁方刚.最早的科学共同体［J］.科技导报，2008，26（23）：1093.

［67］黄金玲.徐春甫治伤寒学术思想探要［A］∥中医药理论与应用研究：安徽中医药继承与创新博士科技论坛文集［M］.合肥：安徽大学出版社，2008.141-142.

［68］周宿迪，郑日新，朱玲.徐春甫治疗眩晕效方探析［J］.安徽中医学院学报，2009，28（2）：11-12.

［69］张倩.《花药园记》简介［J］.中医文献杂志，2009，（4）：29-30.

［70］丁元力.《难经》并非解答今本《内经》疑义之作［J］.中医文献杂志，2010，（3）：46.

［71］张志斌.《医学指南捷径六书》文献学考察［J］.安徽中医学院学报，2010，29（5）：13-15.

［72］方东行，何立群，娄国菁.《古今医统大全》肾病诊治学术思想浅析［J］.上海中医药大学学报，2010，24（5）：26-28.

［73］张大有，王尚柏.安徽人最早创建中国的医学会——"一体堂宅仁医会"（一）［J］.安徽医学，2010，31（7）：792.

［74］张大有，王尚柏.安徽人最早创建中国的医学会——"一体堂宅仁医会"（一，二）［J］.安徽医学，2010，31（8）：946.

［75］黄孝周.浅谈太医与新安太医［J］.新安医学研究，2010（1）：1.

［76］黄孝周.新安太医名录补遗［J］.新安医学研究，2011（3）：3.

［77］孔帅.张居正禁毁书院新探［J］.武汉文博.2011,（1）: 72.

［78］郝秀艳,文丽娟,谢祥锟.肛漏古籍挂线疗法探析［J］.山东中医药大学学报, 2011, 35（1）: 56-57.

［79］户力平.李时珍曾在太医院任职［J］.中国中医药报, 2011-03-31.

［80］徐议明.简论朱熹对古代中医学发展的影响［J］.中华医史杂志, 2001, 31（4）: 72.

［81］黄辉.新安医学家徐春甫（一）［J］.中医药临床杂志, 2011, 23（7）: 645-648.

［82］黄辉.新安医学家徐春甫（二）［J］.中医药临床杂志, 2011, 23（8）: 722-733.

［83］黄辉.新安医学家徐春甫（三）［J］.中医药临床杂志, 2011, 23（9）: 825-832.

［84］李强.明代隆庆五年废止太医院按摩科的原因探析［J］.中华医史杂志, 2012, 42（1）: 36.

［85］黄辉.徐春甫肺病学术思想初探［J］.中医药临床杂志, 2012, 24（4）: 344-346.

［86］王传博,李泽庚,彭波.徐春甫诊治咳喘思想撷华［J］.中医药临床杂志, 2012, 24（4）: 347-348.

［87］赵军.徐春甫论内伤［J］.甘肃中医学院学报, 2012, 29（4）: 16-17.

［88］张志斌.《医学指南捷径六书》述评［J］.北京中医药大学学报, 2012, 35（10）: 653-655.

［89］黄玉燕.《老老余编》中的敬老思想［J］.吉林中医药, 2013, 33（3）: 315-317.

［90］王键,黄辉,蒋怀周.新安固本培元派［J］.中华中医药杂志, 2013, 28（8）: 2341-2349.

《中医历代名家学术研究丛书》医家名录

（总计102名，以医家出生时间为序）

汉晋唐医家（6名）

张仲景　王叔和　皇甫谧　杨上善　孙思邈　王　冰

宋金元医家（18名）

钱　乙　成无己　许叔微　刘　昉　刘完素　张元素

陈无择　张子和　李东垣　陈自明　严用和　王好古

杨士瀛　罗天益　王　珪　危亦林　朱丹溪　滑　寿

明代医家（25名）

楼　英　戴思恭　王　履　刘　纯　虞　抟　王　纶

汪　机　马　莳　薛　己　万密斋　周慎斋　李时珍

徐春甫　李　梴　龚廷贤　杨继洲　孙一奎　缪希雍

王肯堂　武之望　吴　崑　陈实功　张景岳　吴有性

李中梓

清代医家（46名）

喻　昌　傅　山　汪　昂　张志聪　张　璐　陈士铎

冯兆张　薛　雪　程国彭　李用粹　叶天士　王维德

王清任　柯　琴　尤在泾　徐灵胎　何梦瑶　吴　澄

黄庭镜　黄元御　顾世澄　高士宗　沈金鳌　赵学敏

黄宫绣　郑梅涧　俞根初　陈修园　高秉钧　吴鞠通

林珮琴　章虚谷　邹　澍　王旭高　费伯雄　吴师机

王孟英　石寿棠　陆懋修　马培之　郑钦安　雷　丰

柳宝诒　张聿青　唐容川　周学海

民国医家（7名）

张锡纯　何廉臣　陈伯坛　丁甘仁　曹颖甫　张山雷

恽铁樵